药物临床试验质量管理规范丛书

药物临床试验科学监管

SCIENTIFIC SUPERVISION OF DRUG CLINICAL TRIALS

主编 曹彩 田少雷

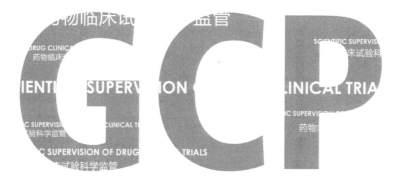

U0217278

北京科学技术出版社

图书在版编目（CIP）数据

药物临床试验科学监管 / 曹彩，田少雷主编.
北京：北京科学技术出版社，2025. -- (药物临床试验
质量管理规范丛书). -- ISBN 978-7-5714-4282-8

Ⅰ. R969. 4

中国国家版本馆 CIP 数据核字第 20248S94R0 号

责任编辑：张　田
责任校对：贾　荣
责任印制：李　茗
封面设计：异一设计
版式设计：崔刚工作室
出 版 人：曾庆宇
出版发行：北京科学技术出版社
社　　址：北京西直门南大街 16 号
邮政编码：100035
电　　话：0086-10-66135495（总编室）
　　　　　　0086-10-66113227（发行部）
网　　址：www.bkydw.cn
印　　刷：北京中科印刷有限公司
开　　本：720 mm×1000 mm　1/16
字　　数：254 千字
印　　张：13. 75
版　　次：2025 年 1 月第 1 版
印　　次：2025 年 1 月第 1 次印刷
ISBN 978-7-5714-4282-8

定　　价：98. 00 元

药物临床试验质量管理规范丛书

丛书主编　孙力光

丛书编委　（以姓氏笔画为序）

王　进　首都医科大学附属北京世纪坛医院

王　彦　首都医科大学附属北京中医医院

王少华　中关村玖泰药物临床试验技术创新联盟

王兴河　首都医科大学附属北京世纪坛医院

王来新　重庆迪纳利医药科技有限责任公司

王美霞　首都医科大学附属北京佑安医院

王淑民　首都医科大学附属北京同仁医院

田少雷　国家药品监督管理局食品药品审核查验中心

白彩珍　首都医科大学附属北京天坛医院

曲恒燕　中国人民解放军总医院第五医学中心

刘　真　首都医科大学附属北京妇产医院

刘文芳　首都医科大学附属北京安贞医院

齐　娜　首都医科大学

江　旻　北京大学肿瘤医院

孙力光　首都医科大学

肖　爽　首都医科大学附属北京中医医院

吴　伟　首都医科大学附属北京安贞医院

宋茂民　首都医科大学附属北京天坛医院

张　黎　中国人民解放军海军军医大学

林　阳　首都医科大学附属北京安贞医院

赵志刚　首都医科大学附属北京天坛医院

赵秀丽　首都医科大学附属北京同仁医院

郜　文　首都医科大学

曹　彩　中关村玖泰药物临床试验技术创新联盟

程金莲　首都医科大学附属北京中医医院

Simbab le Marin　中国医药生物技术协会

《药物临床试验科学监管》

编者名单

主　编　曹　彩　田少雷

副主编　程金莲　张　黎

编　者　（以姓氏笔画为序）

马海萍　王少华　田少雷　吕家康

刘均娥　张　黎　张惠芳　赵　明

赵　戬　郝晓花　姚　晨　曹　彩

曹诗琴　董瑞华　程金莲

丛书前言

药物临床试验质量管理规范（good clinical practice，GCP）是药物临床试验全过程的标准规定，包括方案设计、组织实施、监查、稽查、记录、分析总结和报告，真实、规范、完整的临床试验是药品安全性和有效性的源头保障。

2015 年 7 月起，国家食品药品监督管理总局对药物临床试验数据进行了两批大范围的核查和技术审评，这两批核查被称为"史上最严"的临床试验数据核查。核查中发现，除数据真实性问题，很多药物临床试验的规范性和完整性也存在重大隐患，主要问题包括：部分临床数据缺失，导致无法判断药物的有效性和安全性；违反 GCP 规定，如试验药品管理混乱、违背试验方案操作、生物样本分析不科学、方法学评价与样品检测交叉等。针对上述问题，国家食品药品监督管理总局表示将以临床试验管理的薄弱环节和核查中发现的突出问题为切入点，全面开展临床试验相关培训工作，落实 GCP 的相关规定，从源头上确保药品研发数据科学、真实、可靠。

国家食品药品监督管理总局于 2017 年加入国际人用药品注册技术要求协调会（The International Council for Harmonisation of Technical Requirements for Pharmaceuticals for Human Use，ICH），2018 年当选为 ICH 管理委员会成员。这意味着我国要按照国际最高标准研发新药，探索适应我国国情、符合国际通行规则、高效运行的药物临床试验管理和评价技术新模式，提高创新药临床试验伦理审查能力和审查效率，培育国际水准的临床研究队伍和领军人物，深入研究临床医疗、临床研究与临床试验数据，推进临床医学成果转化，使优秀的医学科研成果尽早应用于人类的疾病预防和治疗。

近年来，国家行政主管部门、开展药物临床试验的医院、部分科研院所和部分企业分别开展过大量的 GCP 培训，但截至目前，国内尚没有一套权威的、成体系的 GCP 丛书，这对 GCP 培训的规范化、制度化以及培训质量的提升都是不利的。

为此，首都医科大学组织有关专家编写药物临床试验质量管理规范丛书，编者均是工作在临床试验一线的临床试验研究者和管理经验丰富的中青年专家，大部分编者参与了我国 1998—2018 年国家药品监督管理史上的几次药品检查专项行动。他们从各自工作实践的角度进行审视、思考、总结，并编撰了 6 个分册，分别从 GCP 政策法规、GCP 项目运行管理、GCP 伦理、早期临床试验、Ⅱ～Ⅳ期临床试验、生物样本分析等几个方面进行阐述，内容涵盖了药物临床试验各方面的理论知识及操作技术，具有很强的实用性，可使读者对药物临床试验的实施、管理及相关法规有全面透彻的了解。

本丛书也可供临床各专业医护人员、对药物临床试验感兴趣的药学人员、医药院校学生、药物临床试验的管理者、药物临床试验产业链上的工作人员和稽查人员等阅读参考。

由于本丛书的编撰时间正处于国家药品监督管理提速改革时期，GCP 的相关知识和编者的认知也在不断发展和改变，书中难免有错漏之处，敬请广大读者批评指正！

前　言

　　药物临床试验是指在人体（患者或健康受试者）进行的药物系统性研究，旨在证实或发现某种试验药物的临床医学、药理学以及其他药效学作用、不良反应，或者试验药物的吸收、分布、代谢和排泄，确定试验药物的安全性和有效性。

　　药物临床试验的历史可追溯至中国古代神农尝百草，先辈们通过实践和经验探索药物的治疗效果与不良反应。现代药物临床试验的发展始于 20 世纪上半叶，与医学科学的进步和对药物安全性的关注密切相关。在过去几十年，人们不断地对药物临床试验的方法和标准进行改进，目的就是确保试验的科学性、伦理的合法性和结果的可靠性。

　　中华人民共和国成立后，我国医药行业从仿制到注重创新，经历了多个发展阶段，监管机构和法规体系也发生了多次重大变化。党的十八大以来，习近平总书记提出了食品药品监管"四个最严"要求，中共中央办公厅、国务院办公厅多次发布文件，强调药品监管法规体系建设和鼓励药品研发创新。与此同时，我国药物临床试验的监管也经历了相应的历史沿革。

　　中华人民共和国成立至改革开放前，我国制药工业主要以仿制为主，几乎没有正规临床试验的法律法规要求。20 世纪 80 年代，临床试验正式起步，1985 年《药品管理法》的发布、实施标志着药品法制化监管开始。此后，卫生部成立了药品审评办公室，设立了药品临床药理基地，并于 1998 年 3 月组织专家编写并发布了《药品临床试验质量管理规范（试行）》。1998 年，国务院进行机构改革，组建了国家药品监督管理局（SDA），对药品临床药理基地进行了确认，并将其更名为国家药品监督管理局药物临床试验机构。

　　2001 年《中华人民共和国药品管理法》（第一次修订案）和 2002 年《中华人民共和国药品管理法实施条例》的发布、实施，标志着我国药物临床试验进入了规范化监管阶段。《中华人民共和国药品管理法》将 GCP 列为法定要求，并实行了临床试验机构资格认定制度。2003 年，国家食品药品监督管理局和卫生部联合发布了《药物临床试验质量管理规范》，2004 年联合发布了《药物临床试验机构资格认定办法》，为临床试验的开展和机构资格认定提供了标准。2009年，国家食品药品监督管理局和卫生部联合发布了《药物临床试验机构资格认定复核检查通知》（已废止）及《药物临床试验机构资格认定复核检查标准》（已废止）。

自 2015 年开始，临床试验监管逐渐从事前向事中转化。2015 年，习近平总书记提出了"四个最严"要求后，国家食品药品监督管理总局发布了《关于开展药物临床试验数据自查核查工作的公告》，并进行了现场核查，发现临床试验存在较普遍、较严重的规范性和真实可靠性问题，已受理申报品种的 89.5% 的临床试验资料被撤回，引起社会震惊和中央的高度关注。2015 年 8 月，国务院办公厅发布了《关于改革药品医疗器械审评审批制度的意见》，2017 年 10 月，中共中央办公厅、国务院办公厅联合发布了《关于深化审评审批制度改革鼓励药品医疗器械创新的意见》，提出临床试验机构实施备案管理。自此，我国对药物临床试验的监管从资格认定向临床试验数据可靠性核查拓展，监管重心逐渐向事中转移。2017年，国家食品药品监督管理总局成为 ICH 的成员，意味着我国药品监管标准包括GCP 进入了与国际标准接轨的快车道。

2019 年 8 月，我国发布了《中华人民共和国药品管理法》（第二次修订案），明确了药物临床试验遵循 GCP、临床试验审批实行承诺制、临床试验机构实行备案制等，标志着我国药物临床试验的监管进入提高效率和全面加强阶段。此后，国家药品监督管理局（NMPA）和国家卫生健康委员会联合发布了《药物临床试验机构管理规定》，并修订了《药物临床试验质量管理规范》，在我国法律法规框架内全面采纳了 ICH E6 的要求。2020 年，国家市场监督管理总局发布了《药品注册管理办法》。2022 年，国家药品监督管理局食品药品审核查验中心（CFDI）发布了《药品注册核查管理程序》及《药品注册核查要点与判定原则（药物临床试验）（试行）》。2023 年 11 月，NMPA 和 CFDI 同日发布了《药物临床试验机构监督检查办法（试行）》及《药物临床试验机构监督检查要点及判定原则（试行）》。

20 多年来，在主管部门、临床试验机构、制药公司和行业协会等的共同努力下，我国药物临床试验的技术和质量有了很大提升。然而，目前仍存在一些问题，如对 GCP 和相关法律法规的遵守不严格、对受试者权益保护的忽视、各方在质量保证方面职责不明，甚至试验数据作假等。此外，随着信息技术的发展、新型药物和治疗方法的涌现、药物临床试验的国际化和一体化，以及"以患者为中心"

理念的提出，临床试验的设计、实施和监管均面临更高的要求和更大的挑战。

面对这些挑战，我们应积极应对。监管部门应完善法规制度，加强监督检查，提高科学监管能力。同时，需要社会各方共同努力，推动药物临床试验事业健康、有序地发展。无论未来技术和监管模式如何变化，保护受试者权益，确保试验过程规范、数据真实可靠、报告客观科学，永远是临床试验的准则和做好监管的初心。

作为我国药物临床试验监管近25年历程的参与者、亲历者与见证者，我们一直期望能系统地介绍我国的药物临床试验监管。中关村玖泰药物临床试验技术创新联盟与首都医科大学在多年合作开展GCP培训的过程中，也产生了编写此教材的想法。然因多方面原因，直至2023年上半年，本书才正式开始编写。

编写本书的初衷是梳理我国药监体系的历史演变和临床试验发展历程，为读者呈现新法规时代我国药物临床试验监管脉络，前瞻性思考新法规、新技术、新理念带来的机遇与挑战及应对策略，以推动我国临床试验高质量开展。为确保本书的系统性、科学性与前瞻性，我们邀请了药物临床试验审评、现场检查、研究机构、数据统计、临床试验联盟或制药企业的专家担任编委。这些专家在近20年我国药物临床试验的发展历程中均有突出的贡献。

本书可供药物临床试验机构、制药企业和各级监管机构的工作人员参考。鉴于成书时间紧迫，疏漏在所难免，欢迎广大读者、同仁不吝赐教。

曹　彩　田少雷

2024年2月23日

C 目 录
CONTENTS

第一章

药物临床试验科学基础

一、药物临床试验的概述

(一)药物临床试验的定义

药物临床试验(clinical trial)是指在人体(患者或健康受试者)进行的药物的系统性研究,旨在证实或发现某种试验药物的临床医学、药理学以及其他药效学作用、不良反应,或者试验药物的吸收、分布、代谢和排泄。其目的是确定试验药物的安全性和有效性。按照 ICH-GCP 指导原则中的定义,临床试验与临床研究(clinical study)为同义词。

药物临床试验的历史可追溯到古代,那时的人们通过实践和经验来探索药物的治疗效果。现代药物临床试验的发展始于 20 世纪上半叶,与医学科学的进步和对药物安全性的关注密切相关。在过去几十年,人们不断地对药物临床试验的方法和标准进行改进,目的就是确保试验的科学性、伦理的合法性和结果的可靠性。这一过程对于推动医学进步、改善患者治疗效果和保障公众健康起到了至关重要的作用。

(二)药物临床试验的目的及意义

1. 在新药开发过程中的主要目的

(1)评价新药潜在的临床应用价值(安全性及有效性)。

(2)确定新药的最佳使用方法和剂量。

2. 在新药研究开发和药品上市中的意义

(1)为新药审评和注册提供法规要求的申报资料;证明研发药品的临床医疗和预防疾病的价值。

(2)为企业制订新药及市场开发决策提供依据。

(3)为医生和患者正确使用新药提供依据。

此外,国际上越来越趋向于通过临床试验对药物经济学进行评价。

3. 最重要和最直接的目的是评价新药的临床使用价值

(1)在人体使用时的安全性、主要的不良反应;制订解决问题的策略。

(2)治疗或预防某种或某几种疾病或症状的有效性。

（3）与现有治疗方法或药品相比是否提高了受益-风险比。在实际的临床研究中,评价不同药物的临床价值时,临床试验目的的侧重点可能会有所差别。在临床试验设计中对一个全新的化合物,即所谓的新化学实体(new chemical entity,NCE)要进行上述三方面内容的全面评价。但对一个以发现新的适应证为目的的临床试验,可能会把试验目的的侧重点放在针对该适应证的有效性上。而对仿制药物、新的给药途径或新剂型药物进行临床评价时,则可能会把研究的重点放在对仿制药物或新的制剂与原药物或原剂型进行药物疗效的比较。

二、药物临床试验的分期

药物临床试验一般分为4期,每期的目的及侧重点有所不同,相应的受试人群、样本量和设计方法也有所不同。

(一)Ⅰ期临床试验

在新药开发过程中,将新药初次用于人体以研究新药的性质,称为Ⅰ期临床试验。Ⅰ期临床试验是初步临床药理学及人体安全性评价试验,目的在于观测人体对新药的耐受程度和药代动力学,为制订给药方案提供依据。

人体耐受性试验(clinical tolerance test)是在经过详细的动物实验研究的基础上,观察人体对该药的耐受程度,也就是要找出人体对新药的最大耐受剂量及其产生的不良反应,是人体的安全性试验,可为确定Ⅱ期临床试验用药剂量提供重要的科学依据。

人体药代动力学研究(clinical pharmacokinetics)是指研究药物在人体内的吸收、分布、生物转化及排泄过程的规律,可为Ⅱ期临床试验给药方案的制订提供科学依据。人体药代动力学观察的是药物及其代谢物在人体内的含量随时间变化的动态过程,这一过程主要通过数学模型和统计学方法进行定量描述。药代动力学的基本假设是药物的药效或毒性与其所达到的浓度(如血液中的浓度)有关。

Ⅰ期临床试验一般从单剂量开始,在严格的条件下,给少量试验药物于少数(10～100例)谨慎筛选出的健康志愿者(对肿瘤药物而言通常为肿瘤患者),然后仔细监测药物的血液浓度、排泄性质和有益反应或不良作用,以评价药物在人体内的药代动力学和耐受性。通常要求志愿者在研究期间住院,每天对其进行24小时的密切监护。随着对新药安全性了解的深入,给药的剂量可逐渐提高,并可以多剂量给药。

如图 1-1 所示,美国食品药品监督管理局(FDA)对各期临床试验的分类(Ⅰ～Ⅳ期)传统上是按照临床试验不同研发阶段的特点划分的,并非严格按时间先后顺序划分,各阶段可有时间上的重合。2006 年,FDA 又定义了"0 期临床试验"。Ⅰ～Ⅳ期又可以细分为Ⅰa、Ⅰb、Ⅱa、Ⅱb、Ⅲa、Ⅲb、Ⅳ期等,其中Ⅱb 期研究通常需要初步明确药物的"剂量-效应"关系,故也被称为"关键临床研究"。

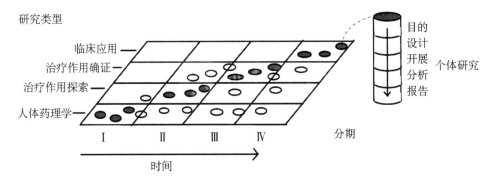

图 1-1　FDA 药物开发阶段与临床研究类型的关系示意图

相应地,ICH E8 根据研究内容不同将临床试验分为:人体药理学研究、治疗作用探索研究、治疗作用确证研究、临床应用,大致上可以分别匹配Ⅰ～Ⅳ期临床试验。

我国的《药品注册管理办法》(2020)在第二十一条中,除Ⅰ～Ⅳ期临床试验外,还增加了生物等效性试验的描述。

"早期临床研究"的概念是基于临床研发时间进程的逻辑,相对于"关键临床研究"定义的。其主要的研究内容为获取药物研发的早期临床安全性数据,以及人体临床药理学数据,主要包括:耐受性研究、人体药代动力学(PK)探索、食物影响(food effect,FE)研究、药物相互作用(drug-drug interaction,DDI)研究、物质代谢研究、特殊人群 PK 研究、PK-PD(药效动力学)研究(包含部分疗效探索)、BA/BE 研究(bio availability/bio equivalency)等。如果匹配 FDA 的Ⅰ～Ⅳ期临床试验分期的话,大致相当于 0 期、Ⅰ期、Ⅱa 期,以及 BA/BE 研究。

(二)Ⅱ期临床试验

在临床研究的第二阶段即Ⅱ期临床试验,将给药于少数患者志愿者(一般为 100～500 例),重新评价药物的药代动力学和排泄情况。这是因为药物在患病人体内的作用方式常常是不同的,对那些影响肠、胃、肝和肾的药物尤其如此。以一个新的治疗关节炎的镇痛药的开发为例,Ⅱ期临床研究将确定该药缓解关节炎患者疼痛的效果如何,还要确定在不同剂量时不良反应发生率的高低,以确定疼痛得到充分缓解但不良反应最小的剂量。

Ⅱ期临床试验是对治疗作用的初步评价阶段。其目的是初步评价药物对目标适应证患者的治疗作用和安全性,了解患者群的药代动力学情况,并为Ⅲ期临床试验研究设计和给药剂量方案的确定提供依据。此阶段的研究设计可以根据具体的研究目的采用多种形式,其中包括随机盲法对照临床试验。

(三)Ⅲ期临床试验

在Ⅰ期、Ⅱ期临床研究的基础上,将试验药物用于更大范围的患者志愿者身上,进行扩大的多中心临床试验,进一步评价药物对目标适应证患者的治疗作用和安全性,评价受益与风险关系,这称为Ⅲ期临床试验。

Ⅲ期临床试验是治疗作用的确证阶段,也是为药品注册申请获得批准提供依据的关键阶段。该期试验一般为具有足够样本量的随机盲法对照试验。临床试验将对试验药物与安慰剂(不含活性物质)或已上市药品的有关参数进行比较。试验结果应当具有可重复性。

Ⅲ期临床试验的目标如下。

(1)增加患者接触试验药物的机会,既要增加受试者的人数,还要增加受试者用药的时间。

(2)对不同的患者人群确定理想的用药剂量方案。

(3)评价试验药物在治疗目标适应证时的总体疗效和安全性。

该阶段是临床研究项目最繁忙和任务最集中的部分。除了研究药物对成年患者的安全性外,还要特别研究药物对老年患者,有时还要包括儿童患者的安全性。

(四)Ⅳ期临床试验

一种新药在获准上市后,仍然需要进一步的研究,在广泛使用条件下考察其疗效和不良反应。多数国家称上市后的研究为"Ⅳ期临床试验",也称为"真实世界临床试验"。

在药品上市前进行的前 3 期临床试验是对较小范围、特殊群体的患者进行的药品评价,患者是经过严格选择和控制的,因此有很多例外。而药品上市后,许多不同类型的患者将接受该药品的治疗,所以很有必要重新评价药品对大多数患者的疗效和耐受性。在药品上市后的Ⅳ期临床研究中,数以千计的经该药品治疗的患者的研究数据被收集和分析,因此在药品上市前的临床研究中因发生率太低而没有被发现的不良反应就有可能被发现。所有这些数据将支持临床试验中已得到的数据,可以使药厂和医生能够更好地、更可靠地了解该药品的受益-风险比。

(五)真实世界临床研究

真实世界临床研究(real world clinical study)是指在日常临床实践中进行的科学研究,旨在评估医学干预措施在真实世界中的安全性、有效性和效果。

真实世界临床研究起源于 20 世纪 80 年代,早期的研究主要关注药物的使用情况和治疗效果,后逐渐发展为评估医疗、药物和其他医学干预的广泛研究领域。这些研究对于了解真实世界中的医疗实践和改善患者护理效果具有重要意义。

真实世界临床研究常常利用现有的医疗记录、健康保险数据库、健康调查数据和其他真实世界数据(real world data,RWD)进行分析。这些数据通常是非随机收集的,包括患者的临床特征、治疗方案、医疗结果和生存数据等。研究人员通过对这些数据的分析,可以获取关于医学干预在真实世界中的效果和安全性的信息。

真实世界临床研究产生的证据——真实世界证据(real world evidence,RWE)被认为是随机对照试验的补充证据,因为它反映了更广泛的患者群体和实际临床情况。该类型研究的证据可以用于评估药物的长期效果、副作用、药物安全性、治疗策略的效果等。这些证据对于指导临床决策、制定指南和改进医疗实践具有重要意义。2016 年,美国国会通过《21 世纪治愈法案》,明确FDA 可以在适当情况下使用真实世界数据,作为医疗实践及药品上市后新适应证研究及开发的审批证据。早在 2016 年,国内很多临床研究者就关注到了真实世界数据的价值和意义,由吴一龙教授发起,中关村玖泰药物临床试验技术创新联盟联合多家协会于 2018 年发布了中国首部真实世界研究指南——《中国真实世界研究指南(2018)》。2020 年 1 月,国家药品监督管理局发布了《真实世界证据支持药物研究与审评的指导原则(试行)》。

真实世界临床研究的设计需要考虑到临床实践的复杂性和不确定性。一般来说,这类研究的设计应该是观察性的(相对于实验性的随机对照试验),并应该基于实际的医疗记录和数据源。研究设计应该采用正确的统计方法,控制潜在的偏倚,确保结果的可靠性和一致性。此外,研究人员还需要遵循伦理原则,保护研究参与者的权益和隐私。鉴于目前许多真实世界临床研究不仅收集大量的研究病例,同时还需要众多的机构和研究者参与,因此,此类研究在使用信息化研究工具和平台时还需要关注数据安全和数据法律法规的要求。

总的来说,真实世界临床研究提供了评估医学干预效果的重要证据,并对指导临床实践和改善患者护理效果具有重要意义。研究人员应遵循设计原则并合理应用统计方法,以产生可靠的研究结果。

三、药物临床试验实施流程

大部分药物临床试验的实施程序大同小异,一般包括如图 1-2 所示的步骤。

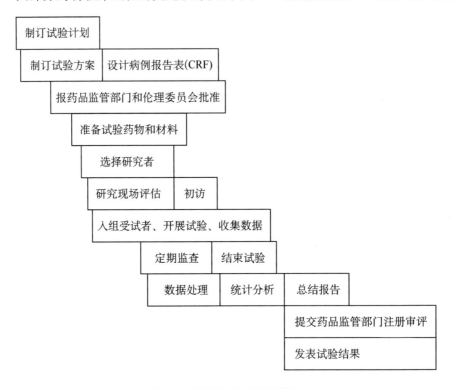

图 1-2　药物临床试验流程图

（1）制订试验计划:申办者确定试验的目标、研究问题、设计和方法,制订试验计划。

（2）制订试验方案:申办者根据试验计划,制订试验方案,明确试验流程,包括入组和排除标准、分组和随机化方法、治疗方案等。

（3）设计病例报告表（CRF）:申办者设计试验数据收集表格,明确收集的变量和相关信息。

（4）报药品监管部门批准:申办者将试验方案提交给所在国相关监管机构,如国家药品监督管理局（NMPA）、美国食品药品监督管理局（FDA）、欧洲药品监督管理局（EMA）等,获得批准后方可进行临床试验。

（5）报伦理委员会批准:申办者将试验方案及相关资料提交给伦理委员会

进行评审,确保试验符合伦理要求。

(6)准备试验物资:准备试验所需的试验药物、文档和资料,如知情同意书、病例报告表、患者信息保护措施等。

(7)选择研究者:申办者选择合适的临床研究机构和主要研究者进行试验,确保他们具备足够的法规知识、专业知识和研究经验。

(8)对研究现场进行评估并进行首次访视,以确保研究机构具备开展临床试验的软硬件条件。

(9)入组受试者:研究者根据入选标准和排除标准选择合适的健康志愿者或患者志愿者,邀请符合条件的健康志愿者或患者志愿者参与试验,并签署知情同意书。

(10)开展临床试验:研究者依据试验方案,对入组志愿者进行治疗和监测,收集临床数据。

(11)试验监查:申办者派出合格监查员监督和评估试验过程中的数据收集及质量控制,确保试验符合 GCP 要求。

(12)结束试验:试验结束后,停止志愿者的治疗,收集最后一次数据。

(13)数据分析与统计:统计人员对试验数据进行统计分析,评估药物的安全性和有效性。

(14)总结报告:整理和分析试验结果,撰写试验总结报告,包括试验目的、方法、结果和结论。

(15)提交注册:申办者根据相关法规要求,将试验资料连同其他要求的注册资料提交给药品审评部门,等待注册的结果(通过或不通过)。

(16)发表论文:研究者在获得申办者同意后,可根据临床试验结果撰写科学论文,并提交到学术期刊进行发表。

上述步骤并非完全是一个线性的过程,可能会在实施中互相交叉和重叠。另外,特定试验类型的流程也可能有所不同。因此,在进行试验时应遵循当地的法律和规定,并参考相关指南和规范。

而且,不同的环节可能会涉及多方面的人员。参加临床试验的每个人都应当熟悉 GCP 及相关法规的要求,明确自己在临床试验中的分工和职责并恪尽职守。有关人员之间保持有效的信息交流也极其重要,必须做到周密合作和无缝衔接,以保证临床试验按时并高质量地完成。

四、药物临床试验应遵循的原则

开展药物临床试验必须遵循 3 项原则,即伦理道德原则、科学性原则、GCP

和现行法律法规。

(一)遵循伦理道德原则

临床试验的最终目的是减轻患者的痛苦,提高人民大众的健康水平,造福于人类。作为在人体内研究药物有效性和安全性的手段,临床试验可能会对参加试验的受试者带来潜在的风险,有时甚至是致命的伤害。因此,严格遵循伦理道德准则,保护受试者的权益、健康和安全是临床试验不容忽视的首要原则。

在涉及人体研究的科学研究中,必须坚持对人类受试者安全、健康和权益的保护,这一国际共识是人类付出了血淋淋的代价后得出的结论,也是底线。为此,在国际上曾先后制订过多个涉及人类受试者的伦理学准则。下面介绍其中最重要也最具有普遍性指导意义的 4 个指导准则,即:《纽伦堡法典》《赫尔辛基宣言》《贝尔蒙报告》《涉及人类受试者生物医学研究的国际伦理准则》。

1.《纽伦堡法典》

《纽伦堡法典》(The Nuremberg Code)是在第二次世界大战后提出的关于人体医学研究行为准则的第一个国际性公约。

20 世纪前半叶,在人类研究历史上发生了极其悲惨的一幕,即在第二次世界大战期间纳粹"医生"的人体试验。数以千计的犹太人被迫接受惨无人道的试验。在儿童身上进行了试验性创伤和烧伤试验,仅仅是为了观察伤情的自然发展过程。在未得到受试者同意的情况下进行了长期饥饿、负压、低温试验,以观察人体在饥饿、负压或低温下的症状。此外,还有观察人类对疾病的耐受程度以及人体对未经测试药物的反应的人体医学试验等,导致大批受试者死亡、畸形和残疾。在我国东北,臭名昭著的日本 731 部队也对我国和苏联的无辜平民或被俘军人开展了类似的试验或细菌试验。这样的试验是惨绝人寰的,不仅对受试者没有任何益处而且导致大量受试者残疾和死亡。无疑,德国纳粹和日本军国主义者均是出于战争和侵略的需要,毫无科学和人性而言。

1946 年 23 名纳粹医生在纽伦堡被指控"以医学的名义犯了谋杀、拷打以及其他残暴的罪行"。但是这些纳粹医生并未对他们的所作所为表现出任何悔意,仍力图为这些试验辩解,声称他们是以科学的名义进行试验,强调这些研究有助于将来提高人类的生活质量,负压和低温试验有助于帮助在战争中遇到某些特殊情况(如飞机内骤然减压或暴露于冰冷的海水中)的人们。就是在所谓的"科学"名义下,很多人受到不堪的折磨直至死亡。

这个审判所揭露的纳粹分子的野蛮残忍、种族歧视和暴虐行为不仅令人感到毛骨悚然,而且引发了国际社会对现代医学使用活人来做试验的深刻反思。因为它严重违反了"不要有伤害!"这个古已有之的医学道德准则。很早人们就已经认识到使用活人进行试验在道德上是有问题的,但是,直到纽伦堡审判才吸引了公众、医学和科学界人士以及公共权威人士前所未有的注意力。作为这次审判的结局,于1948年颁布了著名的《纽伦堡法典》,目的是防止这类暴行再次发生。

《纽伦堡法典》是保护人类受试者的奠基石,包括10项基本原则。

(1)以人体为试验对象时,事先征得受试者的自愿同意是绝对必要的。

(2)人体试验必须在绝对必要时才可以进行,研究必须是为了社会利益。

(3)人体试验应该建立在动物实验和之前已获得知识的基础上。

(4)研究过程必须避免对受试者造成不必要的生理及心理的痛苦和伤害。

(5)如果有理由认为人体试验研究将带来死亡或伤害,则不能进行试验,除非研究者本人也将作为受试者。

(6)试验的危险程度不能超过所要解决问题的重要程度。

(7)试验必须有适当的准备及充足的人员和设备,保护受试者免于受到伤害。

(8)试验必须由合格的科学人员进行。

(9)受试者可以在任何时候退出研究。

(10)如果继续进行研究将导致受试者受到损伤、残障或死亡,主管的研究者应随时终止试验。

2.《赫尔辛基宣言》

1964年,在芬兰首都赫尔辛基召开的第18届世界医学大会上宣读并通过了《赫尔辛基宣言——涉及人类受试者医学研究的伦理学原则》(Helsinki Declaration: ethical principle for medical research involving human subjects)。该宣言以更丰富的条款补充和修正了《纽伦堡法典》中较为抽象、简单的伦理原则,进一步规范了人体医学研究的道德行为。该宣言于1975年在东京举行的第29届世界医学大会、1983年在威尼斯举行的第35届世界医学大会、1989年在香港举行的第41届世界医学大会、1996年在西索莫塞特举行的第48届世界医学大会、2000年在爱丁堡举行的第52届世界医学大会、2002年在华盛顿举行的第53届世界医学大会、2004年在东京举行的第55届世界医学大会、2008年在首尔举行的第59届世界医学大会,以及2013年在福塔雷萨举行的第64届世界医学大会上进行了累计9次的修订。

《赫尔辛基宣言》规定的涉及人类受试者的医学研究行为准则如下。

(1)受试者必须自愿且知情同意,如果受试者无行为能力,则需要获得其父母或者监护人的同意,而且要证明"该研究对促进代表人群的健康是必要的"以及"该研究无法由具有法定行为能力的人完成"。

（2）要求由独立的伦理审查委员会对研究项目进行伦理审查并批准试验方案后方可进行研究："每一项人体试验的设计及其实施均应在试验方案中明确说明，并应将试验方案提交给一个专门任命的独立于研究者和申办者的委员会审核，以征求意见和得到指导。该委员会须遵守试验所在国的法规。"

（3）在涉及人的医学研究中，对受试者利益保护的考虑应该优先于对所有科学和社会利益的考虑。

（4）研究目的的重要性要远大于给研究对象所带来的危险和负担。每一个以人为试验对象的医学研究都应该事先进行风险负担和效益分析，综合考虑可能存在的危险或负担以及受试者和他人预期受益之间的关系，只有在研究目的的重要性与受试者的内在风险评估具有合理性时，研究才能合法地在人体中进行。

（5）受试者必须得到当时最好的诊断和治疗：所有新的诊疗方法均须与现有的最佳诊疗方法做比较，只有在"不存在业已证实的最佳诊疗方法时"才能使用安慰剂（空白对照），而且接受安慰剂治疗的患者不会有任何严重的额外风险。

其他的一些重要原则还包括：人体医学研究遵循的原则要与公认的科学原则一致；要由有资格的人员进行研究；医生有义务在出版物中保证数据的准确性等。人体生物医学试验应该建立在充足的动物实验基础上，这样可以提供更多的证据来证明该研究成功的可能性，并且可以说明其没有危险。

《赫尔辛基宣言》规定了应由一个独立的伦理委员会批准研究方案。这在当时是一个全新的概念。宣言还引入了研究者应对受试者的医疗照顾负责的观念。受试者的知情同意应以书面形式报告，而非口头同意。而且，宣言的内容通常还体现在国家关于研究伦理委员会的法律和法规当中。

《赫尔辛基宣言》的重大意义不仅在于以文本的形式表达了详尽的关于人体研究的伦理原则，而且还在于以下几方面。第一，它对整个西方国家以及其他国家的医学研究、人体研究都产生了很大的影响，因为它强调了研究者在从事有关研究之前，必须了解相应的伦理、法律和法规，并为研究者与医疗实践者提供了明确的伦理指导。第二，宣言的发表还使其他有效的规范措施建立起了权威性和约束性。如许多生物研究机构要求研究者签署遵守《赫尔辛基宣言》的声明，如果不签署，就不能在该机构的会议上宣布其研究成果。医学与基础科学杂志也提出了类似的要求，如果研究者没有确认其研究是符合医学伦理原则要求的，他的文章就会被拒绝发表。第三，宣言还为揭露违背伦理原则的生物医学研究提供了依据，从而得以通过媒体舆论等手段对不人道的研究予以鞭挞和遏制。

在第 64 届世界医学大会上通过的《赫尔辛基宣言》修正案主要体现了如下特点。一是扩展了宣言的适用对象，宣言不仅要求参加人体医学研究的医生遵守这些伦理原则,更鼓励其他的研究参与者也遵循这些伦理原则。二是重申并进一步澄清了基本原则和内容。2000 年版《赫尔辛基宣言》规定,在进行人体医学研究时,应将受试者的利益置于科学及社会利益之上。此次修正进一步明确,受试者的个人利益应优先于所有其他利益。三是加强了对受试者的权利保护。要求参与医学研究的医生除了有义务保护受试者的生命、健康、尊严和隐私外,还应保护其完整权、自主决定权并对其个人信息保密,进一步强调了对弱势人群的保护。规定了安慰剂对照试验的适用条件及确保试验结束后受试者能够获得有效的类似治疗。四是增加了在第一例受试者入选前应完成临床试验在公众可查询的数据库中的注册、使用人体组织和资料时应获得同意等新内容。总之,修正案提高了人体医学研究的伦理标准,更强化了对人类受试者的保护力度。

3.《贝尔蒙报告》

《纽伦堡法典》和《赫尔辛基宣言》的相继出台,公众曾认为可以用于解决医学研究中的伦理问题了,但是事实上这些伦理原则并未从根本上杜绝违反医学研究的伦理问题。在 20 世纪 60～70 年代,在美国发生的 3 个典型的不符合伦理道德的研究案例,改变了公众和科学界的观点。

第一个案例是 Willowbrook 州立学校事件。为了了解肝炎传播的途径,患有智力发育迟缓的儿童被喂食人粪便的粗提炼物,在后期甚至被改喂纯病毒,以观察疾病的进程和发现可以保护人类免患疾病的方法。

第二个案例是犹太慢性病医院事件。终末期的患者被接种活癌细胞以观察癌症能否以这种方式传播。

第三个案例是 Tuskegee 梅毒试验研究。在 1930－1970 年间,在美国亚拉巴马州(Alabama)塔斯基吉的一组黑人患了梅毒后多年未予以治疗,以观察梅毒的自然病程。即使在 1945 年后,能够安全有效地治疗梅毒的青霉素药物被广泛应用,该研究仍未停止,直到该事件被一家媒体揭露后该研究才被终止。

上述 3 个案例使公众认识到仅有《赫尔辛基宣言》是不够的。1974 年,美国国会任命了一个国家委员会,以审核临床研究的基本原则和伦理问题。这个委员会运作了 4 年,于 1979 年提出了一份《贝尔蒙报告》(Belmont report)。该报告提出了医学研究中的保护人类受试者的 3 条基本的伦理学原则(basic ethical principles),即:"尊重人"原则、"受益"原则和"公正"原则。

尊重人原则要求把人看成是独立自主的个体,要尊重人的自主性,让他们自己有权利做出是否参与研究的选择;对那些自主能力受限的弱势人群要给予保护。

受益原则提醒研究者要尽量减少伤害,要求人体研究应让受试者或公众受益,或者两者都能受益。

公正原则要求研究者应公平待人,研究设计方案要使每个参与者承受的风险和获益得以公平地分配。

上述 3 条原则已经成为生物医学研究伦理学的基本原则,而且其内涵以及人们对它的理解与诠释也在不断地丰富。

4.《涉及人类受试者生物医学研究的国际伦理准则》

《涉及人类受试者生物医学研究的国际伦理准则》(international ethical guidelines for biomedical research involving human subjects,以下简称《准则》)是国际医学科学组织理事会(the council for international organizations of medical sciences,CIOMS)于 1993 年在世界卫生组织(WHO)的协作下完成的,并在 2002 年 8 月修订发布了新版本。CIOMS 是与 WHO 有正式关系的非政府组织,于 1949 年在 WHO 和联合国教科文组织(UNESCO)的支持下创建,受命于联合国及其专门机构——特别是 UNESCO 和 WHO。

该准则签署遵守《赫尔辛基宣言》。但是,比起《赫尔辛基宣言》,该准则对涉及人类受试者的生物医学研究做了更为明确的规定。

2002 年新修订的版本包括 21 条准则。《准则》要求研究者必须保证该研究符合公认的科研原则,建立在对相关科研知识充分掌握的基础上,并且能够达到理论和实践的统一。研究所采用的方法必须适合研究目的,而且适合研究现场。研究者或项目赞助者必须保证所有的参与者在经验和教育程度方面都有条件在研究中发挥作用,即:以人为试验对象进行科学研究的最重要的要求就是项目的设计具有科学性以实现研究目的,研究人员有能力实施项目。该准则对《赫尔辛基宣言》在发展中国家的实施表示关注,认为有必要反映这些国家生物医学研究的条件和需要,以及他们可能作为伙伴参与其中的多国研究或跨国研究的意义。该准则还强调:"仅仅将涉及人的生物医学研究的伦理准则书写成文,并不能解决所出现的以及在许多研究中出现的有关道德疑问,但《准则》至少能引起申办者、研究者和伦理审查委员会的注意,使他们意识到需要仔细考虑研究方案和研究实施的伦理涵义,从而有利于使生物医学研究达到科学和伦理上的高标准。"

综上所述,在过去的数十年,以人为对象的生物医学研究的科学性和伦理性方面都有了明确的规定,其中《赫尔辛基宣言》以及《涉及人类受试者生物医学研究的国际伦理准则》更具有普遍意义和现实指导意义。药物临床试验必须遵循《赫尔辛基宣言》以及《涉及人类受试者生物医学研究的国际伦理准则》的基本伦理准则,即公正、尊重人格、力求使受试者最大限度受益和尽可能避免伤害。

在临床试验开始之前,试验方案及其他有关文件必须得到独立于临床研究之外的伦理委员会的审核和批准。伦理委员会是由医学专业人员、法律专业人员及非医务人员组成的独立组织,其职责为审查临床试验方案是否符合伦理道德,并为之提供公众保证,确保受试者的安全、健康和权益受到保护。伦理委员会的工作以《赫尔辛基宣言》为指导原则。伦理委员会可以决定临床研究是否可以进行,是否可以按照已设计的试验方案进行,并努力保证受试者得到了最大限度的保护。在试验进行期间,试验方案的任何修改均应在得到伦理委员会的批准后才能执行。试验中发生的任何严重不良事件,必须向伦理委员会报告。

而且,在开始试验程序之前,必须得到准备入选为临床试验受试者的所有患者志愿者或健康志愿者本人的知情同意。

此外,通过严格按照入选标准对受试者进行仔细的挑选,可以将试验志愿者或受试者的风险程度降到最低,而且应当对在临床试验中遭遇不良事件的受试者及时给予治疗和补偿。

(二)遵循科学性原则

药物的有效性、安全性最终必须通过临床试验来证实。但是临床研究的结果可能由于各种偏倚或误差的影响,而导致不可靠、不客观的评价结果。为了得到确切、可靠、客观的临床研究结果,就必须要求临床研究的全过程,包括计划、设计、实施、数据处理、分析和结果总结等各个环节都遵循严格的科学性原则。

临床研究的科学性,一方面是指任何临床试验均应具有明确的试验目的,而且要基于人类已经取得的科学知识和方法以及临床前研究及前期临床研究取得的各项信息或成果,采用先进、可靠的研究手段和标准,周密地准备、设计和计划,规范地实施,准确可靠地记录,科学地评价,恰如其分地报告。合理的药物开发的核心在于科学地提出问题并用适宜的研究来回答这些问题。

另一方面是指临床研究应当遵守生物统计学的 4 项基本原则,即对照(comparison)、随机(randomization)、盲法(blinding)、可重复(replication)。数十年来,随机对照的双盲试验一直作为临床试验的"金标准"。近 10 年来,基于以患者为中心的监管理念,在真实世界开展的临床试验也越来越被监管部门和业界所关注。

药物研究的一个重要逻辑是:先前的研究结果应影响后续研究的计划。例如,Ⅰ期临床试验的研究结果是Ⅱ期临床试验方案的制订依据,而Ⅰ期临床试验的计划和设计应当基于临床前药理学、药代动力学和毒理学的研究结果。开发计划还应经常随着研究结果做出适当的改变。例如,临床疗效验证的研究结果可能揭示需要开展更多的人体药理学研究。

(三)遵循 GCP 和现行法律法规

1. 遵循 GCP

药物临床试验质量管理规范(good clinical practice,GCP),是国家药品监督管理部门对临床试验所做的标准化、规范化管理的规定。GCP 是临床试验设计、组织、进行、监查、稽查、记录、分析和报告的标准,遵守该标准可保证试验结果准确、可靠,并保护受试者的权利、整体性和隐私。

各国或各组织的 GCP 均对临床试验的质量保证过程给予了详细的规定。GCP 要求进行试验前,必须以合适的方式得到受试者的书面知情同意书,而且每次试验均要得到伦理委员会的审核和批准,这样有助于受试者(包括健康志愿者和合适的患者)的合法权益和生命安全在研究过程中得到可靠的保护。

而且 GCP 对临床研究的方案设计,研究者、申办者(新药研究开发者)和监查员的职责,临床试验的进行和资料的收集、审核、整理、统计分析和保存,试验结果的报告等过程进行了严格的规定,因此可以保证临床研究的科学性、可靠性和准确性。可以说 GCP 是开展临床试验的准则和质量标准,必须严格遵循。

2. 遵循现行法律法规

绝大多数药物临床试验的目的是满足新药注册上市的要求。一个经临床前及临床研究证实了安全有效性,具有临床应用前景的药物,其研究资料只有经过药品监督管理部门的审评认可后才能获准上市。因此,药物临床试验必须严格按照有关现行法律法规的要求实施,其结果方能获得认可。这里之所以强调现行法律法规,是因为我国的法规一直在不断地修订中,例如我国 GCP 在1998 年发布后,已于 1999 年、2003 年、2020 年修订 3 次;《药品注册管理办法》已于 2005 年、2007 年、2020 年修订 3 次。因此,企业和研究单位应当追踪并遵循最新版本的法律法规。

我国与药品临床试验有关的法律法规主要包括《中华人民共和国药品管理法》(2019)、《中华人民共和国疫苗管理法》(2019)、《中华人民共和国药品管理法实施条例》(2019)、《中华人民共和国中医药法》(2016)、《药品注册管理办法》(2020)、《药物临床试验机构管理规定》(2019)、《药品注册现场核查管理规定》(2008)、《药品不良反应报告和监测管理办法》(2011)等,以及其他国家药品监督管理局发布的有关规定和技术指导原则等。

五、药物临床试验方案的设计

质量源于设计,因此设计应全面,GCP 里的内容只是基础内容,需要申办方和研究者根据药品的目标疾病详细而全面地设置评价指标,以及延伸的设计边缘要求。

药物临床试验应根据合理的科学原则进行设计、操作、分析、评价,以达到预期目的。一旦根据新药研发的需要确定了一项临床试验的目的,那么就要确定与之相应的试验设计方法。

一个周密、完善的临床试验应当能够很好地实现研究目的,客观、准确地量度重要的临床指标,避免或最大限度地降低各种偏倚和误差、机遇因素。临床试验方案的设计包括设计方法的选择、避免偏性的方法(对照、随机、设盲、样本量)选择、受试者的选择、剂量和治疗方案、疗效和安全性的评价指标及评价方法等方面。

(一)临床试验设计的"四性"原则

临床试验的设计应当符合"四性"原则,即"4R"原则。所谓"四性"即:代表性(Representativeness)、重复性(Replication)、随机性(Randomization)、合理性(Rationality)。

1. 代表性

代表性是指从统计学上讲样本的抽样应符合总体规律,即临床试验的受试者应能代表靶向人群的总体特征的原则,既要考虑病种,又要考虑病情的轻重,所选的病种还应符合药物的作用特点。在临床试验中患者的疗效能够充分体现药物的药理作用,同时在病情轻重方面也不能偏倚,不能只入选病情较轻患者或只入选病情较重患者,更不能试验组入选病情较轻患者而对照组入选病情较重患者。而且,为了试验结果具有代表性,样本量(病例数)必须足够大,能够满足统计学的要求。

2. 重复性

重复性是指临床试验的结果应当经得起重复检验,这就要求在试验时尽可能克服各种主、客观误差,设计时要注意排除偏性。偏性是指系统误差,例如病例分配时的不均匀误差;询问病情和患者回答时都可能存在主观误差;试验的先后、检查的先后都可能发生顺序误差;观察指标的检测有技术误差;对指标变化做出解释时可能有判断误差;环境、气候的变化等可能造成条件误差等。因此,应当对各种误差有足够的认识,并在试验设计时给予排除,才能保证试验结果的重复性。例如,分配病例时采取随机化法,以排除病例分配时主、客观因素导致的不均匀性;治疗方法采用双盲,避免研究者和受试者对病情及治疗效果的主观偏倚;判断标准必须尽可能的细化和明确,避免或减少不同研究者判断标准上的不一致。尤其对多中心临床试验,各研究中心应当采取统一的试验条件和判断标准,才能保证试验结果的重复性。

3. 随机性

随机性要求试验中两组患者的分配是均匀的,不随主观意志而转移。随机化是临床试验的基本原则,不但可以排除抽样方法不正确引起的非均匀性误差、顺序误差和分配方法不当引起的分配误差,而且通过与盲法试验相结合,可以很好地排除主、客观偏性,明显地提高试验的可信度。

4. 合理性

合理性是指试验设计既要符合专业要求又要符合统计学要求,同时还要切实可行。例如,在试验设计时,要预先确定病例的入选标准和淘汰标准,在试验过程中不得随意取舍病例,但对不符合要求的病例允许按淘汰标准予以淘汰;在受试者的选择和治疗上,既要考虑临床试验的科学性要求,同时还要考虑受试者的安全性保护,兼顾科学性和伦理性要求;在检测方法的选择上,既要考虑所采用仪器设备的先进性、准确性和精密度,还要考虑各中心所用仪器设备的可及性和可行性。

(二)对照试验

证实或验证试验药物疗效的临床试验(Ⅱ期和Ⅲ期)往往采取对照试验(comparative study)。根据试验药物与对照品的条件可采取双盲或开放式临床对照试验。

1. 对照试验的目的

对照试验的目的是比较试验药物与对照品(阳性对照药品或安慰剂)的治疗效果的差异有无统计学意义。临床治疗中所获得的疗效可能是由药物引起的,也可能是由其他因素引起的。例如,有的患者在住院休息过程中病情即可减轻,有些疾病本身就是自愈性的,有的疗效是安慰剂效应(placebo effect)的结果。此外,还存在霍桑效应(Hawthorne effect),即人们因为成了研究中被关注和被观察的对象而在心理和行为上发生改变的倾向。因此,当 A 药与 B 药治疗结果出现差别时,首先要确认这种差别是药物的药理作用引起的,还是非药物因素引起的。通过对照试验可以排除或扣除非药物因素的影响,即在研究过程中,使那些能够影响试验结果的非药物药理作用的因素在试验组与对照组间处于对等、均衡状态,这样就可以提高判断研究结果的因果关系的可靠性。

2. 对照试验的类型

临床试验中常见的对照类型包括：安慰剂对照、阳性对照、空白对照、剂量-反应对照、外部对照等。

（1）安慰剂对照（placebo control）：安慰剂对照在药物的临床评价中具有下列作用。

1）采用安慰剂对照可以排除安慰剂效应及其他非药物因素，例如疾病本身的自发变化、精神因素在药物治疗中的作用。

2）对市场上尚不存在治疗药物的病种，可采用安慰剂对照，使得随机盲法对照试验的设计成为可能。

3）有时，可采用阳性药和安慰剂双重对照试验，这有助于帮助阐明试验方法的灵敏性及可靠性。例如，当试验结果为阳性药及试验药均与安慰剂相同时，则表明试验方法不灵敏，应重新设计试验。

采用安慰剂对照往往会引发人们对伦理问题的关注。2013 年版《赫尔辛基宣言》第三十三条明确提出"一种新干预措施的受益、风险、负担和有效性，均须与现有的预防、诊断和治疗的最佳方法进行比较试验，但这并不能排除在目前没有预防、诊断和治疗方法存在的研究中，使用安慰剂或不给予治疗。"如果严格遵守这一条规定，在绝大部分情况下就排除了安慰剂的使用，除非试验药物所显示的疗效是针对尚不存在治疗药物或其他治疗手段的情况。该条内容，由于与一些国家的现行法律法规的有关要求及制药行业的常规做法不一致，因此备受争议。尽管如此，对安慰剂的使用应当慎之又慎，一般仅限于下列情况。

1）尚没有有效药物可对照的试验药物的对照。

2）治疗慢性功能性疾病的药物。

3）轻度疾病，例如轻度抑郁症的治疗，这类患者往往不需要特殊药物治疗。

4）诊断已明确不需要药物治疗的患者，如一再要求药物治疗，也可给予安慰剂。

5）慢性疼痛患者，如证实有安慰剂效应，可在药物治疗间歇给予安慰剂治疗。

此外，在双盲双模拟试验中要用到安慰剂。

（2）阳性对照（positive control）：出于受试者伦理对采用安慰剂对照的限制，在许多临床试验中往往采用已知阳性药物做对照。

必须保证对照的相关性，即要选用正确的药品和合适的剂量。对正在研究的新药剂量和对照药品的选择在开始时往往是很困难的，因为这时虽已从健康志愿者身上得到了药理学和药效学数据,但却对患者的适合剂量不甚了解。在这种情况下最好先做较小剂量的探索性研究,否则所做的对照比较可能不合理。

选择阳性对照药一般遵循下列原则。

1)已获准上市且在市场使用了一定时间的药品。

2)疗效和安全性肯定、明确的药品。

3)适应证、作用机制与试验药物相同或相似的药物。

4)优选给药途径和剂型相同的药物,以便设盲。

5)对仿制药品,一般采用原厂被仿制药品做阳性对照,以观测疗效是否优于或不次于被仿制药。

阳性药对照的优点如下。

1)符合伦理性。

2)如果结果表明试验药物优于阳性对照药物,那么更能肯定试验药物的疗效和安全性。

阳性药对照的缺点如下。

1)如果采用非劣效性或等效性试验,那么由于试验药物与阳性对照药物之间的疗效差别很小,为达到同样的试验效能需要较大的样本才能检出两药之间的差异。

2)如果安慰剂对照不存在伦理问题,就有可能以较小的样本量获取试验药物的疗效和安全性信息。

(3)空白对照(blank control):临床试验中选定对照组且未加任何对照药物称为空白对照。试验组与空白对照组受试者的分配必须遵循随机化原则。空白对照与安慰剂对照的不同在于空白对照并未给予任何药物,所以没法按照盲法进行,从而可能影响实验结果的正确评价。

空白对照主要适用于以下情形。

1)由于处理手段非常特殊,安慰剂盲法试验无法执行或者执行起来非常困难。

2)试验药物的不良反应非常特殊,以至于无法使研究者处于盲态。

(4)剂量-反应对照(dose-response control):将试验药物设计成几个剂量,再将受试者随机分入一个剂量组中观察结果,这样的临床研究称为剂量-反应对照。剂量-反应对照有助于回答给药方案中采用的剂量是否合适。

剂量-反应对照的优势体现在以下几个方面。

1)如果剂量-反应对照试验是盲法的,其需要不同剂量组的用药看上去是相同的,这时就具备双盲试验的所有好处,能最大限度地减少试验中的偏倚。

2)当剂量-反应对照呈现单调关系时,使用剂量-反应对照能提供有关信息及最优剂量或其范围。

3)在疗效和安全性方面比安慰剂对照更符合伦理,也更易于被研究者和受试者接受。

剂量-反应对照的缺点如下。

1)试验有可能在一个大的剂量组出现较大的毒性。

2)当剂量-反应对照呈现正相关,但当任何两个剂量组间的差异均无统计学意义时,就无法得到最优剂量及其范围,当然这一问题在单剂量研究中也会存在。

3)在剂量不太明确的临床试验中涉及多个剂量-反应对照,有可能使一些受试者归入疗效较差甚至无效的剂量组,这就造成伦理性问题。

4)从反映试验药物的疗效来看,剂量-反应对照的效率不如安慰剂对照,但是有时只有剂量-反应对照才能提供更多的信息。

(5)外部对照(external control):外部对照是使用研究者本人或他人过去的研究结果与试验药物进行对照比较,又称为历史对照(historical control)。外部对照试验的优点是所有受试者都接受同一个试验药物,所以试验设计更简单易行;缺点是试验药物的受试者与外部对照的受试者来自不同的人群总体,他们也不是随机入组的,因此外部可比性很差,应用十分有限,目前仅适用于个别特殊情况。

在开展对照试验时,纳入试验的患者应首先通过治疗"准备期"(runinperiod),其间,仅给予患者安慰剂或不予治疗。这样可以消除任何前面治疗的残余疗效,从而提供患者在摄入试验药物前的基线参照。

3. 对照试验的设计

当对两种或多种不同药物的治疗效果进行比较时,可分别给予患者其中一种药,也可以在不同的时间分别给予两种或多种药。这是常用的两种试验设计方法,称为"平行分组设计"(parallel group design)或"交叉对照设计"(crossover design)。

(1)平行分组设计:在平行分组研究中,将入选的患者随机分入两个或多个治疗组中的一组,每组分别给予不同的处理。这些处理包括药品的一个或多个剂量、一个或多个对照,例如安慰剂或(和)阳性对照。

平行分组设计的例子如图 1-3 所示。每名患者分配入两组中的一组,仅摄入一种药物,A 或 B。在该种研究中,一组患者接受一种药品的治疗,而另一组患者则接受另一种药品的治疗。

这是最常用的一种试验设计。该方法的优点是:两组间的可比性强;已知

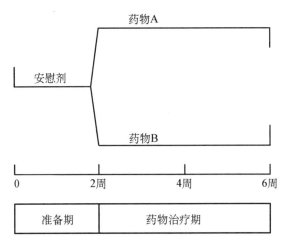

图 1-3 平行分组设计示例

或未知的混杂因素可以通过随机分配而均衡;如果严格按照入选和排除标准入选患者更能保证可重复性;该设计方法常与盲法相结合,其结果及结论将更具可靠性和说服力。

平行分组设计一般适用于下列情况。

1)一个疗程可能治愈的疾病。

2)疗程较长。

3)后一种药物的效应可能会受第一种药物的影响。

4)有多种治疗需要同时比较时。

5)试验病例来源充足。

6)有足够的研究力量和条件。

平行分组设计最常见的是试验药 A 与对照药 B(或安慰剂 P)的比较;也可用于多个治疗组的相互比较,或多个治疗组与一个对照药或安慰剂的比较;还可用来研究药物的相互作用,例如研究 A 和 B 的相互作用时,可分别设 A 组、B组、A+B 组和一个安慰剂 P 组。

平行分组设计的缺点是两组患者可能具有不平衡的相关因素,有时需要特殊的分组方法,而且所需样本量较大,是交叉设计的 2 倍。为了克服其缺点,有人发展了"匹配配对"(matched pair)设计法。要选择两对患者,其关键因素如年龄、性别、发病时间和严重程度等要相似,然后随机分组,分别给予新药和对照药治疗。该方法的极端情况为入选双胞胎患者。该技术的缺点是在寻找匹配的患者时需要耽误较长的时间。如果能够采用该技术,试验通常会很成功,但因为难以操作而很少应用。

（2）交叉对照设计：在交叉对照设计中，要给每位患者都用两种药物，试验药物 A 和对照药物 B，用过一种再用另一种（图 1-4，图 1-5）。给药的顺序是随机的，以避免总是先用一种好药或差药而产生的偏倚。

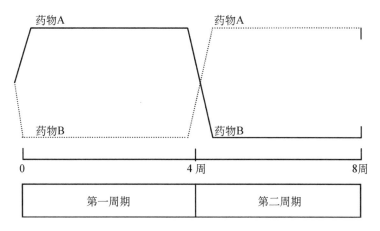

图 1-4　没有准备期和清洗期的交叉试验示例

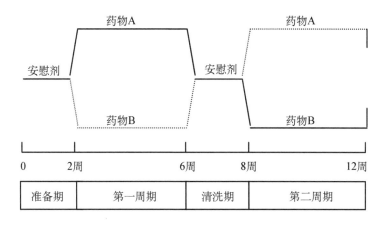

图 1-5　设有准备期的交叉试验示例

与平行分组设计相比，交叉对照设计既有优点又有缺点。主要优点：一是可做自身比较（within-patient-comparison），因此，可排除个体差异对结果的影响；二是可以减少受试患者的人数。其缺点是受试者参与的时间相应延长，因而会影响到受试者的依从性，失访和早期脱落相对增多。而且人们最大的担心是在第二治疗周期开始时的"基线状态"可能和第一治疗周期起始时的不同。正如古人云："你不可能两次踏进同一河流"，在经过第一周期的治疗之后,疾病本身可能已发生了变化,或者,第一周期的治疗可能会对第二周期的治疗产生延滞效应(carry-over effect)。因此,在两次治疗之间可能有必要安排一个"清洗期"(wash-out period),即在一段时间间隔内,仅给患者摄入安慰剂、不给药或者仅摄入能够缓解患者不舒服感觉但无治疗效果的药品。然而,这种做法往往行不通。另外,在较长期的试验中,要考虑到治疗的多次变换会对患者的病情产生不利影响。所以,交叉对照研究(或患者自身比较)的周期应当尽可能短。

在进行交叉对照设计时,最重要的是避免延滞效应。因此,应当在充分了解疾病和新药的有关知识的基础上有选择地精心设计。所研究的疾病应当是慢性病,而且在稳定期,试验药物的疗效应当在处理期内完全发挥出来,清洗期也必须足够长(一般是试验药物的 5 个半衰期),以使药物的作用完全消退。

而且,在使用交叉对照设计时,还应注意到,如果病例失访,对结果的分析和解释会变得复杂;此外,由于存在延滞效应,对后续处理期出现的不良事件往往也难以判断是何种处理所致。因此,这种方法越来越不受欢迎,但比较适合于对慢性病的姑息性治疗以及验证同一药物的两种不同配方的生物等效性。

(三)随机化

在通常的医疗实践中,是由开处方的医生来确定每个患者用什么药治疗。但是在设有对照的临床试验中,医生仅仅决定某一患者是否满足试验的入选标准,但入选后,患者用什么药或先用什么药,是按照预定的随机方案随机分配的。

1. 随机化的含义和目的

对照试验中各组病例的分配必须随机化(randomization)。随机化是指在研究中,抽取或分配样本时,每一个受试对象都有完全均等的机会被抽取或分配到某一组,而不受研究者或研究对象主观意愿或客观上无意识的影响所左右。

随机化的目的在于使所分配的受试对象能够很好地代表其所来源的总体人群,使各治疗组间具有最大限度的可比性,保持其他非处理因素(如年龄、性别、病情轻重、疾病分期等)尽量一致并均衡。

随机化可应用于开放、单盲或双盲设计,最重要的是应用于双盲设计,它是严格的双盲对照设计的必需条件之一。与盲法合用,随机化有助于避免在病例选择和分组时因治疗分配的可预测性产生的偏倚。

可以有多种方式达到随机的目的,例如查阅随机对照表、使用计算器(带简单统计功能的)或计算机来确定等。

2. 随机化的方法

(1)简单随机:简单随机(simple randomization)即在整个研究中按照受试者入选的先后顺序,根据预订的随机方案分配试验组或对照组。随机方案通过查阅随机对照表,或者采用计算器或计算机产生。例如,分配 A、B 两种药物给 20 人的随机方案如表 1-1 所示。

表 1-1　随机方案实例

1	2	3	4	5	6	7	8	9	10
A	A	A	B	B	B	A	A	A	B
11	12	13	14	15	16	17	18	19	20
B	B	B	A	A	B	A	A	B	B

该方法简单易行,但可能在同一时段内会出现大多数受试者集中入选同一组别,形成分布不均匀,导致时间性(如季节)差别或其他外在因素影响研究结果。例如,可能在某一时段内进入的较轻(或较重)患者入选了试验组(或对照组)。而且,由于每组人数在研究结束时才相等,如中期终止试验,两组间受试者的数目可能不相等,因此不能做提早或中期分析。

(2)区组随机:区组随机(block randomization)是根据受试者进入研究的时间顺序,将其分成内含相等例数的若干区组(block)或亚组(subgroup),而后,区组内的受试者被随机分配至不同的组别。例如,在研究 A、B 两种药物时,在含有 4 个患者的区组内,2 个得到 A 治疗,2 个得到 B 治疗。但每区组内患者的治疗是随机的。分区组的目的在于保证在试验过程中,几乎相等的患者接受了两种不同的治疗,避免了简单随机的缺点。

(3)分层随机:区组随机通常保证了得到两种药物治疗的患者的数目在整体上相同,这是保证有效地应用统计学显著性检验的一个条件,但并不能保证各组患者条件的均匀性(或可比性)。这样的分组是粗略的,或者说是不分层次的。可采用分层随机(stratification randomization)来减少由于病情或治疗有关的特定因素(如性别、年龄、病情轻重)在两组中分配不均而引起的不平衡或偏倚。为此,可先将患者按照某些重要的因素进行分组(层),例如,分为男性和女性组、65 岁以上或以下组、患病超过半年或少于半年组、Ⅰ 期肿瘤患者或 Ⅱ 期肿瘤患者等,然后再将每层患者随机分配。例如,如果男、女患者可能会对药物有不同的反应,为了避免男、女患者的数目在试验组和对照组中出现不平衡,如大部分男性集中在试验组而大部分女性集中在对照组,可分别将男性患者和女性患者在本性别内随机分组,然后再分别将分入相同组的男女患者合并。

由不同的有关因素产生的层次上的排列组合形成了不同的"亚组"。显然考虑的因素越多,形成的层次越多,分组的模式越复杂,对数据的管理和统计分析就越困难。因此,应当选择合适的分组模式,并经研究者、申办者和统计人员一致同意。

(四)盲法试验

为了避免受试者和医生在评价治疗结果时的主观因素和偏倚以及安慰剂效应,获得可靠的试验数据,临床试验常常要采用盲法进行。设盲(blinding)是指将试验药物和对照品(安慰剂或阳性对照药)均以密码或代号表示,试验过程中对受试者和(或)研究者均保密,并由专人或小组保存密码的内容,除非受试者发生危急情况或有安全需要,否则直到全部试验结束后才可公开密码——破盲(un-blinding)或揭盲。为此,在设盲时要将试验药物和对照品(有效已知药品或安慰剂)在剂型、外观、颜色和味道上保持完全一致。在英文文献中"blinding"有时也会用"masking"这个词代替,尤其是针对眼科治疗药物的试验。

盲法试验常用的有两种:单盲(singleblinding)和双盲(doubleblinding),更严格的对照试验要用到三盲(tripleblinding)。在对照药物和试验药物的剂型或外观不同时,还要用到双盲双模拟技术(double-dummy technique)。

1. 单盲

单盲是指受试者不知道自己用的是试验药物还是对照品,但研究者却清楚。

单盲的优点是简便易行,但显然存在很大的缺陷。只是为便于研究者的观察,却很难弥补在试验的严格性方面带来的损失。开放试验或单盲试验由于某些不易控制的因素的干扰,常常会得到偏高的阳性率。如给予精神分裂症患者氯丙嗪后的有效率在23项单盲法试验中为60%,而在12项双盲法试验中仅为38%。据统计,在文献报告的精神病药品的72项临床试验中,开放性试验获得的阳性率为83%,而双盲对比试验的阳性率仅为25%。

2. 双盲

双盲是指受试者和研究者(甚至申办者的监查员和其他涉及该临床研究的人员)都不知道受试者用的什么药。

在双盲试验中,申办者通常会提供给研究者一套随机密封代码,并在试验方案中注明破盲的方法和执行破盲的人员,一旦发生紧急情况,允许对个别受试者破盲而了解其所接受的治疗,此过程必须在病例报告表上记录并说明理由。虽然现在已经有如"抽彩卷"那样复杂的扣码方式,但把密码密封在信封内仍是最常用的方法。除非绝对需要,研究者绝不可以随便打开随机码。如果密码被打开,必须立即通知负责试验的监查员,而且这个受试者也必须退出该试验。所有未被打开的密码信封都应在试验结束时送还申办者。

应当说明的是:尽管从理论上讲双盲是可靠的,但是,在实际应用过程中有时仍然存在一些困难,不能确保"真正"的双盲。例如,有些药物可能会存在一些特殊的味道,患者服用后可能会和安慰剂区别开来,尽管二者的剂型、颜色和外观完全一致。再如,有时物理检查结果(如血液的测量)或化验结果(如血糖测定),甚至某些药品的代谢产物在尿液中的颜色可能会给研究人员以启示,从而破坏了双盲的严密性。可见,如何在临床试验中确保双盲的严格性是非常重要的,应在研究计划中预先规定。

3. 三盲

有时,为了进一步改善双盲的效果,也会用到三盲试验。在该种试验中,不仅对受试者和研究者设盲,而且试验的其他有关人员,包括临床试验的监查员、研究助理及统计人员也不清楚治疗组的分配情况。

在三盲试验中,由于统计人员也不清楚设盲的情况,为了进行统计分析,就会涉及两次揭盲的情况。将所有的临床试验数据输入统计数据库并核查,确保准确无误后首先将数据锁定,然后进行第一次揭盲,即首先将所有的病例分为A、B两组,但哪一组是试验组,哪一组是对照组并不清楚。然后进行统计分析,待A组和B组的分析数据出来后,再二次揭盲,即明确A组和B组分别代表试验组还是对照组。

相比较而言,单盲比开放试验要好,但最严格的试验还是应当采用双盲或三盲进行。应当指出,尽管开放试验不够严格,但在导向试验、危及生命的疾病或罕见的疾病,如狂犬病或医学道德不允许设盲的情况下仍需采用该方法。

4. 双盲双模拟技术

利用安慰剂可以使以双盲的方式比较两种外观不同或剂型不同的药品的临床试验得以进行。

例如,假设要比较一种剂型为片剂的药品和另一种剂型为胶囊的药品,为了使试验按双盲的方式进行,患者每次服药时,必须要同时服一片药片和一粒胶囊。被分配用药片治疗的患者(甲组)每次要服一片活性药片和一粒安慰剂胶囊,而被分配用胶囊治疗的患者(乙组)则每次要服一片安慰剂药片和一粒活性胶囊。

利用该技术可以使受试者和研究者均不知道每个受试者得到的是何种治疗。该技术常用于对照临床试验中,称为双盲双模拟技术。

5. 提前破盲

盲法试验一般在试验结束进行统计分析时才揭盲。但是,为了保障受试者的安全,在紧急情况下,例如发生严重不良事件且又不能判断与试验药物是否有关、过量服药、与合并用药产生严重的药物相互反应等,急需知道服用了何种药物而决定抢救方案时,需要提前破盲。

因此,在试验开始前,申办者除了保存一套完整的随机密码(盲底)外,应当向研究者提供一套密封的盲底备用。在遇到有受试者发生上述紧急情况时可对该受试者进行紧急破盲。破盲后要及时记录提前破盲的时间、原因和执行破盲的人员(签字),同时尽快通知监查员(申办者)。

需注意的是,破盲一定是发生了严重的不良事件,但是,如果已确定该严重不良事件与试验药物无关,那么就不一定是属于需要破盲的紧急情况。受试者因个人理由而提前退出试验并不需要破盲,更不能因好奇心或其他原因(如为了改善试验结果)而提前破盲。

一旦提前破盲,该受试者就不应继续参与研究,且其试验数据通常不能用于疗效的评价分析,但是仍要列入安全性分析数据集。对受试者还应做好及时的治疗和保护。

(五)样本量

重复是消除处理因素影响的重要手段,重复能够避免偶然性,提高临床试验的可靠性。采用多个研究对象(样本量)能够避免将个别现象误认为普遍现象。对同一研究对象的重复(重复观测),可提高测量精度。

临床试验必须有足够的把握度(power)来检测不同治疗间的差异。样本应当足够大才能够对所提出的问题做出可靠的回答。一个临床试验的样本量的大小是由研究的目的、反映研究目的的研究假设和由此导出的统计检验所确定的。

临床试验样本量必须能够满足药品监督管理部门的法规要求,但是法规要求的病例数是最少病例数,仅满足法规要求是不够的,因此需要采用统计学方法确定。具体方法请参见相关生物统计学专著。

确切地讲,临床试验的样本量应当指完成试验后的样本数目,而不是进入试验的病例数。在制订研究计划时必须考虑到入选和完成的病例数之间可能存在较大的差异及试验过程中病例可能脱落的情况。

(六)受试者的选择

药物临床试验作为一种人体试验,必须有受试者的参与。在Ⅰ期临床试验中受试者一般是健康志愿者,但也有例外,例如抗肿瘤药物,由于其高毒性,从伦理学角度来讲要考虑采用肿瘤患者。但之后的Ⅱ~Ⅳ期临床试验,一般要采用相应治疗目标的患者。

在选择受试者时,必须从两个角度考虑:一是科学性,即入选的病例要满足临床研究的要求,能够较好地代表将来要用药的靶向人群;二是伦理的角度,例如,除非专门针对儿童和老年患者的药物,在各期临床试验中往往要排除孩子和老人,因为这些患者的肝肾功能发育不全或退化会给他们带来更大的风险;再如Ⅰ~Ⅲ期试验中往往也排除育龄期女性,以防对将来的胎儿产生影响。

在临床试验方案开始阶段纳入患者时,应当同时考虑入选标准(inclusive criteria)和排除标准(exclusive criteria),在试验过程中会涉及脱落标准(withdrawal criteria),在试验结束进行统计分析时需要用到剔除标准(eliminate criteria)。对这些标准,在试验方案中应当预先做出明确的规定。

1. 入选标准

入选标准是指进入临床试验的受试者必须完全满足的条件。入选标准一般列出一个清单来描述研究人群的特定参数,包括年龄范围、性别、特别检查或实验室结果、诊断、允许的前期治疗以及对器官功能的要求等。此外,受试者自愿参与并签署知情同意书往往是入选标准中的一条必要内容。

入选标准必须预先在试验方案中做出规定并在纳入患者时严格遵循,因为研究结果与研究人群密切相关,如果研究无法在其他人群中重现,将限制研究结果的推广。漠视或偏离入选标准就意味着违背试验方案。

制订入选标准时应考虑到研究阶段、适应证以及对已有非临床和临床研究情况的了解。在早期试验中受试者的组群变异可以用严格的筛选标准限制在狭小的范围内,但当药物研究向前推进时,受试者的人群应扩大,以便能够反映出目标人群的特性。

除抗癌药物等特殊药物外,Ⅰ期临床试验只选择健康受试者。在其他各期试验中,最可能受益或出现假设结果的患者是候选人。一般要求进入试验的受试者应得到相应"金标准"方法的确诊。

应根据研究目的确定入选标准,要考虑适应证范围及确定依据,选择公认的诊断标准("金标准"),注意疾病的严重程度和病程、病史特征、体格检查的评分值、各项实验室检验的结果、既往治疗情况、可能影响预后的因素、年龄、性别、体重、种族等。

在入选患者时,应由研究者或其助手根据入选标准对候选患者或健康志愿者进行逐项评估,并填写入选标准清单。评估时,组织样本的病理学证据、实验室检查或影像学基线检查数据必须在方案规定的时间内完成才有效。例如,入选时胸部 CT 基线扫描必须在进入试验的前 4 周内完成,则扫描的日期就不能在进入试验的 5 周前,否则就需要重新进行 CT 扫描和判断。填写完入选清单后,应由主要研究者签字,确认患者或健康志愿者符合入选标准。

2. 排除标准

排除标准是指候选人不被纳入临床试验的判断条件。候选人即使已完全满足了入选标准,但只要符合排除标准中的任何一条就不能进入试验。

制定排除标准一般需要考虑下列因素。

(1)同时患有其他疾病者需要同时服用治疗其他疾病的药物,如参加即增加了患者的风险,又因存在混杂因素,影响试验结果的判断,因此应予排除。

(2)已接受有关治疗,可能影响效应指标的观察者,应当排除。

(3)伴有影响效应指标观察、判断的其他生理或病理状况,例如月经周期,心、肝、肾损伤而影响药物的体内代谢者。除非特别需要,一般有心、肝、肾等器质性病变者应排除在外。

(4)某些特殊人群,如入选则可能有悖伦理,并增加其风险者,例如孕妇、婴幼儿、儿童、老人、危重或晚期患者等应排除在外。

(5)临床试验中需要做某些特殊检查或处理,可能会额外增加某些患者的风险,例如需服造影剂,而对造影剂过敏的患者就应当排除。

(6)不愿签订知情同意书、依从性差或可能退出者(如经常出差、临近出国、行动不便等)也应排除。

作为一个基本的原则,受试者不应同时参加一个以上的临床试验。如有例外,没有经过足以确保安全性和避免延滞效应的清洗期的受试者不得重复进入临床试验。

育龄期女性在参加临床试验时通常应采取高度有效的避孕措施。对男性志愿者也应考虑试验用药物对其性伴侣或后代的潜在危害。如存在涉及致突变性或生殖毒性的药物,在试验中也应提供适当的避孕措施。

应当强调的是:诊断标准、入选标准和排除标准是确定合格受试者对象时互为补充、不可分割的条件。研究者必须严格遵循这些标准,才能避免选择性偏倚的产生,同时降低受试者的风险。

3. 脱落标准

脱落标准是指已进入临床试验的受试者中止或退出临床试验的条件。例如,在试验中出现重要器官功能异常、药物过敏反应、依从性差、病情加重,或出现严重不良反应需要停止试验药物治疗或采用其他治疗方法治疗者,应退出试验。

受试者在临床试验结束前的任何时刻撤回知情同意书,均可视为退出研究。患者主动退出的原因可能是对疗效不满意、不能耐受不良反应,或希望采取其他治疗方法,也可能为无理由退出。无论如何,医生应尽可能了解其退出的原因,并做好记录,同时注意对这些患者在一定时间内做进一步的观察、治疗和护理,保护其退出试验后的安全。在病情加重、发生严重不良事件需要紧急破盲时,或发生其他医生认为患者须退出临床试验的情形时,研究者必须填写中止或退出试验的原因,做好记录,并对脱落患者采取必要的治疗和护理措施。

4. 剔除标准

在做统计学分析时,有些病例不应列入。例如试验中纳入的不符合入选标准的受试者,未用药或用药极少(<10％)即退出了试验的受试者,即不列入疗效分析中,但后者因药品不良反应而退出者应纳入安全性评价的分析中。

(七)多中心试验

多中心试验(multi-centertrial)是指由多位研究者按照同一试验方案在不同研究地点或机构同时进行一种药品的临床试验。各中心同时开始,同时结束试验。目的是尽快收集数据,统一进行统计学分析后做出试验报告。

多中心临床试验的优点是:可以加快受试者入选的速度,在较短的时间内收集足够量的受试者,缩短临床试验的时间;可以保证收集的资料更具有代表性,增加试验结论的广泛性和可靠性;由于更多研究机构和研究者参与研究,因此有利于集思广益、扬长避短,提高临床试验的设计、开展和解释结果的水平。

多中心试验的缺点是:对试验实施标准化的要求较高;在安排人员及实施设备等方面更复杂;各中心就试验方案达成一致意见往往比较困难。

实际上,绝大多数的临床试验都是在一个以上的研究机构完成的,因此,绝大多数临床试验都是多中心试验。在我国,一项新药的临床研究通常要在 3 个以上的中心(均应为具有药物临床试验机构资格者)同时进行。

多中心试验应有一位主要研究者总负责,并作为各中心间的协调人。由于多中心试验比单中心试验在组织进行方面更为复杂,在计划和实施多中心试验时应注意以下问题。

(1)试验方案及其附件草案应经各中心的主要研究者共同讨论后制订,经申办者同意、负责单位的伦理委员会批准后执行。

（2）在临床试验开始时及进行中期组织研究者会议，讨论试验注意事项并及时解决出现的问题。

（3）各个中心应同期进行临床试验。

（4）在各个中心全面实行随机化方案。

（5）保证在不同的中心以相同的程序管理试验用药，包括分发和储藏。

（6）根据同一试验方案培训参加该试验的研究者。

（7）建立标准化的评价方法，试验中所用的实验室和临床评价方法均有质量控制。

（8）数据资料应集中管理与分析，建立数据与查询程序。

（9）保证各中心研究者遵从试验方案，包括在违背方案时要终止其参加试验。

（10）要充分发挥监查员的职能。

（11）临床试验结束后，共同起草总结报告，召开总结会议。

多中心试验要根据参加试验的中心数目和试验的要求及对试验用药的了解程度，成立一个管理系统，包括建立协调委员会，负责整个试验的进程，并要和药品监督管理部门保持联系。

（八）基线和终点

一项临床试验一般分为筛选期（filtration period）、准备期（run-in period）或基线期（baseline period）及药物治疗期（treatment period）或试验期。

在筛选期应严格按照试验方案中规定的病例入选标准和排除标准筛选病例。

准备期是为了使患者的症状和各种生理生化指标达到药品治疗前的基线状态。在准备期一般不给患者施以治疗或者仅给予安慰剂治疗，如已用了其他药品治疗，要暂时停药，以消除该药品对试验结果的干扰。对自身交叉设计来说，也可将前一药品治疗期结束后的清洗期视为后一治疗期的准备期。

基线测定是指获取各项重要指标的测定值，以便确定在试验开始前各组间的可比性，同时便于治疗前后各指标的对比。对此应当给予足够的重视和周密的安排。对于重要的指标必须平行测定 3 次，然后取平均值作为给药后对比的依据。基线指标测定后应立即开始治疗期，否则应当重新测定。

治疗期内要选择好终点（endpoint）。如果为评价药品的安全性，终点应选择出现重要不良反应或不易耐受的不良反应时；如果为评价药品的疗效，则应选择有关的药理、化验或临床指标作为终点指标。

(九)给药方案

在给药剂型和途径确定后,给药方案直接影响药品的疗效。给药方案包括给药的剂量、间隔和持续的时间。

剂量一般可分为固定剂量和可变剂量。在对药物有充分的了解时,例如在进行Ⅳ期临床试验时,可选择固定剂量。但对初步评价新药的临床试验来说,由于缺少新药剂量与疗效的关系方面的知识,因此多选择可变剂量,通过对不同剂量结果的比较来发现药品的疗效和最佳剂量。通常的做法是,在试验开始阶段先测定患者的最大耐受剂量,然后观察该耐受剂量或较低剂量时的药效,在观测到药效时,再逐渐降低试验剂量,最后找出适宜的最佳剂量。剂量应当用"mg/kg"或"mg/m^2"表示,而不用"mg/人"表示。在肾功能不全时则应用肌酐清除率表示。有时,还应分别确定冲击剂量和维持剂量。

给药间隔要明确,只注明每天几次是不够的,应该说明具体间隔几小时,否则难以控制。

(十)剂量-反应关系

剂量-反应关系(dose-reaction relationship)是指药物剂量(或血药浓度)和临床反应(包括药效和不良反应)间的关系。研究剂量-反应关系可确认新药的疗效,并有利于设计最佳的用药方案,从而为患者有效而安全地用药提供指导依据。剂量-反应研究在个体间存在明显的药物代谢差异和药物相互作用时,尤为重要。近年来,国际上已有越来越多国家的药品监管部门要求在注册新药时提交剂量-反应关系的资料。

剂量-反应研究的设计方法有以下几种:平行分组(parallel group)、交叉设计(cross over)、强制滴定(forced titration)和随意滴定(optional titration)等。

1. 平行分组

即设计几个随机平行的固定剂量组进行某一药品的剂量-反应研究。这是最常用的,也是最容易成功的方法,适用于临床反应终点或不良反应为延迟性的持续或不可逆的试验,如脑卒中或心肌梗死的预防、支气管哮喘的预防、关节炎的治疗、肿瘤患者的存活、抑郁症的治疗等。此处的剂量是指最终剂量或维持剂量,患者可以直接进入该剂量组,也可以按照计划逐步调整至该剂量。最终剂量应持续足够的时间,以便于结果的比较。

该种设计可以不设置对照组,因为如能获得正斜率的剂量-反应曲线,那么即使没有安慰剂也足以证明该药的有效性。但如果要得到有效的绝对值,则需要安慰剂对照。如设阳性药品对照,可评价试验设计的灵敏度和有效性。该设计得到的是群体资料,而非个体资料。

2. 交叉设计

即采用不同剂量的药品进行随机多次的交叉试验。这种设计仅适用于药效产生迅速,且停药后可迅速恢复至基线水平的药品。其优点是每个患者接受几个不同水平的剂量试验,因此可获得个体的剂量-反应曲线,当然也可以获得群体资料,且所需病例数较少。

3. 强制滴定

该设计在概念和局限性方面与交叉设计类似,每个患者均接受一组逐渐增多(滴定)的剂量,不同的是,各试验剂量的顺序安排是预先指定的而不是随机的。

4. 随意滴定

在该设计中受试患者按照试验计划中固定的剂量设定规则滴定剂量,直至达到明确的终点为止。这种设计仅适用于临床反应迅速且可逆的情况。该项设计中必须设同期安慰剂对照,以排除疾病自发变化及研究者主观期望的影响。

六、药物临床试验质量管理体系

药物临床试验质量管理体系是指在药物临床试验过程中,为确保试验结果的真实、可靠、完整和合规而建立的一系列质量管理政策、程序和标准。药物临床试验质量管理体系应当涵盖药物临床试验的全过程、各环节,包括临床试验方案设计、人员培训、组织实施、记录、数据收集和分析、评估、结果、统计分析报告和总结报告、文件归档、质量控制和质量保证、监查、稽查、核查等。

(一)质量管理体系的概念

质量管理体系(quality management system,QMS)是一套系统化的管理方法,用于确保组织能够持续提供满足客户和法规要求的产品或服务。它涵盖了组织的各个方面,包括政策、流程、程序、资源和活动。

质量管理体系的主要目标是通过有效的管理和控制,提高产品或服务的质量,增强客户满意度,并实现组织的持续改进。它强调预防为主,通过对过程的监控和改进,避免问题的发生,而不仅仅是依赖事后的检验和纠正措施。

质量管理体系通常基于国际标准组织(ISO)发布的质量管理标准,如 ISO 9001。这些标准提供了一套通用的框架和要求,帮助组织建立和实施质量管理体系。

质量管理体系的实施需要组织高层的支持和全员参与,它要求对组织的各个层面进行管理和控制,包括质量方针和目标的制订、资源的提供、过程的设计和实施、监控和测量、不合格的纠正和预防、持续改进等。

通过建立和维护质量管理体系,组织可以提高效率、降低成本、增强竞争力,并在市场上获得更好的声誉和信任。

药物临床试验质量管理体系是一个系统的、整合的管理体系,旨在确保临床试验按照法规要求进行,数据真实可靠,结果科学有效。

(二)药物临床试验质量管理体系的法规要求

2020 版 GCP 的第九条对临床试验的质量管理体系进行了要求:临床试验的质量管理体系应当覆盖临床试验的全过程,重点是受试者保护、试验结果可靠,以及遵守相关法律法规。

药物临床试验质量管理体系应符合相关法规和指南的要求,包括《药品管理法》《药品注册管理办法》《药物临床试验质量管理规范》等。

(三)建立药物临床质量管理体系的重要性

(1)保护受试者的权益和安全:确保试验过程符合伦理和法规要求,最大限度地减少试验风险。

(2)保证试验数据的质量:通过严格的质量控制和数据管理,提高试验数据的准确性和可靠性。

(3)提高研究效率:质量管理体系的建立可以优化试验流程,减少错误和重复工作,提高研究效率。

(4)促进合作与沟通:有助于不同团队之间的协作,保证信息流通顺畅,提高试验的整体质量。

(四)药物临床试验质量管理体系的主要方面

具体来说,药物临床试验的质量管理体系应当包括以下几个方面。

1. 组织机构

建立明确的组织架构和职责分工,确保质量管理工作的有效实施。药物临床试验质量管理体系的组织机构是确保试验质量和合规性的关键因素。以下是一些常见的组织机构与人员管理方面的考虑。

(1)明确的组织架构和职责分工。临床试验机构应当建立清晰的组织架构,明确各个部门和岗位的职责和权限,确保试验的各个环节都有专人负责。

(2)设立质量管理部门。设立专门的质量管理部门或团队,负责监督和协调整个质量管理体系的运作。

（3）伦理审查委员会。成立独立的伦理审查委员会，对试验方案进行伦理审查，确保试验符合伦理原则。

2. 人员管理

对参与临床试验的人员进行培训和资格认证，确保其具备相应的专业知识和技能。

（1）人员资格条件和培训：确保参与试验的人员具备相关的专业背景和资质，并提供必要的培训，以确保他们了解试验的要求和操作流程。

（2）人员职责明确：明确每个人员在试验中的角色和职责，确保他们清楚自己的工作内容和责任。

（3）人员监督和评估：建立人员监督和评估机制，定期评估人员的工作表现，确保他们能够胜任工作并遵守相关规定。

3. 文件与资料管理

不管是申办者还是临床试验机构均应当建立完善的文件管理制度，确保临床试验过程中的所有文件和资料都得到妥善管理及保存。

药物临床试验文件体系包括：药物临床试验相关制度、标准操作规程等管理文件；过程文件、记录性文件等必备文件。

记录性文件是指用于描述或记录临床试验的方法、实施过程和（或）结果、影响试验的因素，以及采取的措施等任何形式的文件。文件载体包括：书面、电子、磁性和光学设备，以及扫描、X线和心电图等。

必备文件是指能够单独或者汇集后用于评价临床试验的实施过程和试验数据质量的文件。用于申请药品注册的临床试验必备文件，至少应保存至试验药物被批准上市后5年；未用于申请药品注册的临床试验必备文件，至少应当保存至临床试验终止后5年。

临床试验资料包括：提供给研究者的试验方案、研究者手册、试验用药品相关信息、临床试验相关安全性信息等资料；提供给受试者的知情同意书及其他资料；记录知情同意等临床试验过程和临床试验数据的资料，申办者、研究者、临床试验机构、伦理委员会、药品监督管理部门等临床试验相关方沟通交流的文件。

临床试验档案（clinical trial archives）是在临床试验过程中形成的，具有保存价值的文字、图表、数据、图像、音频、视频等各种形式的文件，以及标本、样本等实物。临床试验档案是临床试验管理的重要组成部分和临床试验的重要环节，包括临床试验必备文件，是重建和评价临床试验的重要支撑，是药品和医疗器械监督管理部门进行注册审评的关键依据。临床试验档案管理是否规范关乎对临床试验科学性、真实性、准确性及可靠性的评价,也关系到受试者权益保护。

4. 伦理管理

药物临床试验的伦理审查是保障试验合法性、伦理性和科学性的重要步骤。加强伦理审查,确保临床试验符合伦理要求,保护受试者的权益和安全。在药物临床试验的质量管理体系中,伦理审查管理主要涉及以下几个方面。

(1)患者权益保护:伦理审查委员会需要对患者的权益保护进行严格审查。这包括确保患者的隐私得到充分保护,个人信息不会被泄露。同时,要重视试验数据的保密性和完整性,确保数据收集、存储和分析安全,以维护数据的真实性和可靠性。

(2)风险评估:风险评估是伦理审查的要点之一。需要对试验可能带来的风险进行全面评估,并评估相应的风险管理措施。还需要对潜在的不良反应和并发症进行详细的分析,并确保患者在试验过程中能够得到及时的监测和治疗。

(3)知情同意:知情同意是伦理审查的关键环节。知情同意书的格式和内容需清晰明了,符合伦理和法律要求。研究人员需要向患者提供充分的信息,包括试验的目的、可能的风险和受益,以及他们的权利和责任等内容。患者必须在完全理解试验目的、可能风险和益处的情况下,自愿签署知情同意书参与试验。

总的来说,药物临床试验的伦理审查是保障试验合法性、伦理性和科学性的重要步骤。研究人员需要严格遵守伦理审查的相关要求,确保试验过程中患者的权益得到充分保护,确保试验结果的可靠性和有效性得到保障。

5. 试验药品管理

试验药品管理是药物临床试验质量管理体系中的重要组成部分,对试验药品进行严格管理,以确保其质量和使用符合相关要求。以下是一些关键方面。

(1)药品标识和标签:试验药品应有唯一的标识和标签,包括药品名称、批号、有效期等信息,以便追溯和识别。

(2)储存条件:试验药品应在适宜的条件下储存,如温度、湿度等,以确保药品的质量和稳定性。

(3)发放和回收:试验药品的发放和回收应按照规定的程序进行,确保药品的使用和记录准确无误。

(4)药品质量检验:定期进行药品质量检验,确保试验药品符合质量标准。

(5)药品销毁:过期或无效的试验药品应按照规定的程序进行销毁,以避免误用。

（6）记录和报告：对试验药品的管理过程应进行详细记录，并及时向相关部门报告。

建立试验用药品质量管理体系，应当重视以下几方面。

（1）专人负责：应设置专职的临床试验用药品管理人员，该人员应：具有药师及以上职称；具有试验用药品管理经验；熟悉临床试验用药品管理流程，并熟悉相关系统使用标准操作规程；经过 GCP 和相关法律法规培训。药品管理人员数量应与临床试验项目工作量相匹配。

（2）配备试验用药品药房：建立具有临床试验用药品中心化管理与卫星药房相适应的管理体系，配置专用药房。专用药房应当配备能够满足试验用药品储存条件的场所与设施设备，卫星药房管理隶属于中心药房，由中心药房负责监管，监管标准一致。

（3）制定试验用药品管理制度：通过建立严格的试验用药品管理制度，可以确保试验用药品的质量和安全性，保障受试者的权益，同时也有助于提高试验结果的准确性和可靠性。确保试验用药品的运输、接收、贮存、分发、回收及退还或销毁等全过程严格执行相关标准操作并记录，按规定时限归档管理。

（4）构建临床试验机构信息化管理系统，提高系统运维和服务水平。运用信息化技术和大数据、云数据技术对试验用药品的使用和管理实施动态监管全覆盖。

6. 生物样本管理

生物样本是指按照药物临床试验方案的要求，从临床试验受试者采集的需要进行分析的材料（如血浆、血清、尿液、粪便、组织和细胞等）。生物样本分析实验室是指对生物样本中药物、药物代谢物及生物标志物等进行分析，为药品注册申请提供数据支持的机构。

在药物临床试验中，保证生物样本的质量对于研究结果的准确性和可靠性至关重要。以下是一些保证生物样本质量的常见方法。

（1）采集和处理：确保采集生物样本的方法和处理步骤符合标准操作规程（SOP），并在采集、处理过程中避免污染和错误。

（2）储存条件：根据生物样本的特性，选择适当的储存条件，如温度、湿度和光照等，以确保样本的稳定性和完整性。

（3）标识和记录：对生物样本进行清晰的标识和详细的记录，包括样本的来源、采集时间、处理方法和储存条件等信息。

（4）质量控制：定期进行质量控制检查，如检测样本的稳定性、纯度和均一性等，以确保样本质量符合要求。

（5）运输和交接：在生物样本的运输过程中，采取适当的保护措施，确保样本不受损。在样本的交接过程中，进行严格的核对和记录。

（6）人员培训：确保参与生物样本采集、处理、储存和分析的人员接受过相关培训，了解样本质量控制的重要性和操作规程。

（7）设施和设备：提供适当的设施和设备，以满足生物样本的储存和处理需求，并定期进行维护和校准。

（8）外部质量评估：定期参加外部质量评估活动，如能力验证和实验室间比对，以评估和改进生物样本质量管理体系。

通过实施以上措施，可以有效保证药物临床试验中生物样本的质量，提高研究结果的可靠性和可信度。

7. 数据管理

临床试验的结果靠临床试验数据来体现。临床试验机构应当建立科学的数据管理体系，确保临床试验数据的完整性、准确性和可靠性。

确保药物临床试验数据管理的质量需要遵循以下几个关键步骤。

（1）建立完善的质量管理体系：包括制定标准操作规程、培训人员、进行内部审核和质量控制等。

（2）选择合适的数据管理系统：一个可靠的电子数据采集系统可以提高数据的准确性和完整性。

（3）进行数据验证和清理：在录入数据后，需要进行数据验证和清理，以确保数据的准确性和一致性。

（4）保护数据的安全性和隐私性：采取适当的安全措施，确保数据不被泄露或篡改。

（5）进行数据审核和监查：定期进行数据审核和监查，以确保数据的质量和合规性。

（6）试验数据偏移预防措施：采取有效措施，预防和控制试验数据的偏移，确保试验结果的真实可靠。

（7）数据安全与管理：运用信息化技术、大数据技术、云数据技术和异地备份系统等确保数据安全。

这些措施可以帮助确保药物临床试验数据管理的质量，并为研究结果的可靠性提供保障。

（五）药物临床试验质量管理体系的建设建议

（1）强调领导力：管理层应积极参与并支持质量管理体系的建设和实施。

（2）加强培训与教育：持续为员工提供培训，使其了解并遵守质量管理体系的要求。

(3)注重风险评估与管理:定期进行风险评估,采取相应的预防和纠正措施。

(4)注意持续改进:建立反馈机制,不断改进质量管理体系,适应法规和实践的发展。

(5)加强合作与交流:加强团队内部与外部的协作与交流。

总之,药物临床试验质量管理体系的建设是确保临床试验质量和数据可靠性的关键。通过建立完善的质量管理体系,可以提高试验的成功率,保护受试者的权益和安全,促进药物研发的科学发展。

参考文献

[1] 田少雷,邵庆翔. 药物临床试验与 GCP 实用指南. 2 版[M]. 北京:北京大学医学出版社,2010.

[2] 田少雷. 药物临床试验与 GCP[M]. 北京:北京医科大学出版社,2003.

[3] 国家食品药品监督管理局. 药物临床试验质量管理规范[EB/OL]. [2003-8-6]. https://www.gov.cn/gongbao/content/2004/content_63115.htm.

[4] 国家市场监督管理总局. 药品注册管理办法[EB/OL]. [2020-1-22]. https://www.gov.cn/zhengce/zhengceku/2020-04/01/content_5498012.htm.

[5] 国家食品药品监督管理局. 药物临床试验机构资格认定办法(试行)[EB/OL]. [2004-2-19]. https://www.nmpa.gov.cn/xxgk/fgwj/qita/20040219110801929.html.

[6] 田少雷,李武臣. 我国临床试验全面实施 GCP 管理势在必行[J]. 中国医药导刊,1999,1(1):5.

[7] 田少雷. 我国药品临床研究的规范性管理[J]. 华夏医药,2001,5(1):5.

[8] 田少雷. GCP 对药物临床试验方案的要求[J]. 中国医药导刊,2002,4(2):146.

[9] 田少雷. GCP 对药物临床试验的质量保证[J]. 中国新药杂志,2002,11(11):825-829.

[10] 田少雷,李英. 影响药物临床试验的因素及其对策[J]. 中国临床药理学杂志,2004,20(2):3.

[11] 毕惠嫦,田少雷,陈孝等. 探讨药物临床试验标准操作规程的制订和管理[J]. 中国临床药理学杂志,2004,20(6):462-464.

[12] 田少雷. 我国新版 GCP 较旧版的变化[J]. 中国医药导刊,2003,5(5):373-374.

[13] 田少雷. 新药临床试验的意义及必须遵循的基本原则[J]. 华夏医药,2004,8(1):4.

[14] 李家泰. 临床药理学(第二版)[M]. 北京:人民卫生出版社,1991.

[15] 刘昌孝. 药物评价试验设计与统计学基础[M]. 北京:军事医学科学出版社,1999.

[16] 洪明晃. 临床科学研究 设计 测量 评价. 2 版[M]. 广州:中山大学出版社,2002.

[17] 赖世隆. 中药临床试验[M]. 广州:广东人民出版社,2001.

[18] 袁伯俊. 新药评价基础与实践[M]. 北京:人民军医出版社,1998.

[19] 赵戬,王宋宋. 新药临床试验百问[M]. 北京:中国医药科技出版社,2003.

［20］黄民,田少雷.药物临床试验标准操作规程实用指南［M］.广州:广东科技出版社,2003.

［21］赵明,魏敏吉.创新药物的药代动力学研究与评价［M］.北京:北京大学医学出版
　　社,2008.

［22］王瑞莲.新药临床研究实用手册:设计、执行和分析［M］.北京:化学工业出版社,2003.

［23］党诚学,田刚.临床试验与设计［M］.西安:西安交通大学出版社,2005.

［24］约翰·I.加林,弗雷德里克·P.奥格尼本,等.临床研究原理与实践(第2版)［M］.北
　　京:科学出版社,2008.

［25］ICH E6. Harmonized Tripartite for Guideline for Good Clinical Practice［S］,1997.

［26］ICH E8. General Considerations for clinical Trials［S］,1997.

［27］ICH E9. Statistical Principles for Clinical Trials［S］,1998.

［28］David R Hutchinson. How Drugs Are Developed——A Practical Guide To Clinical Re-
　　search. 2nd ed. USA: Brookwood Medical Publication,1997.

［29］David Hutchinson. Which Document,Why A guide to essential clinical trial document
　　for investigators. USA: Brookwood Medical Publications,1997.

［30］Camilla Olson,Shawne Neeper. Why Clinical Trials Fail. USA: Brookwood Medical
　　Publications,1997.

［31］David Hutchinson. 12 Golden GCP Rules for Investigators. Canary Publications
　　［S］. 1999.

［32］Meinert CL. Clinical Trials. Design,Conduct and Analysis. New York:Oxford Universi-
　　ty Press,1986.

［33］Friedman LM,Furberg CD. Fundamentals of Clinical Trials. 3rd ed. Littleton,MA. PSG
　　Publishing,1996.

［34］FDA. Guidance For Industry cGMP Phase Ⅰ Investigational New Drugs［S］. 2003.

［35］FDA. Federal Register. 21CFR Part 11［S］. 1997.

［36］FDA. Guidance for Industry Computerized Systems Used in Clinical Investigations
　　［S］. 2007.

（本章由田少雷、刘均娥、王少华编写）

第二章

药物临床试验监管法律法规体系

一、药物临床试验监管的历史回顾

药物临床试验具有很强的依法监管性和技术指导性。首先,临床试验的结果是药物被批准上市的重要依据,试验研究对象是人,且存在一些未知的风险,因此,各国政府对药物临床试验均进行严格的监管以保障受试者权益和安全,保证临床试验的科学性和质量。世界上许多国家和一些国际组织(或机构)均制定了相应的法律法规或指导原则,以规范药物临床试验的设计与实施。伴随着医学研究和药物研发的快速发展,本章节将针对性地就国际与我国药物临床试验监管法律法规的发展历史进行讲解,以展现临床试验监管的法律法规体系如何伴随着医学研究和药物研发的快速发展而日趋成熟、完善。

(一)国际药物临床试验监管的历史回顾

1906 年美国国会通过的《联邦食品与药品法》成为 FDA 对药品进行法律监管的起点,历经近 120 年,美国的药物临床试验监管相关法律法规日渐成熟。1937 年美国的"磺胺酏剂事件"和 1962 年欧洲的"反应停事件"等药害事件的发生,引起了社会和政府对药物安全性的高度关注。美国国会于 1938 年通过的《食品、药品和化妆品法案》和 1962 年通过的《科夫沃-哈里斯修正案》分别对新药上市和药物临床试验加强监管。《食品、药品和化妆品法案》规定新药上市必须进行安全性临床试验,且由 FDA 来批准药物是否能上市,该法案奠定了美国食品药品安全监管体系的基础。《科夫沃-哈里斯修正案》规定在进行药物临床试验之前必须通知 FDA。自 1969 年起,为使新药得到批准,FDA 要求必须提供随机对照临床研究结果。

《纽伦堡法典》是 1946 年审判纳粹战争罪犯的纽伦堡军事法庭决议的一部分,它牵涉人体试验的十点声明,成为人体试验最早的指导方针。随着生物医学研究领域的快速发展,这些原则已经不能够完全满足需求,随之被 1964 年世界医学大会通过的《赫尔辛基宣言》所替代。《赫尔辛基宣言》详细规定了涉及人体试验所必须遵循的准则,并相继在 1975 年、1983 年、1989 年、1996 年、2000

年、2002年、2004年、2008年和2013年进行了修订。该宣言强调在涉及人体试验时,应将患者或受试者的安全、健康和权益放在首位。

20世纪60~70年代美国发生了臭名昭著的梅毒试验事件。1979年,由美国国会成立的保护生物医药与行为学研究受试者委员会颁布了《贝尔蒙报告》,确立了人体研究应遵循的3项伦理学原则:尊重人、受益和公正。1981年,FDA在《食品、药品和化妆品法案》中明确规定保护受试者权益、研究者与申办者的职责、研究方案需经IEC审批等相关内容。1962年的"反应停事件"导致了46个国家的至少8000名新生儿的畸形和至少双倍新生儿的死亡。该悲剧发生的原因是该药品的上市公司没有对报道的不良事件进行全面评价,这使得人们对必须加强新药的临床试验质量管理有了进一步的认识,也促使各国政府开始重视对新药临床试验的法规管理,进而推动了GCP的产生。1977年,FDA颁布《联邦管理法典》,首先实施了临床研究者指导原则,经过对新药临床研究(investigational new drug,IND)程序多年的修改,才逐渐形成了GCP的概念。

1982年,世界医学组织和国际委员会联合发表《人体生物医学研究国际道德指南》,为促进人体试验研究中伦理原则的正确运作奠定了基础。在此基础上,《涉及人的生物医学研究的各项国际伦理指南》于1993年发表,该指南的陆续修订着重关注弱势受试者以及在发展中国家开展临床试验应遵循的伦理准则。1988年,美国制定和颁布《药物临床试验质量管理规范》,主要目的是保证药物临床试验过程规范,保证数据和所报告结果科学、真实、可靠,保护受试者的权益和安全,规范研究的伦理准则和科学性。FDA严格执行新法规并据此拒绝来自其他国家的数据,因为FDA认为别国的数据缺乏标准。这就意味着想在美国上市一种新药的国外公司,在其申请被接受之前,就必须按照美国的IND条例重复进行其临床试验。这样就逼迫其他国家仿效FDA的指导原则重新修改自己的程序,从而产生了多国的GCP和欧洲的GCP指导原则(Directive91/507/EC)。该原则由欧盟的成员国一起制定,并于1990年开始实施。此后,在世界上的大多数国家,如美国(1988)、日本(1990)、澳大利亚(1991)、加拿大(1989)、法国(1995)、德国(1994)、意大利(1992)、西班牙(1993)、比利时(1992)、奥地利(1994)、荷兰(1993)、瑞士(1995)等,GCP均已成为法律,自1995年起所有欧盟的成员国均需将GCP加入本地的法律之中。在这些国家,如果不遵守GCP的条款,那么药品评审部门将拒绝接受制药公司为新药注册提交的临床数据,理由是这些数据可能是不可靠的。

各个国家或地区间的GCP在主要原则上是一致的,但在具体细节上仍存在较大的差距。这些差异意味着在一个国家和地区收集的数据,在另一个国家或地区不被接受,尽管这些数据的收集是按照本国或本地区的GCP来完成的。

因此,美国、欧盟与日本的药政当局和制药公司的代表,会同来自斯堪的纳维亚、澳大利亚、加拿大和 WHO 的观测员召开了一系列会议,以协商制定一套在全球范围内都能够被接受的 GCP。1996 年 5 月,ICH-GCP(即 E6)定稿,该文件现在已成为所有为了得到国际认可的临床试验都必须执行的标准。欧洲注册机构(CPMP)要求,自 1997 年 1 月 1 日起,所有在欧洲以药品注册为目的进行的临床试验,都必须按照 ICH-GCP 指导原则进行。该原则已替代了欧洲的GCP 原则。在 1997 年还颁布法令,使 ICH-GCP 成为法定的要求。该法令后被添加到欧盟成员国的国家法律。1997 年 ICH-GCP 被加入美国的联邦注册法中,FDA 提出,所有在美国之外进行的用于支持新药上市许可申请(new drug application,NDA)的临床试验,均须按照 ICH-GCP 原则进行。日本于1997 年 4 月施行了 ICH-GCP。

1994 年,世界卫生组织(WHO)也颁布了 GCP 指南,希望其能够成为所有成员国都遵守的共同标准。

日本的 GCP 是由厚生省于 1990 年作为行政指导制定的,1997 年根据 ICH-GCP 进行修订并作为法规发布,之后进行了多次修订。1997 年 4 月,日本正式施行 ICH-GCP。1998 年 7 月,日本厚生省宣布以 ICH E5 指南为基础,发布《在接受国外临床数据时应考虑的民族性要素》,接受来自国外的临床试验数据。日本厚生省医药品医疗器械审评审批机构(PMDA)于 2007 年 9 月 28 日正式发布《国际多中心临床试验的基本原则》,对于国际多中心临床试验计划以及在实施过程中的基本思路等进行总结。

(二)我国药物临床试验监管的历史沿革及发展

我国药物临床试验的监管和 GCP 起步较晚,但在我国改革开放后取得了令人瞩目的发展。整个发展过程大致可以划分为 5 个阶段,如图 2-1 所示。

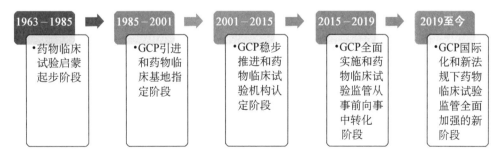

图 2-1　我国药物临床试验监管的发展阶段

1. 药物临床试验启蒙起步阶段(1963—1985)

我国最早关于药物临床试验管理的规定是1963年由卫生部、化学工业部和商业部联合下发的《关于药政管理的若干规定(草案)》。其中,对药品新产品的定义、报批程序、临床试验和生产的审批、设立药品审定委员会以及哪些种类的药品属于卫生部审批等均给予了明确的规定。1965年,卫生部和化学工业部联合下发《药品新产品管理暂行规定》。这是我国第一个针对新药的管理办法,但由于历史原因未能得到贯彻实施。

药品监管步入快速的规范化发展新阶段是在1978年后。1978年,由国务院批准颁布的《药政管理条例》就新药的临床验证和审批做出了专门的规定。1979年,卫生部根据该条例中有关新药的规定,组织制定了《新药管理办法》。由于该条例规定大部分新药审批由各省、自治区、直辖市负责,所以缺乏统一开展药物临床试验的标准。

1983年10月26日,卫生部以(83)卫药字第38号文件发布我国首批"药品临床药理基地"。基地的主要任务为:开展新药的临床药理研究,承担部批某类新药的临床研究、咨询、评价,以及同类老药的临床再评价等工作。首批临床药理基地涉及14所医学院、医科大学、研究院及其下属单位共33家医疗机构,16类疾病,56个临床科室和血药浓度监测、药效、药代等临床实验室。我国由此开启了有组织的、规范性的、规模化的和系统性的临床研究。

2. GCP引进和药物临床基地指定阶段(1985—2001)

真正意义上的药物临床试验法制化管理是从1984年全国人大通过、1985年开始实施的《中华人民共和国药品管理法》(以下简称《药品管理法》)开始的。《药品管理法》的发布实施,标志着药品管理正式走上法制化轨道。我国首次以法律的形式实施对药品的监管,明确规定创新药物或引入新药必须经过临床试验或临床验证,这是我国药物临床试验监督管理的第一个里程碑。

随后,卫生部制定了一系列管理办法、规范和指导原则。1985年,卫生部制定颁布《新药审批办法》,其后多次发布相关补充规定。为了落实《药品管理法》的规定,卫生部自1985年开始分3批指定部分医科大学的附属医院作为卫生部药物临床试验基地。

我国自1986年开始了解国际上GCP发展的信息;1992年参加了WHO的GCP指南定稿会议;1993年收集了各国和各组织的GCP指导原则并邀请国外专家来华介绍国外实施GCP的情况;1994年举办GCP研讨会并开始酝酿起草我国的GCP规范;1995年由5位临床药理专家(李家泰、汪复、诸骏仁、游凯和桑国卫)组成起草小组,起草了我国《药品临床试验管理规范(送审稿)》,并开始在全国范围内组织GCP知识的培训;1998年3月2日,卫生部颁发了《药物临床试验管理规范》,并于同年 5 月试行。

与此同时,我国政府也加大了新药研究开发的投资力度,将新药研究与开发列为国家重中之重项目,在"九五"期间的 1035 工程中包括重点资助建设 5 个 GCP 标准的临床试验研究中心,以率先开展和执行 GCP 规范,与国际接轨,为全国的临床药理基地起示范作用,推动我国的临床研究水平。

1998 年,国务院进行机构改革,组建了国家药品监督管理局(SDA)负责药品监管。1998 年 8 月国家药品监督管理局正式挂牌运行。1999 年,SDA 颁布了《新药审批办法》《进口药品管理办法》《新生物制品审批办法》等药品注册相关法规,并对卫生部发布的《药品临床试验质量管理规范》(试行版)进行了修订,于 1999 年 9 月正式发布并实施《药品临床试验质量管理规范》,并发文要求在我国以药品注册为目的的临床试验分步实施 GCP。同时 SDA 对卫生部发布的药品临床试验基地进行确认,且将其更名为国家药物临床试验基地并颁发证书。确认后的国家药物临床试验基地共 132 个,涉及 152 个医疗机构和 560 个专业科室。

3. GCP 稳步推进和药物临床试验机构认定阶段(2001—2015)

2001 年《药品管理法》第一次修订,将药物临床试验实施 GCP 列为法定要求,并规定实施临床试验机构资格认定制度。按照《药品管理法》规定,2002 年,SDA 将《新药审批办法》《进口药品管理办法》《新生物制品审批办法》等药品注册相关法规合并制定发布《药品注册管理办法(试行)》。国家食品药品监督管理局和卫生部于 2003 年联合发布了《药物临床试验质量管理规范》。2004 年在广泛试点的基础上,国家食品药品监督管理局和卫生部联合发布了《药物临床试验机构资格认定办法(试行)》及《药物临床试验机构资格认定检查标准》。至此,全国掀起了学习 GCP、申报药物临床试验机构的热潮。国家药品监督管理局认证管理中心承担药物临床试验机构资格认定的现场检查工作。

2009 年,为了加强药物临床试验的管理,国家食品药品监督管理局和卫生部联合发布了《药物临床试验机构资格认定复核检查通知》及《药物临床试验机构资格认定复核检查标准》,开始进行对药物临床试验机构的复核工作。为进一步促进药物临床试验伦理规范,2010 年国家食品药品监督管理局发布了《药物临床试验伦理审查工作指导原则》。

4. GCP 全面实施和药物临床试验监管从事前向事中转化阶段(2015—2019)

2015 年 5 月,党中央提出食品药品监管的"四个最严"要求,即"最严谨的标准,最严格的监管,最严厉的处罚,最严肃的问责"。2015 年 8 月 18 日国务院办公厅发布《关于改革药品医疗器械审评审批制度的意见》。为了贯彻落实"四个最严"和国务院的要求,国家食品药品监督管理总局于2015年7月发布了《关于开展药物临床试验数据自查核查工作的公告》,并组织开展针对药品注册项目的临床试验核查工作。该工作发现药物临床试验开展过程中的确存在较普遍、较严重的真实可靠性和规范性问题,导致89.5%的临床试验资料被申请人撤回,引起社会震惊和中央的高度关注。自此,我国对临床试验的监管开始从单一的资格认定向开展临床试验数据可靠性核查拓展,临床试验监管的重心逐渐从事前监管向事中监管转移。

2017年,我国药品监管发生了两件里程碑式的大事。一是10月中共中央办公厅、国务院办公厅发布《关于深化审评审批制度改革鼓励药品医疗器械创新的意见》,提出临床试验机构实施备案管理等有利于提高临床试验监管效率的思路。二是6月我国正式加入ICH,这意味着我国药品监管的相关技术标准(包括质量、安全性、疗效)将逐步采纳ICH的国际协调标准,其中E6即ICH-GCP。这两件大事的发生给我国药物临床试验的监管改革带来了巨大的影响。

5. GCP国际化和新法规下药物临床试验监管全面加强的新阶段(2019至今)

2019年8月26日《药品管理法》第2次修订案正式发布,并于同年12月1日实施。2019版《药品管理法》明确规定药物临床试验应遵循GCP,并增加了违背GCP的法律责任,而且规定药物临床试验机构实行备案管理制度。

2020年4月23日国家药品监督管理局(NMPA)和国家卫生健康委联合发布《药物临床试验质量管理规范》(修订版),于2020年7月1日实施。

2019年11月NMPA和国家卫生健康委发布《药物临床试验机构管理规定》,明确了药物临床试验机构的备案、管理程序和要求。

2020年1月22日国家市场监督管理总局发布修订的《药品注册管理办法》,并于同年7月1日起正式施行。

为了加强药物临床试验机构的监督管理,2022年国家药品监督管理局食品药品审核查验中心(CFDI)发布了《药品注册核查管理程序》及《药品注册核查要点与判定原则(药物临床试验)(试行)》。

以上法律法规和规范性文件的制订修改及发布实施,均为我国药物临床试验的监管提供了有力保障,标志着我国药物临床试验的监管进入了新的历史阶段,势必促进我国药物临床试验质量的进一步提高。

我国的药物临床试验虽然在20多年来,特别是5年来取得了长足的进步,无论在开展临床试验的数量还是质量上均有明显的提升,但是仍存在着不少问题。例如,第三方提供临床研究协调员(clinical research coordinator,CRC)模式发展迅速,但 CRC 的水平、能力和职业操守良莠不齐,存在隐形的利益冲突;有的临床研究机构承担了过多的试验项目,但重量不重质,把许多应当由研究者承担的职责转交给 CRC,为临床试验中受试者的保护和试验数据的可靠性带来较大的风险;药物临床试验机构的地域分布与潜在患者/受试者的分布不尽对称,给受试者招募带来困难;临床研究中心的综合力量提升空间很大,人才队伍建设短板明显,未形成足够的国际影响力;新涌现合同研究组织(CRO)数量庞大,但在规模、水平方面参差不齐,难以与国际 CRO 形成强有力的竞争。此外,仍存在药物临床试验数据弄虚作假行为。针对这些问题,除监管部门应加强科学监管外,专业学会和行业协会应发挥更加重要的作用,研究者也应当严格自律,知法守法。

二、我国药物临床试验监管的现行法律法规

经过近 30 年的努力,我国已构建形成了涵盖法律、部门规章、规范性文件、临床试验指导原则等较为完整的药物临床试验监管法规体系。

(一)《中华人民共和国药品管理法》

1. 简介

《中华人民共和国药品管理法》(以下简称《药品管理法》)无疑是药品监管的最高法规。《药品管理法》最早发布于 1984 年 9 月 20 日,于 1985 年开始实施,此后《药品管理法》经过了两次修订和两次修正(即 2001 年第一次修订、2013 年第一次修正、2015 年第二次修正、2019 年第二次修订)。2019 年 8 月 26日《药品管理法》第二次修订案正式发布,并于同年 12 月 1 日实施。2019 版《药品管理法》与 2015 版相比,更加支持创新药物的开发,实施药品上市许可持有人制度,更加强调药品风险管理,要求建立健全药品追溯制度和药物警戒制度,明确规定药物临床试验应遵循 GCP,并增加了违背 GCP 的法律责任,而且规定药物临床试验机构实行备案管理制度。

《药品管理法》(2019 版)共 12 章,155 条。包括:第一章总则、第二章药品研制和注册、第三章药品上市许可持有人、第四章药品生产、第五章药品经营、第六章医疗机构药事管理、第七章药品上市后管理、第八章药品价格和广告、第九章药品储备和供应、第十章监督管理、第十一章法律责任、第十二章附则。

2. 涉及药物临床试验的规定

《药品管理法》(2019 版)的以下条款与药物临床试验(药品研制环节)相关。

（1）第一章总则部分有 3 条。

第二条明确《药品管理法》适用于药品研制环节，当然包括药物临床试验环节。

第六条规定"国家对药品管理实行药品上市许可持有人制度。药品上市许可持有人依法对药品研制、生产、经营、使用全过程中药品的安全性、有效性和质量可控性负责"。上市许可持有人在临床试验阶段就是药物临床试验申办方。

第七条规定"从事药品研制、生产、经营、使用活动，应当遵守法律、法规、规章、标准和规范，保证全过程信息真实、准确、完整和可追溯"。该条当然适用于药物临床试验的申办方、研究机构和研究人员及相关人员。

（2）第二章药品研制和注册部分如下。

第十七条明确开展药物临床试验应当遵守《药物临床试验质量管理规范》，后者由国务院药品监督管理部门（即 NMPA）会同有关部门（国家卫生健康委）制定。

第十九条第一款规定开展药物临床试验应申报国务院药品监督管理部门批准，且规定了审批时限 60 个工作日，逾期视为同意。而且，生物等效性试验实施备案制。这是一个较大的变化，一是审批时限大大缩短，且实现了业界广为期盼的"no news is good news"；二是生物等效性试验由审批制改为备案制。

第十九条第二款规定临床试验应当在已备案的临床试验机构中进行，这意味着实施近 20 年的药物临床试验机构认定制改为备案制。这也是一个巨大的进步。

第二十条规定"开展药物临床试验，应当符合伦理原则，制定临床试验方案，经伦理委员会审查同意"。同时对伦理委员会提出明确要求，规定"伦理委员会应当建立伦理审查工作制度，保证伦理审查过程独立、客观、公正，监督规范开展药物临床试验，保障受试者合法权益，维护社会公共利益"。

第二十一条是对知情同意和受试者权益的要求。规定"实施药物临床试验，应当向受试者或者其监护人如实说明和解释临床试验的目的和风险等详细情况，取得受试者或者其监护人自愿签署的知情同意书，并采取有效措施保护受试者合法权益"。

第二十二条是对试验过程中发现安全性风险后的救济要求。规定"药物临床试验期间，发现存在安全性问题或者其他风险的，临床试验申办者应当及时调整临床试验方案、暂停或者终止临床试验，并向国务院药品监督管理部门报告。必要时，国务院药品监督管理部门可以责令调整临床试验方案、暂停或者终止临床试验"。

第二十三条是对试验药物用于非受试者患者的规定。明确"对正在开展临床试验的用于治疗严重危及生命且尚无有效治疗手段的疾病的药物,经医学观察可能获益,并且符合伦理原则的,经审查、知情同意后可以在开展临床试验的机构内用于其他病情相同的患者"。相较原来"不得将试验药物用于非受试者"的规定,显得人性化。

(3)第十一章法律责任部分如下。

第一百二十三条规定了提供虚假的证明、数据、资料、样品或者采取其他手段骗取临床试验许可的法律责任。

第一百二十五条规定了未经批准开展药物临床试验的法律责任。

第一百二十六条规定了药物临床试验机构未遵守 GCP 的法律责任。

第一百二十七条规定了"开展生物等效性试验未备案;""药物临床试验期间,发现存在安全性问题或者其他风险,临床试验申办者未及时调整临床试验方案、暂停或者终止临床试验,或者未向国务院药品监督管理部门报告"的法律责任。

第一百四十七条规定药监部门不符合条件而批准进行药物临床试验或颁发相关证书的,对主管人员或责任人员给予处分。

(二)《中华人民共和国疫苗管理法》

1. 简介

《中华人民共和国疫苗管理法》(以下简称《疫苗管理法》)是在多起疫苗严重违法事件发生后,为了加强疫苗的管理而在 2019 年 6 月 29 日发布的法律,并于同年 12 月 1 日开始实施。

《疫苗管理法》共 11 章,100 条。各章内容为:第一章总则、第二章疫苗研制和注册、第三章疫苗生产和批签发、第四章疫苗流通、第五章预防接种、第六章异常反应监测和处理、第七章疫苗上市后管理、第八章保障措施、第九章监督管理、第十章法律责任和第十一章附则。

2. 涉及药物临床试验的规定

(1)第一章总则部分共 3 条。

第二条明确《疫苗管理法》适用于药品研制环节。

第五条规定"从事疫苗研制、生产、流通和预防接种活动的单位和个人,应当遵守法律、法规、规章、标准和规范,保证全过程信息真实、准确、完整和可追溯,依法承担责任,接受社会监督"。

第十一条是对研制等环节控制生物安全风险的规定,规定"疫苗研制、生产、检验等过程中应当建立健全生物安全管理制度,严格控制生物安全风险,加强菌毒株等病原微生物的生物安全管理,保护操作人员和公众的健康,保证菌毒株等病原微生物用途合法、正当。疫苗研制、生产、检验等使用的菌毒株和细胞株,应当明确历史、生物学特征、代次,建立详细档案,保证来源合法、清晰、可追溯;来源不明的,不得使用"。

(2)第二章疫苗研制和注册部分共有 3 条。

第十六条规定"开展疫苗临床试验,应当经国务院药品监督管理部门依法批准","疫苗临床试验应当由符合国务院药品监督管理部门和国务院卫生健康主管部门规定条件的三级医疗机构或者省级以上疾病预防控制机构实施或者组织实施","国家鼓励符合条件的医疗机构、疾病预防控制机构等依法开展疫苗临床试验"。

第十七条规定"疫苗临床试验申办者应当制定临床试验方案,建立临床试验安全监测与评价制度,审慎选择受试者,合理设置受试者群体和年龄组,并根据风险程度采取有效措施,保护受试者合法权益"。

第十八条规定"开展疫苗临床试验,应当取得受试者的书面知情同意;受试者为无民事行为能力人的,应当取得其监护人的书面知情同意;受试者为限制民事行为能力人的,应当取得本人及其监护人的书面知情同意"。

(3)第九章监督管理部分 1 条。

第七十条明确药品监督管理部门依法对疫苗研制进行监督检查。

(4)第十章法律责任部分如下。

第八十一条规定了申请疫苗临床试验、注册、批签发提供虚假数据、资料、样品或者有其他欺骗行为的法律责任。

第八十二条规定了除本法另有规定的情形外,疫苗上市许可持有人或者其他单位(注:包括研究单位)违反药品相关质量管理规范(注:包括 GCP)的法律责任。

(三)《中华人民共和国中医药法》

1. 简介

2016 年 12 月 25 日第十二届全国人民代表大会常务委员会第二十五次会议通过发布了《中华人民共和国中医药法》(简称《中医药法》)。制定本法是为了继承和弘扬中医药,保障和促进中医药事业发展,保护人民健康。

《中医药法》包含九章 63 条内容,即第一章总则、第二章中医药服务、第三章中药保护与发展、第四章中医药人才培养、第五章中医药科学研究、第六章中医药传承与文化传播、第七章保障措施、第八章法律责任、第九章附则。

2. 涉及药物临床试验的规定

基于立法目的,而且中药注册临床试验的要求均在《药品管理法》中体现,因此在该法中并没有直接涉及药品临床试验的条款。仅第三十条规定"生产符合国家规定条件的来源于古代经典名方的中药复方制剂,在申请药品批准文号时,可以仅提供非临床安全性研究资料。具体管理办法由国务院药品监督管理部门会同中医药主管部门制定"。也就是说,对符合国家规定条件的来源于古代经典名方的中药复方制剂在申请注册证时,可以减免临床试验资料。该条第二款给出了定义:"前款所称古代经典名方,是指至今仍广泛应用、疗效确切、具有明显特色与优势的古代中医典籍所记载的方剂。具体目录由国务院中医药主管部门会同药品监督管理部门制定。"

(四)《中华人民共和国药品管理法实施条例》

1. 简介

为了更好地贯彻实施《药品管理法》,2002 年 8 月 4 日国务院发布了《药品管理法实施条例》(以下简称《药品管理法条例》),自 2002 年 9 月 15 日开始实施。此后,分别于 2016 年 2 月 6 日和 2019 年 3 月 2 日进行了两次修订。

2. 涉及药物临床试验的规定

《药品管理法条例》共有 7 条内容与药物临床试验(或药品研制环节)相关。

(1)第五章药品管理部分共有 4 条。

第二十八条规定药物临床试验机构必须执行《药物临床试验质量管理规范》。

第二十九条规定药物临床试验应当符合《药品管理法》及本条例的规定,应当经国务院药品监督管理部门审查批准。"国务院药品监督管理部门可以委托省、自治区、直辖市人民政府药品监督管理部门对申报药物的研制情况及条件进行审查,对申报资料进行形式审查,并对试制的样品进行检验。具体办法由国务院药品监督管理部门制定。"

第三十条规定"研制新药,需要进行临床试验的,应当依照《药品管理法》第二十九条的规定,经国务院药品监督管理部门批准","药物临床试验申请经国务院药品监督管理部门批准后,申报人应当在经依法认定的具有药物临床试验资格的机构中选择承担药物临床试验的机构,并将该临床试验机构报国务院药品监督管理部门和国务院卫生行政部门备案","药物临床试验机构进行药物临床试验,应当事先告知受试者或者其监护人真实情况,并取得其书面同意"。

第三十四条规定了试验数据的保护要求及可披露的范围。"国家对获得生产或者销售含有新型化学成分药品许可的生产者或者销售者提交的自行取得且未披露的试验数据和其他数据实施保护，任何人不得对该未披露的试验数据和其他数据进行不正当的商业利用。"

（2）第八章药品监督部分1条。

第五十一条规定药品监督管理部门对药品的研制实施监督检查。

（3）第九章法律责任部分共有2条。

第六十四条规定"违反《药品管理法》第二十九条的规定，擅自进行临床试验的，对承担药物临床试验的机构，依照《药品管理法》第七十九条的规定给予处罚"。

第六十五条规定"药品申报者在申报临床试验时，报送虚假研制方法、质量标准、药理及毒理试验结果等有关资料和样品的，国务院药品监督管理部门对该申报药品的临床试验不予批准，对药品申报者给予警告；情节严重的，3年内不受理该药品申报者申报该品种的临床试验申请"。

（五）《中华人民共和国人类遗传资源管理条例》

1. 简介

2019年5月28日，国务院总理李克强签署第717号国务院令，公布了《中华人民共和国人类遗传资源管理条例》（以下简称《人类资源管理条例》），自2019年7月1日起施行。《人类资源管理条例》的立法宗旨重在保护我国人类遗传资源，促进人类遗传资源的合理利用，从源头上防止非法获取、利用人类遗传资源开展生物技术研究开发活动。

2. 涉及药物临床试验的规定

为了规范采集、保藏、利用、对外提供我国人类遗传资源等活动，《条例》规定：①采集、保藏、利用、对外提供我国人类遗传资源不得危害我国公众健康、国家安全和社会公共利益，要符合伦理原则，保护资源提供者的合法权益，遵守相应的技术规范。禁止买卖人类遗传资源，为科学研究依法提供或者使用人类遗传资源并支付或者收取合理成本费用，不视为买卖。②开展生物技术研究开发活动或者开展临床试验的，应当遵守有关生物技术研究、临床应用管理法律、行政法规和国家有关规定。③保留原暂行办法中对采集、保藏我国人类遗传资源、利用我国人类遗传资源开展国际合作科学研究和人类遗传资源材料出境的审批，并明确审批条件、完善审批程序。

因此，在我国境内外开展药物临床试验如涉及采集、保藏、利用、对外提供人类遗传资源等活动的，应当遵循本条例的相关规定，必要时，履行相应审批程序。

(六)《药物临床试验机构管理规定》

《药物临床试验机构管理规定》(以下简称《规定》)由 NMPA 和国家卫生健康委于 2019 年 11 月 29 日发布,用于替代《药物临床试验机构资格认定办法(试行)》等文件。

《规定》共 5 章 28 项条款。

第一章总则部分有 4 项条款,明确药物临床试验机构的定义。规定临床试验应在符合条件且经备案的临床试验机构开展。药品监督管理部门、卫生健康主管部门负责监督管理工作。

第二章条件和备案部分共有 6 条,明确临床试验机构应当具备的基本条件,在"药物临床试验机构备案管理信息平台"(简称"备案平台")上登记备案。明确临床试验机构应对备案平台信息负责,信息发生变化时,应在 5 个工作日内变更。

第三章运行管理部分共有 7 条,要求备案后的机构应依法依规开展临床试验,机构应设立或指定专门部门统筹立项管理、药品管理、资料管理、质量管理等相关工作,机构负受试者保护主体责任。伦理委员会应审查试验方案的科学性和伦理合规性,按照《涉及人的生物医学研究伦理审查办法》要求公开相关信息。明确 Ⅰ 期临床试验和风险高的试验应在三级医疗机构实施,疫苗临床试验应在三级医疗机构或省级以上疾控中心实施。临床试验机构应在 1 月 31 日前填报上年度开展的工作总结,接受境外药监部门检查的应录入备案平台并在检查结束 5 个工作日内录入检查结果。

第四章监督检查部分共有 6 条,规定药监部门和卫生健康主管部门共同建立国家检查员库,省级部门应对本行政区域内的机构开展日常监督检查,并在 60 个工作日内检查新备案的机构。未遵守 GCP 的机构应给予相应行政处罚。药品监督管理局不接受未备案机构完成的临床试验数据。相关监管部门在备案平台及时录入机构监督检查结果。

第五章附则部分共有 5 条,明确临床试验机构备案号格式,以及军队、戒毒所等特殊机构应遵守的法规;《药物临床试验机构资格认定办法(试行)》《关于开展药物临床试验机构资格认定复核检查工作的通知》《关于印发一次性疫苗临床试验机构资格认定管理规定的通知》自 2019 年 12 月 1 日起废止。

(七)《药品注册管理办法》

1. 简介

《药品注册管理办法》(以下简称《注册办法》)是开展药物研发,包含临床试验必须遵循的行政规章文件。国家药品监督管理局于 2003 年发布了第一版《注册办法》,后随着《药品管理法》的修订、修正,《注册办法》也于 2005 年、2007 年、2020 年经历了 3 次大的修订。现行版本由国家市场监督管理总局于 2020 年 1 月 22 日发布,2020 年 7 月 1 日起施行。

新版《注册办法》引入新的理念和制度设计,如药品上市许可持有人制度以及药物临床试验默示许可、优先审评审批、原辅包和制剂关联审评审批、沟通交流、专家咨询等新制度;进一步优化评审程序,如药品注册检验可以在受理前启动、药品注册现场核查和上市前药品生产质量管理规范检查同步实施等新理念。落实全生命周期管理要求,强化责任追究。

《注册办法》含有 10 章 126 条内容:第一章总则,第二章基本制度和要求,第三章药品上市注册,第四章药品加快上市注册程序,第五章药品上市后变更和再注册,第六章受理、撤回申请、审批决定和争议解决,第七章工作时限,第八章监督管理,第九章法律责任,第十章附则。

2. 涉及药物临床试验的内容

《注册办法》共有 37 条内容与药物临床试验(药品研制环节)相关。

(1)第一章总则部分共有 4 条。

第二至第五条分别明确药品注册定义、各监管部门的职责分工等。

(2)第二章基本制度和要求部分共有 4 条。

第八至十条分别规定了药物研制的总体要求,申请人应为能承担法律责任的机构。申请药物上市注册前应完成药物临床试验研究工作。药物临床试验应当经批准,生物等效性试验开展前应当备案。

第十六条明确了申请人在药物临床试验申请前、药物临床试验过程中以及药品上市许可申请前等关键阶段,可以就重大问题与药品审评中心等专业技术机构进行沟通交流的机制。

(3)第三章药品上市注册第一节单独设立药物临床试验部分,共 14 条。

第二十条是药物临床试验的定义。"药物临床试验是指以药品上市注册为目的,为确定药物安全性与有效性在人体开展的药物研究。"

第二十一条是对药物临床试验的分期及内容的要求。"药物临床试验分为Ⅰ期临床试验、Ⅱ期临床试验、Ⅲ期临床试验、Ⅳ期临床试验以及生物等效性试验。根据药物特点和研究目的,研究内容包括临床药理学研究、探索性临床试验、确证性临床试验和上市后研究。"

第二十二条是对开展药物临床试验机构的要求。"药物临床试验应当在具备相应条件并按规定备案的药物临床试验机构开展。其中,疫苗临床试验应当由符合国家药品监督管理局和国家卫生健康委规定条件的三级医疗机构或者省级以上疾病预防控制机构实施或者组织实施。"

第二十三条是对药物临床试验申报和审批的规定。"申请人完成支持药物临床试验的药学、药理毒理学等研究后,提出药物临床试验申请的,应当按照申报资料要求提交相关研究资料。经形式审查,申报资料符合要求的,予以受理。药品审评中心应当组织药学、医学和其他技术人员对已受理的药物临床试验申请进行审评。对药物临床试验申请应当自受理之日起六十日内决定是否同意开展,并通过药品审评中心网站通知申请人审批结果;逾期未通知的,视为同意,申请人可以按照提交的方案开展药物临床试验。"

第二十四条是对开展生物等效性试验备案的规定。"申请人拟开展生物等效性试验的,应当按照要求在药品审评中心网站完成生物等效性试验备案后,按照备案的方案开展相关研究工作"。

第二十五条是对药物临床试验伦理审查和试验药物的要求。"开展药物临床试验,应当经伦理委员会审查同意。""药物临床试验用药品的管理应当符合药物临床试验质量管理规范的有关要求"。

第二十六条是对制订试验方案、伦理审查和网站提交的要求。"获准开展药物临床试验的,申办者在开展后续分期药物临床试验前,应当制订相应的药物临床试验方案,经伦理委员会审查同意后开展,并在药品审评中心网站提交相应的药物临床试验方案和支持性资料"。

第二十七条是对拟增加适应证等情形需再次获得批准的要求。"获准开展药物临床试验的药物拟增加适应证(或者功能主治)以及增加与其他药物联合用药的,申请人应当提出新的药物临床试验申请,经批准后方可开展新的药物临床试验。获准上市的药品增加适应证(或者功能主治)需要开展药物临床试验的,应当提出新的药物临床试验申请"。

第二十八条是对定期提交安全性报告的要求。"申办者应当定期在药品审评中心网站提交研发期间安全性更新报告。研发期间安全性更新报告应当每年提交一次,于药物临床试验获准后每满一年后的两个月内提交。药品审评中心可以根据审查情况,要求申办者调整报告周期"。

"对于药物临床试验期间出现的可疑且非预期严重不良反应和其他潜在的严重安全性风险信息,申办者应当按照相关要求及时向药品审评中心报告。根据安全性风险严重程度,可以要求申办者采取调整药物临床试验方案、知情同意书、研究者手册等加强风险控制的措施,必要时可以要求申办者暂停或者终止药物临床试验"。

第二十九条是对试验期间变更试验方案等情形的规定。"药物临床试验期间,发生药物临床试验方案变更、非临床或者药学的变化或者有新发现的,申办者应当按照规定,参照相关技术指导原则,充分评估对受试者安全的影响。"

"申办者评估认为不影响受试者安全的,可以直接实施并在研发期间安全性更新报告中报告。可能增加受试者安全性风险的,应当提出补充申请。药品审评中心对补充申请应当自受理之日起六十日内决定是否同意,并通过药品审评中心网站通知申请人审批结果;逾期未通知的,视为同意。"

"申办者发生变更的,由变更后的申办者承担药物临床试验的相关责任和义务。"

第三十条是对药物临床试验期间及时调整临床试验方案、暂停或者终止临床试验,并向药品审评中心报告的要求。"药物临床试验期间,发现存在安全性问题或者其他风险的,申办者应当及时调整临床试验方案、暂停或者终止临床试验,并向药品审评中心报告。"

"有下列情形之一的,可以要求申办者调整药物临床试验方案、暂停或者终止药物临床试验。

(一)伦理委员会未履行职责的。

(二)不能有效保证受试者安全的。

(三)申办者未按照要求提交研发期间安全性更新报告的。

(四)申办者未及时处置并报告可疑且非预期严重不良反应的。

(五)有证据证明研究药物无效的。

(六)临床试验用药品出现质量问题的。

(七)药物临床试验过程中弄虚作假的。

(八)其他违反药物临床试验质量管理规范的情形。"

"药物临床试验中出现大范围、非预期的严重不良反应,或者有证据证明临床试验用药品存在严重质量问题时,申办者和药物临床试验机构应当立即停止药物临床试验。药品监督管理部门依职责可以责令调整临床试验方案、暂停或者终止药物临床试验。"

第三十一条是对药物临床试验暂停或终止后恢复的规定。"药物临床试验被责令暂停后,申办者拟继续开展药物临床试验的,应当在完成整改后提出恢复药物临床试验的补充申请,经审查同意后方可继续开展药物临床试验。药物临床试验暂停时间满三年且未申请并获准恢复药物临床试验的,该药物临床试验许可自行失效。"

"药物临床试验终止后,拟继续开展药物临床试验的,应当重新提出药物临床试验申请。"

第三十二条是对药物临床试验批文有效期的规定。"药物临床试验应当在批准后三年内实施。药物临床试验申请自获准之日起,三年内未有受试者签署知情同意书的,该药物临床试验许可自行失效。仍需实施药物临床试验的,应当重新申请。"

第三十三条是对药物临床试验登记与信息公示平台登记及更新药物临床试验方案等信息的规定。"申办者应当在开展药物临床试验前在药物临床试验登记与信息公示平台登记药物临床试验方案等信息。药物临床试验期间,申办者应当持续更新登记信息,并在药物临床试验结束后登记药物临床试验结果等信息。登记信息在平台进行公示,申办者对药物临床试验登记信息的真实性负责。"

(4)第三章第四节药品注册核查部分共有2条。

第四十五、四十六条分别规定了注册核查的范围及启动注册核查的原则和程序。

(5)第四章药品加快上市注册程序部分有2节。

该部分介绍了可以走加快上市注册的情形、程序和要求。明确临床试验期间发现有明显临床优势的药物可申请适用突破性治疗药物程序,纳入突破性治疗药物程序的,申请人可在临床试验阶段与药品审评中心沟通,并阶段性提交申报资料。药物临床试验已证明有效或临床急需的可以附条件批准上市。

(6)第六章受理、撤回申请、审批决定和争议解决部分共有2条。

第八十八条规定"药物临床试验申请、药物临床试验期间的补充申请,在审评期间,不得补充新的技术资料;如需要开展新的研究,申请人可以在撤回后重新提出申请"。

第九十二条规定了药品注册申请批准和不批准的原则。其中不予批准的情形包括:①药物临床试验申请的研究资料不足以支持开展药物临床试验或者不能保障受试者安全的;②申报资料显示其申请药品安全性、有效性、质量可控性等存在较大缺陷的;③申报资料不能证明药品安全性、有效性、质量可控性,或者经评估认为药品风险大于获益的;④申请人未能在规定时限内补充资料的;⑤申请人拒绝接受或者无正当理由未在规定时限内接受药品注册核查、检验的;⑥药品注册过程中认为申报资料不真实,申请人不能证明其真实性的;⑦药品注册现场核查或者样品检验结果不符合规定的;⑧法律法规规定的不应当批准的其他情形。

在这些情形中除了第一条与药物临床试验直接相关外,其余情形都可能涉及药物临床试验。

(7)第七章工作时限部分共有2条。

第九十六、九十七条分别明确了临床试验审批、核查的时限要求。

(8)第八章监督管理部分共有 4 条。

第一百零四至一百零七条分别明确了各级监管部门和技术机构的监督职责。

(9)第九章法律责任部分共有 5 条。

第一百一十一至一百一十五条分别明确了药物临床试验相关违规行为的法律责任。

(八)《药物临床试验质量管理规范》

我国《药物临床试验质量管理规范》(GCP,以下简称《规范》)的最早版本是卫生部 1998 年发布的试行版,此后经 1999 年 SDA 修订发布、2003 年国家食品药品监督管理局与卫生部联合修订发布、2013 年国家食品药品监督管理总局与国家卫生健康委联合修订发布。在 2019 年《药品管理法》修订发布后,2020 年 4 月 23 日 NMPA 与国家卫生健康委再次联合修订发布《规范》(2020 版),自同年 7 月 1 日开始施行。

与 2003 版 GCP 相比,2020 版《规范》的篇幅从 9000 余字增加至 24 000 余字,在适当考虑到我国有关法律法规要求的同时,从总则到各个章节基本上按照 ICH 技术指导原则进行了调整与修改。主要体现在:①进一步明确参与各方责任;②强化了受试者保护要求;③提出建立药物临床试验质量管理体系的新要求;④优化安全性信息报告;⑤鼓励和规范新技术的应用;⑥较多地参考、吸纳了国际临床监管经验;⑦按《药品管理法》对临床试验的新要求和我国相关医疗机构的管理要求等进行了修订。

《规范》共 9 章。

第一章总则部分,共有 10 条,明确临床试验开展的基本要求。

第二章术语及其定义,明确了 40 个术语的定义。

第三章伦理委员会部分,共有 4 条,分别规定了伦理委员会职责、组织和运行、应建立的书面文件和审查记录等内容。

第四章研究者部分共有 13 条,规定了研究者和临床试验机构应具备的资格和条件、给予受试者合适的医疗处理,实施知情同意,保护其权益和安全;与伦理委员会进行必要沟通、遵守《赫尔辛基宣言》伦理原则;研究者应当严格遵守试验方案和随机程序;行使试验用药品管理职责;研究者的临床试验记录和报告(包括 CFR、安全性报告、试验进展报告)应符合的要求,以及在提前终止和暂停临床试验时应当通知并对受试者给予适当的治疗和随访。

第五章申办者部分,共有 28 条,规定申办者应保护受试者的权益和安全;建立临床试验质量管理体系,进行质量管理;申办者应有医学、生物统计学方面专家支持临床试验;应明确参与临床试验各方的职责,并按规定签订合同;申办者应承担试验用药品的供给和管理职责,明确试验记录的查阅权限,报告药品不良反应,保证临床试验依从性;规定监查员职责、稽查要求,以及开展多中心临床试验的要求。

第六章试验方案部分,共有 16 条,较详细地规定了临床试验方案应包括的内容、基本信息等。

第七章研究者手册部分,共有 5 条,明确研究者手册应包含的内容,并建立修订程序。

第八章必备文件管理部分,共有 5 条,明确必备文件的意义,必备文件应保存的时限和条件等。

第九章附则部分仅 1 条,明确《规范》的实施日期,即自 2020 年 7 月 1 日开始。

《规范》相关内容的详细解读,请参见第三章。

(九)药物临床试验注册资料相关技术指南性文件

作为上述文件的重要补充,NMPA 和相关技术支撑单位还发布了许多药物临床试验相关技术指导原则和指南性文件,例如,NMPA 于 2010 年 11 月 2 日发布的《药物临床试验伦理审查工作指导原则》、于 2021 年 12 月 21 日发布的《药品注册核查工作程序(试行)》以及 CFDI 于 2022 年 12 月 20 日发布的《药品注册核查要点与判定原则(药物临床试验)(试行)》等。国家药品监督管理局药品审评中心(CDE)网站上还发布了大量的临床试验指导原则。所有这些文件均应当成为业界相关人员开展药物临床试验的依据。

三、我国药物临床试验的监管机构

我国药品注册与临床试验监管相关部门,以药品监管部门为主,此外还涉及卫生健康主管部门等。

(一)国家药品监督管理局及技术支撑单位

(1)国家药品监督管理局药品注册监管司:主管全国药品注册管理工作,负责建立药品注册管理工作体系和制度,制定药品注册管理规范,依法组织药品注册审评审批以及相关监督管理工作。

(2)国家药品监督管理局药品审评中心(简称"药品审评中心"):承担药物临床试验申请、药品上市许可申请、补充申请和境外生产药品再注册申请等的审评。

(3)中国食品药品检定研究院(简称"中检院"):承担依法实施药品注册管理所需的药品注册检验。

(4)国家药典委员会(简称"药典委"):负责通用名称核准。

(5)国家药品监督管理局食品药品审核查验中心(简称"药品核查中心"):承担药品注册过程临床试验的现场核查、有因核查及境外核查。

(6)国家药品监督管理局药品评价中心(简称"药品评价中心"):负责上市后的不良反应监测与评价。

(7)国家药品监督管理局行政事项受理服务和投诉举报中心:承担药品注册制证送达。

(8)国家药品监督管理局信息中心(简称"信息中心"):承担相应的信息化建设与管理等相关工作。

(二)省、自治区、直辖市药品监督管理部门及技术支撑单位

(1)省、自治区、直辖市药品监督管理部门(简称"省局"):负责本行政区域内以下药品注册相关管理工作。

1)境内生产药品再注册申请的受理、审查和审批。

2)药品上市后变更的备案、报告事项管理。

3)组织对药物非临床安全性评价研究机构、药物临床试验机构的日常监管及违法行为的查处。

4)参与国家药品监督管理局组织的药品注册核查、检验等工作。

5)国家药品监督管理局委托实施的药品注册相关事项。

(2)省、自治区、直辖市药品监督管理部门设置或者指定的药品专业技术机构:承担依法实施药品监督管理所需的审评、检验、核查、监测与评价等工作。

(三)国家市场监督管理总局

国家市场监督管理总局是国家药品监督管理局的管理部门。涉及药品注册的行政规章,例如《药品注册管理办法》由市场总局组织制定并发布。

(四)卫生健康主管部门

国家卫生健康委依据职责开展药物临床机构的管理职责,配合国家药品监督管理局制定、发布《临床试验机构管理办法》《药物临床试验质量管理规范》等。省级卫生健康主管部门根据药物临床试验机构自我评估情况、开展药物临床试验情况、既往监督检查情况等,依据职责组织对本行政区域内药物临床试

验机构开展日常监督检查。

(五)其他部门

中央军委后勤保障部卫生局、中国人民武装警察部队后勤部卫生局分别对军队、武警所属药物非临床安全性评价研究机构和药物临床试验机构,履行省级药品监督管理部门的监督检查职责。

四、我国药物临床试验的主要监管手段

(一)新法规时代我国药物临床试验监管思路的变化

在新的《药品管理法》实施后,我国对药物临床试验的监管主要体现在以下方面。

(1)临床试验审批周期大大压缩:缩短为 60 个工作日,而且在达到时限(60 个工作日)后,即可开始临床试验。其中,生物等效性试验仅需备案后即可开展。这些举措加快了我国新药的上市速度。

(2)临床试验机构从资格认定制改为备案制:相较资格认定制,审批环节和时限大大缩短,可以有更多的符合备案条件的医疗机构开展临床试验。

(3)我国《规范》(2020 版)与 ICH-GCP(E6)标准接轨:临床试验质量管理的技术标准有较大的提升。

(4)对药物临床试验及机构的监管重心从事前监管向事中、事后监管转化:加强了对药物临床试验及临床试验机构备案后的监督检查力度,对药物临床试验资料的真实可靠性提出了更高要求。

(5)对药品注册及临床试验申报资料的弄虚作假、不遵守 GCP 等行为的容忍度更低,处罚力度加大:可按照《药品管理法》的法律责任第一百二十三、一百二十六条和《疫苗管理法》第八十一条进行处罚。

(二)我国对药物临床试验的审批与备案

按照《药品管理法》,我国对药物临床试验中的生物等效性试验实施备案制,对其他临床试验实施审批制。在《药品注册管理办法》"第三章 药品上市注册"中专设"第一节 药物临床试验",共 14 条,对药物临床试验开展的审评、注册相关事项做了明确的规定。读者可以参考。

(三)药物临床试验机构的备案与监管

药物临床试验机构是指具备相应条件,按照 GCP 和药物临床试验相关技

术指导原则等要求,开展药物临床试验的机构。

我国自《药品管理法》(2019)开始实施后,对药物临床试验机构实施备案制,同时加强了对备案机构的事后监管。为此,NMPA 联合国家卫生健康委在 2019 年 11 月 29 日联合发布了《药物临床试验机构管理规定》(以下简称《机构管理规定》),并于 2019 年 12 月 1 日开始实施。《机构管理规定》规定了临床试验备案的申请条件、程序、备案后监管的方式方法以及违法行为的法律责任等内容。为加强对药物临床试验机构的规范化管理,NMPA 于 2023 年 11 月 3 日发布了《药物临床试验机构监督检查办法(试行)》(以下简称《机构检查办法》),自 2024 年 3 月 1 日开始实施。《机构检查办法》进一步明确了临床试验机构现场检查的分工、程序、相关环节衔接、违规处理等内容。药品核查中心发布了与之配套的《药物临床试验机构监督检查要点及判定原则(试行)》。

1. 药物临床试验机构的备案

(1)备案的条件:根据《机构管理规定》,药物临床试验机构备案应当具备以下基本条件。

1)具有医疗机构执业许可证,具有二级甲等以上资质,试验场地应当符合所在区域卫生健康主管部门对院区(场地)的管理规定。开展以患者为受试者的药物临床试验的专业应当与医疗机构执业许可的诊疗科目相一致。开展健康受试者的Ⅰ期药物临床试验、生物等效性试验应当为Ⅰ期临床试验研究室专业。

2)具有与开展药物临床试验相适应的诊疗技术能力。

3)具有与药物临床试验相适应的独立的工作场所、独立的临床试验用药房、独立的资料室,以及必要的设备设施。

4)具有掌握药物临床试验技术与相关法规,能承担药物临床试验的研究人员;其中主要研究者应当具有高级职称并参加过 3 个以上药物临床试验。

5)开展药物临床试验的专业具有与所承担药物临床试验相适应的床位数、门急诊量。

6)具有急危重症抢救的设施设备、人员与处置能力。

7)具有承担药物临床试验组织管理的专门部门。

8)具有与所开展药物临床试验相适应的医技科室,承担医学检测的机构应当具备相应资质。

9)具有负责药物临床试验伦理审查的伦理委员会。

10)具有药物临床试验管理制度和标准操作规程。

11)具有防范和处理药物临床试验中突发事件的管理机制与措施。

12)具备卫生健康主管部门规定的医务人员管理、财务管理等其他条件。

药物临床试验机构为疾病预防控制机构的,应当为省级以上疾病预防控制机构,不要求上述第一项、第五项和第六项条件。

与资格认定制相比,临床试验机构的备案条件有如下大的变化。一是更加强调机构硬件设施的独立性,包括独立的工作场所、独立的临床试验用药房、独立的资料室,以保障试验工作的开展、试验药品和文件资料保管的适宜性及保密性。二是对研究人员的资质要求有所提高,强调"具有掌握药物临床试验技术与相关法规,能承担药物临床试验的研究人员;其中主要研究者应当具有高级职称并参加过 3 个以上药物临床试验",以保障受试者的保护和临床试验的高质量开展。三是对医疗机构的资质和医疗水平做出了更加严格的限定,如规定"新药Ⅰ期临床试验或者临床风险较高需要临床密切监测的药物临床试验,应当由三级医疗机构实施。疫苗临床试验应当由三级医疗机构或者省级以上疾病预防控制机构实施或者组织实施",进一步强化对受试者的保护等。

(2)备案的程序:根据《机构管理规定》,备案的程序如下。

1)备案前,药物临床试验机构应当自行或者聘请第三方对其临床试验机构及专业的技术水平、设施条件和特点进行评估,评估符合本规定要求后提交备案。

2)药物临床试验机构按照备案平台要求注册机构用户,完成基本信息表填写,提交医疗机构执业许可证等备案资质证明文件。

3)经备案平台审核通过后激活账号,按照备案平台要求填写组织管理架构、设备设施、研究人员、临床试验专业、伦理委员会、标准操作规程等备案信息,上传评估报告,备案平台将自动生成备案号。

备案的药物临床试验机构增加临床试验专业,应当形成新增专业评估报告,按照备案平台要求填录相关信息及上传评估报告。

省级以上疾病预防控制机构可遴选和评估属地具备疫苗预防接种资质的机构作为试验现场单位,在备案平台上进行登记备案,试验现场单位参照临床试验专业管理。

《机构管理规定》还规定药物临床试验机构对在备案平台所填写信息的真实性和准确性承担全部法律责任。备案的药物临床试验机构名称、地址、联系人、联系方式和临床试验专业、主要研究者等基本信息向社会公开,接受公众的查阅、监督。药物临床试验机构名称、机构地址、机构级别、机构负责人员、伦理委员会和主要研究者等备案信息发生变化时,药物临床试验机构应当于 5 个工作日内在备案平台中按要求填写并提交变更情况。

与资格认定制程序相比,临床试验机构备案的审批环节大为简化,时间大幅度缩短。

(3)备案后的运行管理:《机构管理规定》强调药物临床试验机构既是受试者权益保护的责任主体,也是临床试验合法合规开展并保证临床试验质量的责任主体。

备案后的药物临床试验机构应当按照相关法律法规和《药物临床试验质量管理规范》要求,在备案地址和相应专业内开展药物临床试验,确保研究的科学性,确保研究资料的真实性、准确性、完整性,确保研究过程的可追溯性,并承担相应法律责任。疾病预防控制机构开展疫苗临床试验,应当符合疫苗临床试验质量管理相关指导原则,由备案的省级以上疾病预防控制机构负责药物临床试验的管理,并承担主要法律责任,试验现场单位承担直接法律责任。

药物临床试验机构设立或者指定的药物临床试验组织管理专门部门,统筹药物临床试验的立项管理、试验用药品管理、资料管理、质量管理等相关工作,持续提高药物临床试验质量。

药物临床试验机构的伦理委员会负责审查药物临床试验方案的科学性和伦理合理性,审核和监督药物临床试验研究者的资质,监督药物临床试验开展情况,保证伦理审查过程独立、客观、公正。伦理委员会应当按照《涉及人的生物医学研究伦理审查办法》要求在医学研究登记备案信息系统公开有关信息,接受本机构和卫生健康主管部门的管理和公众监督。

主要研究者应当监督药物临床试验实施及各研究人员履行其工作职责的情况,并采取措施实施药物临床试验的质量管理,确保数据可靠、准确。

药物临床试验机构应当于每年1月31日前在备案平台填报上一年度的药物临床试验工作总结报告。

(4)备案后的监督检查:根据《机构管理规定》,对机构的监督检查主要由属地省级药品监督管理部门、省级卫生健康主管部门开展。

1)首次监督检查。对于新备案的药物临床试验机构或者增加临床试验专业、地址变更的,应当在60个工作日内开展首次监督检查。

2)日常监督检查。根据药物临床试验机构自我评估情况、开展药物临床试验情况、既往监督检查情况等,依据职责组织对本行政区域内的药物临床试验机构开展日常监督检查。

(5)法律责任:根据《机构管理规定》,备案的临床试验机构在备案前后应承担下列法律责任。

1)未备案开展临床试验。药物临床试验机构未按照本规定备案的,国家药品监督管理部门不接受其完成的药物临床试验数据用于药品行政许可。

2)备案后违规。药物临床试验机构未遵守《药物临床试验质量管理规范》的,依照《药品管理法》第一百二十六条规定处罚。

3)备案中违规。药物临床试验机构违反本规定,隐瞒真实情况、存在重大遗漏、提供误导性或者虚假信息或者采取其他欺骗手段取得备案的,以及存在缺陷不适宜继续承担药物临床试验的,取消其药物临床试验机构或者相关临床试验专业的备案,依法处理。

2. 药物临床试验机构的监督检查

将临床试验机构资格认定制改为备案制是为了贯彻落实新《药品管理法》的要求,也是为了更好地适应我国临床试验国际化、现代化、创新化的新时代要求,是临床试验监管重心从事前监管向事中、事后监管的重要体现。认定制改为备案制,不能片面理解为是对临床试验机构监管的弱化,恰恰相反,这是对临床试验机构进一步加强监管的重要举措。

备案制的实施在缓解临床试验资源供需矛盾、解决地域分布不平衡问题、提高临床试验管理效率方面取得了显著效果。但是,也出现了一些问题,主要表现在:有些医疗机构在不具备基本条件的情况下盲目备案;有些临床试验机构发挥主体责任不足,疏于对临床试验的规范化管理;有些临床试验机构承担了过多的临床试验项目,重量不重质;有些研究者将大量本应由研究者承担的职责委托给临床研究协调员(CRC),导致受试者安全风险加大和临床试验质量降低;甚至在临床试验数据上弄虚作假的行为也时有发生。正是在这种背景下,国家药品监督管理局于近期发布了《机构检查办法》,以加强对临床试验机构的监督管理。药品监督管理部门对药物临床试验机构(以下简称"试验机构")备案及开展以药品注册为目的的药物临床试验活动遵守相关法律法规、执行 GCP 等情况实施检查、处置等,适用本办法。

(1)临床试验机构监督检查的类型:根据检查的性质和目的,对临床试验机构开展的检查分为日常监督检查、有因检查、其他检查。不同类型的检查可以结合进行。

1)日常监督检查是按照年度检查计划,对试验机构遵守有关法律法规、执行 GCP 情况、既往检查发现问题的整改情况等开展的监督检查。日常监督检查应当基于风险,结合试验机构在研临床试验项目的情况开展。对于备案后首次监督检查,重点核实试验机构或者试验专业的备案条件。

日常监督检查一般由临床试验机构所在地的省级药品监督管理部门开展。

2)有因检查是对试验机构可能存在质量安全风险的具体问题或者投诉举报等涉嫌违法违规重要问题线索的针对性检查。有因检查可以采取飞行检查的方式进行,即不提前通知被检查机构,直接进入检查现场,针对可能存在的问题开展检查。

有因检查可以由临床试验机构所在地的省级药品监督管理部门开展,也可以由国家药品监督管理局食品药品审核查验中心组织开展。

3)其他检查是除上述2种检查之外的检查,如专项检查、监督抽查等。一般由国家或省级药品监管部门根据监管需要开展。

(2)临床试验机构的检查计划和重点:国家药品监督管理局食品药品审核查验中心根据国家药品监督管理局要求组织制订试验机构年度检查计划,对试验机构进行抽查并对相关省级局的试验机构监管工作情况进行检查,检查计划报国家局审核后组织实施。试验机构日常监督检查年度计划由省级局结合本行政区域内试验机构和试验活动的具体情况组织制订;检查可以基于风险选择重点内容,聚焦重点领域、关键环节。

各级药品检查机构按照检查计划组织实施检查任务。试验机构、试验专业或者研究者存在以下情形的,应当将其纳入检查重点或者提高检查频次。

1)既往存在严重不合规问题的。

2)研究者同期承担临床试验项目较多、研究者管理能力或者研究人员数量相对不足等可能影响试验质量的。

3)投诉举报或者其他线索提示存在质量安全风险的。

(3)临床试验机构监督检查程序。

1)制订检查方案。实施检查前,药品检查机构应当根据检查任务制订具体检查方案,明确检查内容、检查人员、检查时间和检查方式等。检查方式以现场检查为主,可视情况开展远程检查。

检查组一般由2名以上检查员组成,实行组长负责制。必要时可以增加相关领域专家参加检查工作。检查人员应当提前熟悉检查方案以及检查相关资料。

2)通知被检查单位。确定检查时间后,药品检查机构原则上在检查前5~7个工作日通知被检查机构,有因检查除外。国家药品监督管理局食品药品审核查验中心实施的试验机构检查,应当同时通知被检查机构所在地省级局。省级局应当选派1名药品监督管理人员作为观察员协助检查工作,并将检查发现的问题等及时报告省级局。

3)实施现场检查。检查组应当根据检查方案实施检查。检查组开始现场检查时,应当召开首次会议(有因检查可除外),向被检查机构出示并宣读检查通知,确认检查范围,告知检查纪律、廉政纪律、注意事项以及被检查机构享有的权利和应当履行的义务。

被检查机构应当积极配合检查组工作,安排研究者、其他熟悉业务的相关人员协助检查组工作,及时提供相关资料,并保证所提供的资料、数据及相关情况真实、准确、完整、可靠,不得拒绝、逃避、拖延或者阻碍检查。

检查组应当详细记录检查时间、地点、内容、发现的问题等,并根据实际情况对发现的问题留存相关证据。

检查组应当对现场检查情况进行汇总分析,客观、公平、公正地对检查发现的缺陷进行风险评估和分级;检查组评估认为存在质量安全风险的,应当要求被检查机构及时控制风险,必要时报告检查派出机构采取进一步风险控制措施。

现场检查结束时,检查组应当召开末次会议,向被检查机构通报现场检查情况。被检查机构对现场检查情况有异议的,可以陈述申辩,检查组应当如实记录,并结合陈述申辩的内容确定发现的缺陷,形成缺陷项目清单。缺陷项目清单由检查组成员、被检查机构负责人、观察员(如适用)签字确认,加盖被检查机构公章,各执一份。

检查组完成现场检查后,除取证资料外,应当退还被检查机构提供的其他资料。

4)风险研判和撰写现场检查报告。现场检查结束后,检查组应当撰写现场检查报告,列明发现的缺陷项目与缺陷分级、现场检查结论及处理建议,并由检查组全体人员签字确认。

检查发现的缺陷分为严重缺陷、主要缺陷和一般缺陷。一般情况下,关键项目不符合要求判为严重缺陷,主要项目不符合要求判为主要缺陷,一般项目不符合要求判为一般缺陷。检查组可以综合相应检查要点的重要性、偏离程度以及质量安全风险进行缺陷分级。

检查组根据检查发现试验机构、试验专业缺陷的数量和风险等级,综合研判,得出现场检查结论。现场检查结论分为符合要求、待整改后评定、不符合要求。所发现缺陷不影响受试者安全和(或)试验数据质量或者影响轻微,质量管理体系比较健全的,结论为符合要求。所发现缺陷可能影响受试者安全和(或)试验数据质量,但质量管理体系基本健全的,结论为待整改后评定。所发现缺陷可能严重影响受试者安全和(或)试验数据质量,质量管理体系不能有效运行或者不符合试验机构备案基本条件的,结论为不符合要求。

检查组应当对试验机构和试验专业分别给出现场检查结论。

5)缺陷整改和风险控制。被检查机构应当对检查组发现的缺陷进行整改,在现场检查结束后20个工作日内将整改报告提交给药品检查机构。整改报告包含缺陷成因、风险评估、风险控制、整改措施、整改效果评估等内容;对无法短期内完成整改的,应当制订可行的整改计划,作为对应缺陷项目的整改情况列入整改报告。被检查机构按照整改计划完成整改后,应当及时将整改情况形成补充整改报告报送药品检查机构。

被检查机构应当根据发现的缺陷主动进行风险研判,采取必要的风险控制措施,涉及试验项目的缺陷应当及时与相关申办者沟通。

6)提交现场检查资料。检查组应当在现场检查结束后 5 个工作日内将现场检查报告、现场检查记录、缺陷项目清单及其他现场检查相关资料报送检查派出机构。

7)现场检查报告审核、结果报送及沟通。药品检查机构自收到检查组现场检查报告等相关资料后 20 个工作日内进行审核,做出综合评定结论并提出处理意见,形成综合评定报告。审核时,可对缺陷项目和现场检查结论进行调整。对缺陷项目进行调整的,应当及时反馈给被检查机构,被检查机构的整改报告提交时限可延长 10 个工作日。综合评定结论分为符合要求、不符合要求和整改后评定。药品检查机构应当及时将综合评定报告报送同级药品监督管理部门。

对整改后评定,药品检查机构应当自收到整改报告后 20 个工作日内做出综合评定结论并提出处理意见,并及时将综合评定报告报送同级药品监督管理部门。对未提交整改报告、整改计划尚未完成或者整改不充分,药品检查机构评估认为存在一定质量安全风险的,可以向同级药品监督管理部门提出暂停新开展药物临床试验等风险控制措施的意见,待整改效果确认后再处理。

药品检查机构建立沟通交流工作机制,对综合评定结论为不符合要求以及需要采取暂停新开展药物临床试验等措施的,根据需要与试验机构进行沟通,试验机构有异议的可以说明。

8)检查结果通报及处理。对国家药品监督管理局食品药品审核查验中心实施试验机构检查且综合评定结论为不符合要求或者需要采取暂停新开展药物临床试验等措施的,国家局将综合评定结论和处理意见通报相关省级局。

对试验机构检查综合评定结论为不符合要求或者需要采取暂停新开展药物临床试验等措施的(包括由国家局通报省级局的),省级局应当及时将综合评定结论和处理意见书面通知被检查机构,依法处理并采取相应措施加强监管。

9)检查资料归档。检查任务完成后,药品检查机构应当及时将现场检查记录、检查报告、整改报告及相关证据材料等进行整理归档保存。

(4)临床试验机构现场检查要点及判定原则:根据《机构检查办法》的授权,国家药品监督管理局食品药品审核查验中心制定发布了《药物临床试验机构监督检查要点及判定原则(试行)》。

1)机构检查要点。机构现场检查内容包括 9 个检查环节、62 个检查项目，其中关键项目 6 项，主要项目 28 项，一般项目 27 项（表 2-1）。对于新备案且未承担药物临床试验的机构进行监督检查，检查内容包括 30 个检查项目（不涉及 A5～A9），其中关键项目 6 项，主要项目 17 项，一般项目 7 项。

表 2-1　临床试验机构检查项目分布

序号	环节	项目总数	关键项目	主要项目	一般项目
A1	资质条件	12	5	6	1
A2	组织管理部门	7	0	6	1
A3	备案管理	5	1	1	3
A4	文件体系	6	0	4	2
A5	立项管理	8	0	3	5
A6	试验用药品管理	5	0	2	3
A7	资料管理	3	0	2	1
A8	质量管理	6	0	1	5
A9	伦理委员会管理	10	0	3	6

2)专业部分检查要点。专业现场检查内容包括 7 个检查环节和 47 个检查项目，其中关键项目 3 项、主要项目 22 项、一般项目 22 项（表 2-2）。对于新备案且未承担药物临床试验的专业进行监督检查，检查内容包括 20 个检查项目（不涉及 B4～B7），其中关键项目 3 项，主要项目 10 项，一般项目 7 项。

表 2-2　临床试验专业检查项目分布

序号	环节	项目总数	关键项目	主要项目	一般项目
B1	资质条件	11	2	5	4
B2	研究人员	5	1	3	1
B3	文件体系	4	0	2	2
B4	项目运行管理	20	0	11	9
B5	试验用药品管理	5	0	0	5
B6	生物样本管理	1	0	0	1
B7	资料管理	1	0	1	0

3)现场检查结论判定原则。检查发现的缺陷分为严重缺陷、主要缺陷和一般缺陷,分别对应相应关键项目、主要项目和一般项目。可以综合相应检查要点的重要性、偏离程度以及质量安全风险进行缺陷分级。应当对机构和专业分别做出评定。①符合要求。未发现严重缺陷和主要缺陷,发现的一般缺陷少于5项,经综合研判,所发现缺陷不影响受试者安全和(或)试验数据质量或者影响轻微,质量管理体系比较健全。②待整改后评定。未发现严重缺陷和主要缺陷,发现的一般缺陷多于或等于5项,或者未发现严重缺陷,存在主要缺陷,但数量少于或等于3项,经综合研判,所发现缺陷可能影响受试者安全和(或)试验数据质量,但质量管理体系基本健全,结论为待整改后评定。③不符合要求。属于以下情形之一,经综合研判,所发现缺陷可能严重影响受试者安全和(或)试验数据质量,质量管理体系不能有效运行或者不符合机构备案基本条件,结论为不符合要求:a.严重缺陷1项及以上;b.未发现严重缺陷,但主要缺陷3项以上;c.其他不符合要求的情形。

4)综合评定结论的判定原则。①发现缺陷不影响受试者安全和(或)试验数据质量或者影响轻微,质量管理体系比较健全,结论为符合要求。②发现缺陷可能严重影响受试者安全和(或)试验数据质量,质量管理体系不能有效运行或者不符合机构备案基本条件,结论为不符合要求。③发现缺陷可能影响受试者安全和(或)试验数据质量,现场检查结论为"待整改后评定",整改后仍不能达到符合要求标准的,结论为不符合要求。

(5)临床试验机构现场检查结果处理:按照《机构检查规定》,对临床试验机构现场检查结果的处理遵循下列原则。

1)对综合评定结论为"符合要求"的试验机构或者试验专业,试验机构应当对其存在的缺陷自行纠正并采取预防措施,省级局应当纳入日常监管。

2)对综合评定结论为"不符合要求"的试验机构或者试验专业,药品监督管理部门要求其暂停新开展药物临床试验。对未遵守GCP的,药品监督管理部门按照《中华人民共和国药品管理法》第一百二十六条等相关规定进行处理。对不符合GCP以及其他不适宜继续承担药物临床试验的情况,取消其药物临床试验机构或者相关试验专业的备案。

3)试验机构或者试验专业被药品监督管理部门要求暂停新开展药物临床试验的,对已开展的药物临床试验,试验机构及研究者应当主动进行综合评估并采取措施保障受试者的权益和安全,确保合规、风险可控后方可入组受试者。

4)被取消备案的试验机构或者试验专业,自被标识取消备案之日起,不得新开展药物临床试验,已开展的药物临床试验不得再入组受试者,试验机构及研究者应当保障已入组临床试验受试者的权益和安全。

5）被暂停临床试验的试验机构或者试验专业，原则上在 6 个月内完成整改，并将整改情况报告所在地省级局。省级局应当在 20 个工作日内对整改情况进行审核，根据需要可以现场核实或者要求试验机构补充提交整改材料，相关时间不计入工作时限。

整改后符合要求的，试验机构或者试验专业方可开展新的药物临床试验。6 个月内未完成整改，或者整改仍不符合要求的，取消其备案。

6）根据试验机构检查发现缺陷情况，药品监督管理部门可以采取告诫、约谈等措施，督促试验机构加强质量管理。

7）试验机构研究者及其他相关责任人、伦理委员会等涉嫌违反相关法律法规的，省级局通报相关主管部门依法处理。

8）药品监督管理部门应当按照相关规定，及时将试验机构监督检查结果、违法行为查处等情况通过"药物临床试验机构备案管理信息平台"向社会公开。有关情况及时通报同级卫生健康主管部门。

3. 药物临床试验机构药品安全信用档案

2019 年 8 月新修订的《药品管理法》第一百零五条规定，药品监督管理部门建立药物临床试验机构药品安全信用档案（以下简称"信用档案"），记录许可颁发、日常监督检查结果、违法行为查处等情况，依法向社会公布并及时更新。《药品注册管理办法》第一百零八条规定：国家药品监督管理局建立药品安全信用管理制度，药品核查中心负责建立药物非临床安全性评价研究机构、药物临床试验机构药品安全信用档案，记录许可颁发、日常监督检查结果、违法行为查处等情况，依法向社会公布并及时更新。药品监督管理部门对有不良信用记录的单位，增加监督检查频次，并可以按照国家规定实施联合惩戒。药物非临床安全性评价研究机构、药物临床试验机构药品安全信用档案的相关制度，由药品核查中心制定公布。

为落实《药品注册管理办法》关于建立药物非临床安全性评价研究机构和药物临床试验机构药品安全信用档案的要求，药品核查中心起草了《药物非临床安全性评价研究机构和药物临床试验机构药品安全信用档案管理制度（征求意见稿）》。

（1）适用范围和职责分工：药物临床试验机构药品安全信用档案管理适用于对药物临床试验机构进行药物研究过程中相关信用信息的收集、使用、更新、维护、监督、公开和管理。国家药品监督管理局建立药品安全信用管理制度，指导全国信用档案建设工作；国家药品监督管理局食品药品审核查验中心负责建设信用档案信息系统，用于记录许可颁发、日常监督检查结果、违法行为查处等情况；省级药品监督管理部门负责本辖区药物临床试验机构信用档案中的日常监督检查信息及相关违法行为处罚信息的录入和更新维护。药品监督管理部门应当对履职过程中采集和掌握的药物临床试验机构相关信用信息按照一户一档的原则进行整合归集,根据谁产生谁录入、谁录入谁负责的原则,在信息产生后10个工作日内录入信用档案。

(2)药物临床试验机构信用档案的基本内容。

1)基本信息。记录药物临床试验机构的名称、地址、备案号、首次备案时间、备案的专业或试验现场等信息及其变更情况,由核查中心从国家药品监督管理局"药物临床试验机构备案管理信息平台"中收集,并进行信息的管理维护。

2)行政许可信息。记录药物临床试验机构在备案前已获得的药物临床试验机构资格认定的相关信息,包括证书编号、认定时间、认定的专业等信息,由国家药品监督管理局负责提供,核查中心负责录入并进行信息的管理维护。

3)日常监督检查信息。记录省级药品监督管理部门根据《药物临床试验机构管理规定》等相关规定对药物临床试验机构进行日常监督检查的相关内容,包括检查时间、检查项目、检查派出单位名称、检查事由、检查结果等信息,由省级药品监督管理部门在做出日常监督检查结论后10个工作日内录入。

4)违法行为处罚信息。记录各级药品监督管理部门依法对药物临床试验机构违法违规行为做出的行政处罚的相关信息,包括决定行政处罚日期、行政处罚文书编号、违法事实、行政处罚决定、行政处罚实施部门等信息并附相关行政处罚文书,由相关药品监督管理部门在做出行政处罚决定后10个工作日内录入。

(3)药物临床试验机构的不良信用记录及处置:药物临床试验机构有下列行为之一的,记入不良信用记录。

1)隐瞒真实情况、存在重大遗漏、提供误导性或虚假信息或者采取其他欺骗手段取得备案的。

2)严重违反《药物临床试验机构管理规定》要求的。

3)药品监督管理部门在监督检查过程中发现药物临床试验机构或伦理委员会严重违反《药物临床试验质量管理规范》及其他法律、法规、规章的。

4)不配合药品监督管理部门依法开展监督检查或者案件调查的。

药物临床试验机构、国家药品监督管理局、核查中心和省级药品监督管理部门均应指定专人负责职责范围内的信用档案信息的收集、录入和更新工作,并制定相应的实施细则或标准操作规程,确保信用档案信息的真实、完整、准确。

药品监督管理部门应当充分运用监督管理手段,在药品安全信用体系建设中发挥推动、规范、监督、服务作用。药品监督管理部门对有不良信用记录的单位,增加监督检查频次,督促整改,将整改情况录入信用档案;对有严重不良信用记录的单位,有关部门可以按照国家规定实施联合惩戒。

违反药品安全信用制度,导致采集、记录、公示的信息不真实、不准确或者故意将虚假信息记入信用档案,由国家药品监督管理局责令改正;造成损失和不良影响的,依法追究相关责任人的法律责任。

(4)药物临床试验机构维护药品安全信用的注意事项:信用档案为电子文档形式的信息系统。国家药品监督管理局、核查中心和省级药品监督管理部门应当按照《信息安全技术网络安全等级保护基本要求》(GB/T22239-2019)中关于第三级信息系统的技术要求和管理要求,落实安全保障措施,加强信用档案日常运行监控,做好安全防护。

信用档案中的许可颁发、日常监督检查结果、违法行为查处等信息应当依法向社会公布并及时更新。

药品监督管理部门应当在信用档案中公布有权更正信用信息记录的行政机关的联系方式。公民、法人或者其他组织有证据证明信用档案信息不准确的或者依照有关法律法规规定不得公开的,可以向有权机关提出书面异议,请求予以更正或删除。不属于本行政机关职能范围的,行政机关应在收到异议申请和相关证据材料后3个工作日内转送有权更正的行政机关处理并告知申请人,或者告知申请人直接向有权更正的行政机关提出申请。属于行政机关职能范围内的,行政机关应当在收到异议申请和相关证据材料后20个工作日内进行审核,就是否予以更正或删除做出决定,并在做出决定后的5个工作日内将处理结果告知申请人。

(四)药物临床试验项目现场核查

根据《药品注册管理办法》,我国对提交新药注册的资料实施注册核查,注册核查的范围包括药物临床试验现场核查。为此,根据国家药品监督管理局的授权,国家药品监督管理局食品药品审核查验中心制定发布了《药品注册核查管理程序(试行)》及相应的《药品注册核查要点和判定原则(药物临床试验)(试行)》。

1. 注册现场核查的定义

注册核查是由国家药品监督管理局药品审评中心启动,为核实药品注册申报资料的真实性、一致性以及药品上市商业化生产条件,检查药品研制的合规性、数据可靠性等,围绕相关注册申请事项申报资料中涉及的研制和生产情况,对研制现场和生产现场开展的核查活动,以及必要时对药品注册申请所涉及的化学原料药、中药材、中药饮片和提取物、辅料及直接接触药品的包装材料和容器生产企业、供应商或者其他受托机构开展的延伸检查活动。

2. 药物临床试验注册现场核查法规依据

药物临床试验注册现场核查的法规依据包括《药品管理法》《药品注册管理办法》《药物临床试验质量管理规范》《药品注册审评与检查工作衔接程序(暂行)》《药品注册核查管理程序(试行)》《药品注册核查要点及判定原则(药物临床试验)(试行)》。

3. 药物临床试验注册现场核查的范围和重点

主要对研究者履行职责情况进行现场核查,包括受试者保护、执行试验方案、数据记录、结果报告等方面。必要时,可对申办者、合同研究组织或试验用药品制备条件及情况等进行现场核查,对试验用药品进行抽查检验。

现场核查重点是,通过对注册申报资料与临床试验的原始记录和文件的核对和(或)实地确证,评价试验实施、数据记录和结果报告是否符合试验方案和药物临床试验相关法规,核实相关申报资料的真实性、一致性,同时关注受试者保护。

4. 药物临床试验注册现场核查的程序

药物临床试验注册现场核查由国家药品监督管理局药品审评中心启动,由国家药品监督管理局食品药品审核查验中心组织实施。被核查机构基于注册需要和风险原则确定。

药物临床试验项目注册现场核查的程序与研究机构检查程序基本相同,在此不再赘述。

5. 药物临床试验注册现场核查要点

药物临床试验注册现场核查的要点分为两部分,即药物临床试验部分和生物样品分析部分。

(1)药物临床试验部分包括如下环节。

1)临床试验许可与条件。

2)伦理审查。

3)临床试验实施过程。

4)试验用药品管理。

5)生物样品管理。

6)中心实验室及独立评估机构。

7)临床试验数据采集与管理。

8)委托研究。

(2)生物样品分析部分包括如下环节。

1）生物样品分析条件与合规性。

2）生物样品分析实验的实施。

具体注册核查的要点,请参考《药品注册核查要点及判定原则(药物临床试验)(试行)》。

6. 药物临床试验项目现场核查判定原则。

1）对研究过程中的原始记录和数据进行核实、实地确认,经核查确认发现以下情形之一的,核查认定为"不通过":①编造或者无合理解释地修改受试者信息以及试验数据、试验记录、试验药物信息;②以参比制剂替代试验制剂、以试验制剂替代参比制剂或者以市场购买药品替代自行研制的试验用药品,以及以其他方式使用虚假试验用药品;③隐瞒试验数据,无合理解释地弃用试验数据,以其他方式违反试验方案选择性使用试验数据;④瞒报可疑且非预期严重不良反应;⑤瞒报试验方案禁用的合并药物;⑥故意损毁、隐匿临床试验数据或者数据存储介质;⑦关键研究活动、数据无法溯源;⑧申报资料与原始记录不一致且影响结果评价;⑨其他严重数据可靠性问题;⑩拒绝、不配合核查,导致无法继续进行现场核查;⑪法律法规规定的其他不应当通过的情形。

2）对研究过程中的原始记录和数据进行核实、实地确认,未发现问题或发现的问题不构成以上不通过情形的,核查认定为"通过"。其中发现的问题对数据质量和可靠性可能有影响的,需审评重点关注。

(五)伦理审查委员会的监督管理

1. 我国伦理委员会的发展史

1987 年,我国学者首次提出设立"医院伦理委员会"。1995 年,卫生部在《卫生部临床药理基地管理指导原则》中明确要求"每个临床药理基地或药理基地所在单位均应建立一个独立的由 5～7 人组成的医学伦理委员会,负责审查临床试验方案是否符合医德要求。"1998 年,卫生部发布《药品临床试验管理规范(试行)》,提出应在进行临床试验的医疗机构或单位内成立伦理委员会,1999 年国家药品监督管理局正式颁布实施《药品临床试验管理规范》。2003 年,国家药品监督管理局发布《药物临床试验质量管理规范》,要求所在研究机构成立独立的伦理委员会,并向国家药品监督管理局备案。

2007 年,卫生部颁布《涉及人的生物医学研究伦理审查办法(试行)》,并在 2016 年由国家卫生和计划生育委员会做出修订并正式颁布实施,成为我国医学伦理委员会规范化发展的重要标志。

2010 年,国家食品药品监督管理局颁布了《药物临床试验伦理审查工作指导原则》,为各医院伦理委员会制定更具实践操作性的伦理委员会制度和标准操作规程提供了依据。2015年12月,国家卫生和计划生育委员会成立医学伦理专家委员会,它的职责之一是"指导和监督当地医学伦理专家委员会的工作",随后在广东、安徽和北京等地区纷纷成立了省(市)医学伦理委员会,负责指导和监督下一级别的医学伦理专家委员会的工作,并负责检查、评估和监督地方伦理委员会的工作。

2017年10月,中共中央办公厅和国务院办公厅印发的《关于深化审评审批制度改革鼓励药品医疗器械创新的意见》提出,我国各地可以根据需要设立区域伦理委员会,以指导临床试验机构伦理审查工作,区域伦理委员会应该承上启下,既担负起对伦理委员会的指导任务,又发挥与上级伦理委员会之间的沟通作用。四川省、山东省、深圳市、上海市等地的区域伦理委员会不仅明确了区域伦理委员会对其他伦理委员会的指导和监督作用,也明确了区域伦理委员会对其他伦理委员会的技术指导作用。

迄今为止,我国约有1000多家医院和研究机构成立了伦理委员会,极大地促进了我国医学科学研究和医学临床实践的发展。2019年的《中华人民共和国基本医疗卫生与健康促进法》和《中华人民共和国药品管理法》及2020年的《药品注册管理办法》和《中华人民共和国民法典》,都对开展药物临床试验的伦理审查做出了规定。

2.《药物临床试验伦理审查工作指导原则》简介

2010年11月2日国家食品药品监督管理局发布并施行的《药物临床试验伦理审查工作指导原则》应当是迄今为止,较为全面的关于伦理委员会管理的办法。该指导原则根据《药品注册管理办法》和《药物临床试验质量管理规范》的有关规定,加强药物临床试验的质量管理和受试者保护,规范和指导伦理委员会的药物临床试验伦理审查工作,提高药物临床试验伦理审查工作质量。

该原则共8章59条,内容包括第一章总则、第二章伦理委员会的组织与管理、第三章伦理委员会的职责要求、第四章伦理审查的申请与受理、第五章伦理委员会的伦理审查、第六章伦理审查的决定与送达、第七章伦理审查后的跟踪审查、第八章伦理委员会审查文件的管理、第九章附则。并附有3个附件,分别为伦理审查的主要内容、伦理委员会保存文件目录及术语表。

以下是中国在药物临床试验伦理方面的相关规定的主要要求。

(1)伦理委员会的设立:所有进行临床试验的医疗机构都要设立伦理委员会,并按照相关规定向国家药品监督管理局备案。

(2)组成和职责:伦理委员会由专业技术人员和非专业技术人员组成,包括医生、护士、法律专家、伦理学家、患者代表等。伦理委员会的主要职责是审查、评估和监督临床试验的伦理合规性和安全性。

（3）伦理审查程序：所有涉及人体试验的临床研究项目必须经过伦理委员会的审查和批准。伦理审查时要考虑患者的权益和福祉，确保试验的科学价值和伦理合理性。

（4）试验参与者保护：伦理委员会要确保试验参与者的知情同意是自愿的，并且保护其个人隐私和尊严不受侵犯。

（5）终止试验：如果伦理委员会认为试验参与者的安全受到严重威胁或试验结果已经满足预先设定的终止条件，可以决定终止试验。

（6）监督和报告：伦理委员会在试验过程中要对试验的安全性和合规性进行监督，并及时报告任何不良事件或违规行为。

这些规定和要求旨在确保临床试验的伦理合规性和试验参与者的权益保护，促进科学研究的可靠性和可持续发展。

（六）开展药物临床试验的其他要求

1. 涉及人类遗传资源的临床试验的管理

2019 年 5 月 28 日国务院总理李克强签署国务院令，公布《中华人民共和国人类遗传资源管理条例》（以下简称《条例》），自 2019 年 7 月 1 日起施行。

党中央、国务院高度重视人类遗传资源管理问题。《条例》在 1998 年制定的《人类遗传资源管理暂行办法》的基础上，从加大保护力度、促进合理利用、加强规范、优化服务监管等方面对我国人类遗传资源管理做了规定。

一是加大保护力度。《条例》规定，国家开展人类遗传资源调查，对重要遗传家系和特定地区人类遗传资源实行申报登记制度。外国组织、个人设立或者实际控制的机构需要利用我国人类遗传资源开展科学研究活动的，采取与中方单位合作的方式进行。将人类遗传资源信息对外提供或者开放使用的，应当备案并提交信息备份，可能影响我国公众健康、国家安全和社会公共利益的，应当通过安全审查。

二是促进合理利用。《条例》规定，国家支持合理利用人类遗传资源开展科学研究、发展生物医药产业、提高诊疗技术，提高我国生物安全保障能力，提升人民健康保障水平；有关部门要统筹规划，合理布局，加强创新体系建设，促进生物科技和产业创新、协调发展；对利用人类遗传资源开展研究开发活动以及成果产业化活动依照法律、行政法规和国家有关规定予以支持。

三是加强规范。《条例》规定，采集、保藏、利用、对外提供我国人类遗传资源，不得危害我国公众健康、国家安全和社会公共利益，应当符合伦理原则，保护资源提供者的合法权益，遵守相应的技术规范。开展生物技术研究开发活动或者临床试验,应当遵守有关生物技术研究、临床应用管理法律、行政法规和国家有关规定。《条例》对采集、保藏我国人类遗传资源,利用我国人类遗传资源开展国际合作科学研究等审批事项,明确了审批条件,完善了审批程序。

四是优化服务监管。《条例》要求,科学技术行政部门应当在方便申请人利用互联网办理审批、备案事项等方面优化和改进服务,加强对采集、保藏、利用、对外提供人类遗传资源活动各环节的监督检查。同时完善了相关法律责任,加大了处罚力度。

《条例》还对涉及人类遗传资源的活动画出 5 条"红线"。

(1)采集、保藏、利用、对外提供我国人类遗传资源,不得危害我国公众健康、国家安全和社会公共利益。

(2)应当符合伦理原则,并按照国家有关规定进行伦理审查。

(3)应当尊重人类遗传资源提供者的隐私,取得其事先知情同意,并保护其合法权益。

(4)禁止买卖人类遗传资源。

(5)外国组织、个人及其设立或者实际控制的机构不得在我国境内采集、保藏我国人类遗传资源,不得向境外提供我国人类遗传资源。

2. CLinical Trial 备案平台简介

CLinical Trial 备案平台是国家药品监督管理局建立的临床试验信息管理系统,用于管理和监督临床试验的备案信息。

CLinical Trial 备案平台的主要作用是统一管理临床试验的备案信息,保证临床试验公开透明和便于监督管理。该平台能够向公众提供临床试验的基本信息,如试验目的、试验药物、试验中心等,以增强临床试验的可追溯性和可信度。

该平台由国家药品监督管理局药品审评中心(CDE)负责管理,并与相关部门进行联动管理。CDE 负责审核和核发临床试验批件,并将相关信息在该平台上进行备案。平台还与各个省级药品监督管理局、医疗机构和研究单位进行数据共享和协作管理。

该平台的维护由 CDE 负责,定期对平台进行升级和维护,确保平台的正常运行和安全性。同时,平台还定期进行数据清理和审核,以确保信息的准确性和完整性。

开展临床试验的申请人(如药品研发企业、医疗机构等)需要在临床试验开始前将试验信息填报到该平台上进行备案。填报要求包括试验目的、研究设计、招募计划、药物安全性等一系列试验相关的信息。申请人需要按要求填写完整和准确的信息,并提交相关支撑文档和材料。

CLinical Trial 备案平台是我国临床试验监管的重要工具,能够提供全面的试验信息管理,在保障试验质量和安全的同时,也促进了临床试验的透明度和科学性。申请方和研究人员应当遵守平台的相关规定,按要求及时填报试验信息,并及时更新相关变更信息。

3. 国家医学研究备案平台简介

国家医学研究备案平台是中国卫生健康委员会和国家药品监督管理局共同建立的一个管理和监督医学研究项目的信息系统。其主要作用是统一管理和监督医学研究项目的备案信息,保障医学研究项目的科学性、安全性和伦理合规性。

该平台由中国卫生健康委员会和国家药品监督管理局负责运营。相关部门通过平台进行医学研究项目的备案和审核。平台提供在线提交备案申请,审核申请材料,并将已备案的医学研究项目信息进行公示。

平台的维护和运行由相关部门负责,定期进行升级和维护工作,确保平台的正常运行和安全性。平台还提供技术支持和用户服务,解答用户提出的问题和解决技术难题。

进行医学研究的申请人(如医疗机构、科研机构等)需要在项目开始前将研究信息填报到平台上进行备案。备案要求包括研究目的、研究设计、伦理合规性等一系列项目相关的信息。申请人需要按要求填写完整和准确的信息,并提交相关支撑文档和材料。

国家医学研究备案平台是中国医学研究管理的重要工具,能够提供全面的研究信息管理和监督,在保障研究项目的科学性和伦理合规性的同时,也提升了医学研究的透明度和质量。申请方和研究人员应当遵守平台的相关规定,按要求及时进行备案申请,并及时更新相关变更信息。

参考文献

[1] 中华人民共和国人大常务委员会. 中华人民共和国药品管理法[EB/OL].[2001-2-28].
https://www.gov.cn/banshi/2005-07/12/content_13710.htm.

[2] 中华人民共和国人大常务委员会. 中华人民共和国药品管理法[EB/OL].[2019-8-26].
http://www.npc.gov.cn/npc/c2/c30834/201908/t20190826_300489.html.

[3] 中华人民共和国人大常务委员会. 中华人民共和国疫苗管理法[EB/OL].[2019-6-29].
http://www.npc.gov.cn/npc/c2/c30834/201907/t20190702_299244.html.

[4] 中华人民共和国人大常务委员会. 中华人民共和国中医药法[EB/OL].[2016-12-26].
https:// http://www.natcm.gov.cn/fajiansi/zhengcewenjian/2018-03-24/2249.html.

[5] 中华人民共和国国务院. 中华人民共和国药品管理法实施条例[EB/OL].[2002-8-4].

https://www.gov.cn/gongbao/content/2002/content_61719.htm.

[6] 中华人民共和国卫生部. 药品临床试验管理规范（试行）[EB/OL]. [2011-2-28]. https://wenku.baidu.com/view/ed16a036f111f18583d05ab4.html? _wkts_=1720663 501963&needWelcomeRecommand=1.

[7] 国家药品监督管理. 局药品临床试验管理规范[EB/OL]. [1999-9-1]. https://www. gov.cn/gongbao/content/2000/content_60587.htm.

[8] 国家药品监督管理局.中华人民共和国卫生部. 药物临床试验质量管理规范[EB/OL]. [2003-8-6]. https://www.gov.cn/gongbao/content/2004/content_63115.htm.

[9] 国家药品监督管理局、国家卫生健康委员会. 药物临床试验质量管理规范[EB/OL]. [2020-4-23]. https://www.gov.cn/gongbao/content/2020/content _ 5525106. htm? eqid=a744fd6c0031b5c1000000046458ecc4.

[10] 国家药品监督管理局. 新药审批管理办法[EB/OL]. [1999-4-22]. https://www.nmpa. gov.cn/xxgk/fgwj/gzwj/gzwjyp/19990422010101746.html.

[11] 国家药品监督管理局. 药品临床研究的若干规定[EB/OL]. [2000-7-18]. https://www. gov.cn/gongbao/content/2001/content_60803.htm.

[12] 国家药品监督管理局. 药品注册管理办法（试行）[EB/OL]. [2002-3-21]. https://www. moj.gov.cn/pub/sfbgw/flfggz/flfggzbmgz/ 200303/t20030321_143377.html.

[13] 国家食品药品监督管理局. 药品注册管理办法[EB/OL]. [2007-7-10]. https://www. cde.org.cn/main/policy/view/fd093b6ea252c55ff5cc7da15071f0b6.

[14] 国家市场监督管理总局. 药品注册管理办法[EB/OL]. [2020-1-22]. https://www. gov.cn/zhengce/zhengceku/2020-04/01/content_5498012.htm.

[15] 国家食品药品监督管理局,中华人民共和国卫生部. 药物临床试验机构资格认定办法（试行）[EB/OL]. [2004-2-19]. https://www.nmpa.gov.cn/xxgk/fgwj/qita/20040219 1108019-29.html.

[16] 国家药品监督管理局,国家卫生健康委员会. 药物临床试验机构管理规定[EB/OL]. [2019-11-29]. https://www.nmpa.gov.cn/xxgk/fgwj/xzhgfxwj/ 2019112917440 1214.html.

[17] 国家卫生和计划生育委员会. 涉及人的生物医学研究伦理审查办法[EB/OL]. [2016-10-12]. https://www.gov.cn/gongbao/content/2017/content_5227817.htm.

[18] 国家食品药品监督管理局. 药物临床试验伦理审查工作指导原则[EB/OL]. [2020-11-28]. https://www.gov.cn/gzdt/2010-11/08/content_1740976.htm.

[19] 国家药品监督管理局食品药品审核查验中心.药品注册核查要点与判定原则（药物临床试验）（试行）[EB/OL]. [2021-12-21]. https://www.cfdi.org.cn/resource/news/ 14200. html.

[20] 国家药品监督管理局. 药品记录与数据管理要求（试行）[EB/OL]. [2020-7-1]. https://www.nmpa.gov.cn/xxgk/fgwj/xzhgfxwj/20200701110301645.htm.

[21] 国家药品监督管理局. 药物临床试验机构监督检查办法（试行）[2023-11-3]. https:// www.gov.cn/zhengce/zhengceku/202311/content_6913985.htm.

［22］国家药品监督管理局食品药品审核查验中心.药物临床试验机构监督检查要点及判定原则（试行）［EB/OL］.［2023-11-3］.https：//www.cfdi.org.cn/resource/news/ 15689.html.

［23］中华人民共和国国务院.中华人民共和国人类遗传资源管理条例［EB/OL］.［2019-6-10］.https://www.gov.cn/zhengce/content/2019-06/10/content_5398829.htm.

［24］田少雷，邵庆翔，主编.药物临床试验与 GCP 实用指南［M］.北京：北京大学医学出版社，2011.

［25］田少雷，编著.药物临床试验与 GCP［M］.北京：北京大学医学出版社，2003.

［26］田少雷.我国新版 GCP 较旧版的变化［J］.中国医药导刊，2003，（05），373-376.

［27］桑国卫.中国药品临床试验现状［J］.中国药事，1999，13（6），381-382.

［28］田少雷，李武臣.我国临床试验全面实施 GCP 势在必行［J］.中国医药导刊，1999，1（1），10-14.

［29］田少雷，宫岩华.我国 GCP 的实施及药品临床研究基地的发展［J］.中国临床药理杂志，2000，16（4），313-316.

［30］曹彩，田少雷.关于加快我国中药研究实施 GCP 的步伐的浅见［J］.中国临床药理杂志，2000，16（2），158-160.

［31］田少雷.我国药品临床研究的规范性管理.循诊医学——医学发展的新纪元［M］.天津：天津科学技术出版社，2001.

［32］田少雷，曹彩.我国药物临床试验资格认定的意义及程序［J］.中国临床药理杂志，2005，21（5），396-398.

（本章由田少雷、刘均娥、曹彩、张惠芳编写）

第三章

药物临床试验质量管理规范的发展

　　GCP 是 Good Clinical Practice 的缩写,即《药物临床试验质量管理规范》。
GCP 是规范药物临床试验全过程的标准规定,包括方案设计、组织实施、监查、
稽查、记录、分析总结和报告,是开展药物临床试验的质量标准。GCP 不但适
用于承担Ⅰ~Ⅳ期临床试验的人员(包括医院管理人员、伦理委员会成员、各研
究领域专家、教授、医生、药师、护理人员及实验室技术人员),同时也适用于药
品监督管理人员、制药企业临床研究员及相关人员。

　　目前国际通行的 GCP 是 ICH-GCP(E6)。我国执行的是国家药品监督管
理局和国家卫生健康委联合颁布的《药物临床试验质量管理规范》。我国的
GCP 最早版本依据的是 WHO 的 GCP,在 2017 年我国加入 ICH 后,2020 版的
GCP 已基本采纳 ICH-GCP。

一、ICH 及其 GCP 的沿革

　　人用药品技术要求国际协调理事会(The International Council for Har-
monisation of Technical Requirements for Pharmaceuticals for Human Use,
ICH)成立于 1990 年,是一个国际性组织,在药品领域占有十分重要的地位。
ICH 主要是为了协调各国之间的药品注册技术要求,使各药品生产厂家使用统
一的注册资料从而提高新药研发、注册以及上市的效率。ICH 指导原则一共有
4 个模块,内容涵盖了质量(Quality,包括稳定性、验证、杂质、规格等)、安全性
(Safety,包括药理、毒理、药物代谢等试验)、有效性(Efficacy,包括临床试验中
的设计、研究报告、GCP 等)以及综合学科(Multidisciplinary,包括术语、管理通
信等),分别简称为"Q、S、E、M"。其中,ICH E 系列的指导原则包括 E1~E18
(无 E13),ICH E6 指的就是药物临床试验管理规范 GCP。

(一)ICH E6 及修订

1. ICH E6(R2)的修订背景

ICH E6(R1)发布于 1996 年 5 月,至今已有 20 多年,当时大部分临床试验
流程为纸质记录。随着电子数据记录和报告的快速发展,新的临床试验方法也

随之产生。2011 年 8 月,美国食品药品监督管理局(Food and Drug Adminis-tration,FDA)颁布了新的临床试验监查指导原则草案,其中提到用"中心化的监查"来替代"现场监查",同时也强调了在临床研究过程中对质量风险的管理。随后,FDA 于 2013 年 8 月公布了最终版的临床试验监查指导原则,从此,中心化的监查和质量风险的管理正式进入了临床研究。

2016 年,ICH 正式对 E6 开展第 2 次修订(R2),主要目的是鼓励在临床试验中采用计算机化系统、基于风险的质量管理体系和中心化监查等更加先进和高效的方法,从而更好地保护受试者的权益和保障临床试验数据质量。在 2016 年 6 月举办的 ICH 大会上,ICH E6(R2)专家工作组对所有的征求意见进行了讨论,最终达成一致,确定了综合附录草案,并宣布 ICH E6(R2)已完成第 3 阶段。2016 年 11 月 9 日,在厚生劳动省/医药品医疗器械综合机构(MHLW/PMDA)的内部协商完成之后,ICH 发布了《对 E6(R1)的综合附录:药物临床试验质量管理规范 E6(R2)》,并宣布其已达成第 4 阶段,并将由各成员国正式推进第 5 阶段(贯彻执行)。至此,ICH-GCP 正式进入了 R2时代!

2. ICH E6(R2)的修订要点

ICH E6(R2)是 ICH E6(R1)发布 20 多年以来的首次修订,ICH E6(R2)不是对 ICH E6(R1)进行结构和文字修改,而是在继承 R1 原有 13 条基本原则的基础之上,通过补充条款的形式来进行调整,总共增加了 26 项条款,涉及总则、名词解释、GCP 原则、研究者的职责、申办者的职责以及临床试验保存文件 6个章节。主要涉及以下两个方面。

(1)ICH E6(R2)中提到了临床试验资料的电子化,这反映了近些年来信息化技术在临床试验中应用的趋势。ICH E6(R2)中强调了"所有临床试验资料应被妥善的记录、处理和保存,以确保相关资料能被准确报告、解释和核对。这个原则适用于本指南中的所有记录,不论使用何种类型媒介",这是 ICH E6(R2)在应对当下临床试验信息化这个大趋势而新增的内容。

(2)ICH E6(R2)中也提到了临床试验质量管理体系的建设,这为 ICH-GCP 质量管理部分的内容埋下了伏笔。与 ICH E6(R1)相比,ICH E6(R2)提到应该使用基于风险的方法来建立质量管理系统,并指出"申办者应该通过建立相应的程序系统来保证临床试验的质量,重点关注对受试者的保护以及试验数据的真实可靠"。

这两点增补的内容在相应章节里都有详细的阐述,这反映了未来临床试验行业发展的整体趋势。

(二)ICH E6(R3)的修订

1. ICH E6(R3)的修订背景

ICH E6(R2)通过增加大量的"附录"来适应电子数据、计算机化系统以及风险管理等在临床试验中的应用,但随着临床试验设计的不断创新(如真实世界研究),新技术的不断发展和应用(如随身穿戴设备、受试者端数据采集等)以及越来越多的中心检测/评估等机构的参与,当下临床试验的设计和实施已经变得越来越复杂。ICH 指出,"虽然 ICH E6(R2)中提供了大量细节,但并没有真正解决现代临床试验的许多问题。临床实践中使用的技术的进步为整合临床研究和临床护理提供了机会。技术在整个数据生命周期中的互操作性日益增强,成为临床试验机构中多个利益相关者(包括患者、研究人员和护理人员)之间数据的新工具。数据源的丰富性以及人工智能的日益探索和使用显著增强了临床试验证据生成的潜力。"

自 ICH E6(R2)制定以来,临床试验在试验设计和技术创新方面高速发展。仅仅 3 年多的时间,ICH 就再一次提出对 ICH E6(R2)进行修订。而这 3 年多的时间里,整个临床试验又发生了翻天覆地的变化,对临床试验产生了巨大的影响。2019 年,随着 ICH E6(R3)概念文件、业务计划以及工作计划获得 ICH 大会批准,专家工作组(Expert Working Group,EWG)正式成立,对 E6 进行第 3 次修订(R3)。同时,我国的国家药品监督管理局作为 ICH 管理委员会成员,首次派出专家参与 ICH E6(R3)的修订。

经 ICH 管理委员会评估,将重新编写 ICH E6(R2),以适用和监管更多样化的临床试验。ICH E6(R3)主要为了让 GCP 原则适用于支持与药物相关的监管和医疗决策日益多样化的临床试验类型和源数据,并在适当的时候提供灵活性,以促进技术创新在临床试验中的应用。

2. ICH E6(R3)的修订进展

2017 年 1 月,ICH 发布了《ICH 对"GCP 革新"的反思》,将对 ICH E6(R2)的修订提上日程。2019 年 6 月 1 日至 6 月 6 日,在荷兰阿姆斯特丹召开的 ICH 会议上明确表示 ICH-GCP 已经进入了新的修订周期 R3,同时在 ICH 官网上公布了 ICH E6(R3)的修订日程。

2019 年 11 月,随着 ICH E6(R3)概念文件、业务计划和工作计划获得 ICH 大会批准,ICH E6(R3)专家工作组成立,正式启动新一轮 ICH-GCP 的修订。ICH E6(R3)概念文件中指出,ICH E6(R3)最终将由总体原则、附件 1(干预性临床试验)和附件 2(非传统干预性临床试验的附加考虑)3 个部分构成,其中总体原则和附件 1 将替换 ICH E6(R2)。附件 2 的编写工作将在总体原则和附件

1 完成后启动。

ICH 于 2023 年 5 月 23 日发布了 ICH E6(R3)药物临床试验质量管理规范(GCP)指南草案,并在全球范围内公开征求意见。2023 年 5 月 29 日,国家药品监督管理局药品审评中心(CDE)发布了公开征求 ICH E6(R3):药物临床试验质量管理规范(GCP)》指导原则及附件 1 草案的通知,启动了在我国的征求意见工作。根据专家工作组拟订的工作计划,最快将于 2024 年完成总体原则和附件 1 的修订,之后转由各国监管机构通过各自行政程序完成实施。对于附件 2,2023 年 6 月的 ICH 大会上已宣布 E6(R3)附件 2 亚组已经开始了起草工作,计划最快于 2024 年公开征求意见。

3. ICH E6(R3)的亮点

正在修订的 ICH E6(R3)是对 ICH E6(R2)的全面修订,专家工作组希望通过此次修订能够制定出一套广泛且适用的总体原则,从而形成一个灵活的框架。这个框架里的每一条原则能够经受住不断演进的试验设计和技术创新的考验,保持一种历久弥新的状态。此外,这些原则可以促进和利用不断发展的数字化生态。并且继续推广基于风险和比例相称的方法。最终,希望整个临床试验从试验早期概念成型、设计、实施到分析都是周密考虑的过程。ICH E6(R3)的概念文件中也指出,旨在通过此次修订,将 GCP 的原则应用于日益多样化、复杂化的临床试验类型以及支持药品监管和相关医疗决策的数据中,并在任何适当的情况下促进临床试验的技术创新。本次修订包括以下方面的亮点。

(1)"章节式"向"原则+附件"形式的转变:在 ICH E6(R3)中,主要是在适用范围广泛的基本原则之上,对不同类型的临床试验和情形通过附件进行补充扩展。以便后续可以通过调整修改附件的方式来适应日益变化的临床试验大环境。

(2)相关定义更加准确:ICH E6(R3)中的相关说法和定义更加精确。例如:参加临床研究的患者从可指代物品的用词(subject)变成了指代人的用词(participant),这和 ICH E8(R1)中的基本原则保持一致;并提出了对未成年人参加临床研究的知情要求,用"assent"来表示未成年人同意参加临床研究,与成年人同意参加研究所使用的"consent"区分开来;将 source document 改为 source record;对 AE 的定义也更加明确等。

(3)"数据管理"调整为"数据治理(data governance)",并独立成章:随着科学技术的不断进步,申办者、研究者等相关方越来越多地参与到临床试验数据治理中来。ICH E6(R3)认可了电子系统在简化试验流程和加强数据管理方面的优势。电子系统便于实时数据采集、远程监控和试验相关方之间的高效协作,但 ICH E6(R3)还强调,在使用电子系统时,需要适当地验证数据完整可靠性保障措施和保护参与者隐私措施。ICH E6(R3)中将"数据管理"调整为"数据治理",并不再将对数据的要求分散于"研究者"和"申办者"等各个章节,而是把既往与数据管理的相关要求进行整合、重构和更新,单独形成"数据治理"这一新的章节。

(4)强调对临床试验参与者的鼓励和尊重:在 ICH E6(R3)中,对临床试验参与者的保护仍然是临床研究中最受关注的问题,再一次强调在获得试验参与者知情同意的过程中应该向参与者提供清晰且全面的信息,确保整个研究期间,参与者自愿参加以及尊重参与者的权益。此外,ICH E6(R3)中还体现了对弱势群体的重视,强调弱势参与者参与研究时,需要额外的保障措施。R3 版中新增了在设计制订临床试验方案时,申办者应酌情考虑来自各种利益相关方(患者、医疗专家)的建议,确保试验质量并且产生有意义的结果,这些意见可以确定数据收集工作的可行性,确保不增加试验参与者不必要的负担。ICH E6(R3)中提到,使用创新的临床试验设计和技术可能有助于适当地纳入不同的患者人群,并使更广泛的人群参与;新型设计可以加速药物研发,例如新冠期间平台研究就极大地助力了新冠治疗药物的研发。

(5)基于风险的方法:基于风险的方法是 ICH E6(R3)的中心主题之一,是在整个试验的实施过程中基于风险的方法,该方法涉及识别、评估和管理风险,以确保参与者的安全和数据的完整可靠。确认风险后,将资源集中在风险最高的地方,有助于有效地分配资源和试验结果的最佳化。R3 版为制订风险管理计划和风险评估纳入试验方案提供了指导。

(6)协作和数据共享:ICH E6(R3)的专家工作组认识到协作和数据共享在推进科学知识和加速新疗法开发方面的重要性,因此鼓励申办方、研究者和相关监管机构共同营造一个促进公开对话和数据交换的合作环境,有洞察力的研究人员可以利用现有知识来推动开展更高效的临床试验。

(7)支持有效的试验设计和实施方法:ICH E6(R3)的专家工作组支持有效的试验设计和实施方法,例如,可穿戴设备和传感器以及可能会扩展试验实施的方式等。可以将这些技术整合到已有的医疗保健基础设施中,使更多更广泛的数据源在临床试验中得到应用,这将有助于使临床试验的开展与科学技术的发展保持同步。要注意将技术手段应用到临床试验中时,应进行适当调整从而适应不同试验的特有设计以及参与者的特征。

(三)ICH E6(R3)的更新要点

ICH E6(R1)到 ICH E6(R2)的修订仅仅只有增补部分。与前一次修订不同的是,ICH E6(R3)草案与 ICH E6(R2)相比,无论是在指导原则的总体结构还是在针对每个概念的具体描述上,很多地方都发生了显著的改变。虽然主要内容如介绍部分、伦理委员会、研究者、申办者、研究者手册、临床研究方案、临床研究的必要文件这几大部分都依然保留,但是这些内容被拆开重新分到不同等级的部分。同时将数据管控部分单独列出,强调了对数据管控以及对与数据管控相关工具的具体要求。同时,ICH E6(R3)也将一些在中国开展的临床研究经验融合到其中。例如,以前现场管理组织(Site Management Organization,SMO)、受试者招募公司等一直是一个"灰色地带",而在 ICH E6(R3)中明确强调了研究者对研究者委托的第三方公司的责任。

ICH E6(R3)中一共有 11 条原则,新增 2 个主题,同时专家工作组还提供了大量的解释说明,以便读者在各种情景下理解践行 ICH-GCP 中的原则。本次修订将酌情考虑保留 ICH E6(R2)中的概念与指导,制定的原则将与 E8(R1)中《对临床试验的一般性考虑的修订》保持协调一致。但仍然保留了 ICH E6(R2)中很多关键的概念和内容,例如严格遵循伦理准则,参与者的权益和安全是首要考虑因素,优先于科学和社会的获益原则、临床试验应当权衡参与者和社会的预期风险及不便利性和获益等原则。

ICH E6(R3)由总体原则和附件组成。总体原则主要是随着技术和方法的进步而保持适用性,能够应对各种各样的临床试验类型。附件则是对原则的进一步扩展,针对不同类型的临床试验提出具体的要求。附件 1 主要是为了将总体原则合理地应用到临床试验中而编写的,主要是应对未来临床试验设计和实施过程中可能出现的各种变化和创新。该指南适用于拟提交监管机构的在研产品的介入性临床试验,也可能适用于根据当地要求不支持上市的其他在研产品的介入性临床试验。下面将对 ICH E6(R3)中的具体 11 条原则进行详细介绍。

(1)伦理及受试者权益保障相关原则:ICH E6(R3)中体现了 GCP 在相关法律法规中的伦理原则是与《赫尔辛基宣言》中的原则保持一致的。新增了"在设计临床试验时,应仔细考虑试验的科学性目标和目的,以免不必要地排除特定参与人群"。专家工作组明确表示了参与者的权益、安全和健康是头等大事,是首要考虑因素;需要注意参与者的安全性问题并不是一成不变的,因此需要进行定期审查;同时应当在其获益、证明风险合理的时候,进行试验;同时强调了在临床试验设计时,应仔细考虑试验的科学性目标,避免不必要地排除受试者人群。

(2)知情同意相关原则:R3 版中明确了应当获得参与者自愿且不受约束地给出的知情同意。同时强调了知情同意的过程应当考虑试验的相关方面,包括参与者本身的特点、医学干预的风险、试验实施的背景及环境(如新冠疫情状态下开展的临床试验),以及可能使用的各种技术手段。

(3)机构伦理委员会(Institutional Review Board,IRB)/独立伦理委员会(Independent Ethics Committee,IEC)审查原则:明确了应该按照批准的方案实施临床试验,并且强调 IRB/IEC 应当定期对试验进行审查。

(4)临床试验科学性相关的原则:明确了临床试验的预期目的应该具备科学依据,并且基于现有可靠的科学知识和方法。强调了应定期评估试验开始后可能会出现的新的或未预见的信息,应定期审查目前的科学知识和方法,以确定是否需要对试验进行调整。

(5)人员资质相关的原则:在人员资质方面,强调了参与试验的所有人员都应当具有相应的教育、培训和经验资质以承担相关职责。专家工作组也强调了随着试验设计的演进和试验新技术的不断应用,越来越多的专业人员都可能会参与到试验的各个环节中来,而参与试验设计和实施的人员也应当具有相应的资质以完成他们各自的任务。

(6)质量相关的原则:ICH E6(R3)中新增了"应该将质量融入临床试验的科学和操作层面的设计中及实施过程中"的原则。质量在试验的全过程中都至关重要,试验各方应该采用基于风险和与之相称的质量管理方法确定可能对试验参与者的权益、安全和健康以及结果的可靠性产生影响的因素,应当把精力放在决定试验质量的关键因素上。这一变化向试验申办方发出了明确的信息,减少不必要的措施来优化控制手段,有助于参与者保护数据的完整可靠性,申办方可以在不影响参与者安全的情况下提高试验效率。增加了"质量源于设计(quality by design,QbD)"原则,提出应将质量融入临床试验的科学和操作层面的设计中及实施过程中。质量应基于良好的设计和实施,而不是过度依赖追溯性文件检查、监督、审计或核查。指出质量源于设计应该贯穿到整个临床试验的设计和实施环节,在临床试验设计阶段就识别到与特定试验相关的、影响试验质量的关键因素,前瞻性地将质量设计到试验方案和实施流程中,从而确保临床试验受试者的安全和权益得到保护,以及确保试验数据的完整性和结果的可靠性。鼓励对每个临床试验的具体和可能独特的方面进行深入充分的考虑和计划,其中包括评估临床试验的特征,例如试验设计要素、所评价的试验药物、所解决的临床适应证、参与者特征、临床试验实施的条件、计划收集的数据类型。每项临床试验都需要仔细考虑与确保试验质量相关的因素。

(7)相称性原则:ICH E6(R3)中新增了"相称性"原则,强调临床试验过程、措施和方法应与受试者和试验结果的可靠性风险相称。相称性是整个临床试验过程中的关键性概念,相称性原则体现在试验的操作程序、信息收集、风险管理及稽查监查等各个环节。例如,采用具有相称性的风险识别和管理方式;稽查应采用与试验实施相关风险相称的方式进行等。在临床试验中,专家工作组希望各方的精力、资源的重点应该与受试者保护、结果的可靠性所面临的风险是相称的。

(8)试验方案相关的原则:考虑到试验方案在整个临床试验实施中占有重要的核心地位,因此确保临床试验在其方案中得到清晰、简洁、可操作的描述是十分重要的。清晰、简洁、可操作有助于简化试验,不仅可以使得临床试验在操作层面更加可靠还可以节约资源,更加以受试者为中心。

(9)试验结果相关的原则:临床试验是一项艰巨的任务。因此,设计开展能产生可靠结果的临床试验是非常重要的。强调了临床试验的流程应该要支持研究的主要目的;应该采用高效且管控良好的试验记录管理流程,对试验相关信息进行准确报告、解释及确认;同时 ICH E6(R3)也强调了对试验透明度的要求,其中包括在可公开访问和公认的数据库进行临床试验登记注册。

(10)相关方职责的原则:ICH E6(R3)中增加了各方的作用及责任应该明确,提出了申办者对其活动的转移以及研究者的授权行为均应进行明确并适当的记录,并应分别对他们转移或授权出去的活动保持适当监督。随着更多的试验与现有的医疗卫生体系的融合,更多的新技术使用以及去中心化和数字化临床试验(decentralized & digitalized clinical trials,DCT)将带来更广泛的受试者人群,因此也就会有更多的专业人员参与到临床试验中来,所以明确所有人的职责和任务就变得更加重要。

(11)试验用药品相关的原则:在试验用药品方面,强调了应当采取措施来确保提供给试验参与者的试验用药品的质量;如果适用,应当采取保证盲态和治疗分组的方式进行试验药物的制备、处理和标签;而试验中的其他流程和方法应当使用基于风险的思路并且采取与之相称的措施保证试验药物得到妥善的制备、运输和处理。

二、我国 GCP 的起草和修订

(一)我国 GCP 的起草和修订背景

药物临床试验是新药上市前的关键环节,是以人体(患者或健康受试者)为对象,意在发现或验证某种试验药物的临床医学、药理学以及其他药效学作用、不良反应,或者试验药物的吸收、分布、代谢和排泄,以确定药物的疗效与安全性的系统性试验。2001 年修订的《中华人民共和国药品管理法》及其实施条例明确规定:药物临床试验必须执行《药物临床试验质量管理规范》(GCP),且应当由经依法认定的药物临床试验机构承担。

我国于 1998 年 3 月 2 日由卫生部颁发了第一版 GCP(试行版),第二版 GCP 于 1999 年 9 月 1 日由国家药品监督管理局与卫生部联合发布。2003 年 8 月 6 日,国家药品监督管理局与卫生部联合发布了我国 2003 版的 GCP,并于当年 9 月 1 日起开始施行。2003 版 GCP 参照国际公认原则,总结了前面两版 GCP 实施过程取得的经验以及存在的问题,对旧版进行了重新修订及颁布,内容基本上与国际接轨。随着我国药品研发的快速发展和药品审评审批制度改革的深化,2003 版 GCP 中的一些规定内容已经不再适用,药物临床试验领域新概念的产生和新技术的应用,如基于风险的质量管理、电子数据等,尚未纳入 2003 版 GCP 中;近年药物临床试验数据核查中发现比较集中的问题,如申办者、研究者、伦理委员会等各方的主体责任不清晰,试验操作不够规范,对于受试者的权益、安全保障不足,需要在 2003 版 GCP 中明确和细化要求;国家药品监管部门 2017 年 6 月 1 日起加入国际人用药品注册技术要求管理协调理事会(ICH)并成为管理委员会成员,也要求遵循和实施 ICH GCP 指导原则,但 2003 版 GCP 与 ICH GCP 指导原则在体例上存在较大差异。基于上述原因,需要对 2003 版 GCP 做出相应的修改和增补,以适应新法规时代药品监管工作的需要。

(二)征求 2003 版 GCP 修订意见

为了进一步提升药物临床试验质量,保护受试者权益及安全,以及与 ICH GCP 指导原则接轨,国家食品药品监督管理总局自 2014 年起组织 2003 版 GCP 的修订工作,并先后于 2015 年 2 月 6 日、2016 年 12 月 1 日、2018 年 7 月 17 日 3 次向社会发布修订稿草案,公开征询意见。

2003 版 GCP 的修订以我国近 30 年开展药品临床试验所获得的宝贵经验为基础进行,总体思路包括 5 个方面:①遵循我国《药品管理法》及其实施条例,明确并提高药物临床试验各方职责要求,强化监管举措;②落实药品医疗器械审评审批制度改革和鼓励创新意见,优化临床试验程序,规范质量要求,保障临床试验的科学性、真实性、可靠性;③以当前《规范》实施中存在的问题为导向,以科学性、可靠性为基准,增加保护受试者权益措施,强调社会公开和监管,明确相应的管理性要求;④结合国情借鉴国际通行做法及管理理念,如 ICH 相关技术指导原则、FDA 和 EMA 相关法规;⑤加强与药品注册管理办法等规章相关内容的衔接。

(三)审议及通过

新修订的《药物临床试验质量管理规范》(2020 版)于 2020 年 4 月 23 日印

发,自 7 月 1 日起施行。2020 版 GCP 参考了 ICH E6(R2)的内容,总体框架和章节内容较 2003 版有了较大幅度调整和内容增补,更富针对性、规范性和指导力,对我国医药卫生事业的发展产生了巨大影响。

三、2020 版 GCP 的主要变化

(一)总体框架内容的变化

2020 版 GCP 的整体框架与 ICH GCP 基本一致,仅部分细节内容稍有不同。但和 2003 版 GCP 相比,从原 13 章 70 条调整为 9 章 83 条:第一,保留了总则(《赫尔辛基宣言》作为总的原则性要求纳入,不再附全文)、研究者、申办者、试验方案、附则 5 个章节;第二,增加了术语及其定义、伦理委员会、研究者手册、必备文件管理 4 个章节;第三,删除了临床试验前的准备与必要条件、受试者的权益保障、监查员的职责、记录与报告、数据管理与统计分析等 8 个章节,将前述 8 个章节涉及内容按责任主体和试验环节调整到相应章节。

2003 版 GCP 一共列出 19 个术语和定义,而 2020 版 GCP 一共列出 40 个术语和定义,不仅全部用中文进行了详细定义,且将之前的英文表述全部删除。例如,合同研究组织以前没有一个确切的定义,而 2020 版 GCP 对其做出了明确的定义:指通过签订合同授权,执行申办者或者研究者在临床试验中的某些职责和任务的单位,其承担一种衔接作用。这些变化使得包括申办者、研究者、受试者、管理者等参与临床试验的各方人员能更好地理解法规和执行法规。

(二)对伦理委员会要求的变化

1. 组成与运行的变化

2020 版 GCP 设专章对伦理委员会的组成、职责和运行程序做了明确规定。修订前 GCP 要求伦理委员会至少由 5 人组成,而卫生健康主管部门颁布的《涉及人的生物医学研究伦理审查办法》规定伦理委员会委员人数不得少于 7 人,两者规定的人数存在差异。早期核查中曾发现伦理委员会委员人数不足 7 人的情况。新修订的 GCP 对人数的规定将避免此类问题发生。所有委员均应接受伦理审查培训,并具备审查临床试验伦理学和科学相关问题的能力。参会委员应包括各类别具有不同性别的委员,并满足规定人数(如会议审查最少到会委员人数应超过半数成员;会议审查的决定应当得到 1/2 以上委员的同意;快速审查由 1~2 名委员负责;跟踪审查的委员不得少于 2 人);伦理委员会应收集所有委员的详细信息,并保证所有委员具备伦理审查资格。

在核查中常发现伦理委员会的组成符合要求,即包含医药相关专业人员、非医药专业人员、法律专家及来自其他单位的人员,并有不同性别的委员,但会议审查的参会委员并不包含以上各类委员,或无法律专家,或无外单位人员,或无女性委员,或无非医药专业人员。其原因是修订前 GCP 虽然规定了伦理委员会组成,但未对参加会议审查的委员组成提出具体要求。新修订的 GCP 明确规定会议审查的投票委员应包括各类别具有不同性别的委员,这样才能在实操层面保证受试者的权益。

伦理委员会应当按照其制度和标准操作规程(SOP)履行工作职责。所有审查均应有书面记录;参与会议审查和讨论的委员才具备投票资格;投票或提出审查意见的委员应独立于被审查的项目,且不存在利益冲突;会议审查意见应当形成书面文件;伦理委员会有权利要求研究者提供伦理审查所需全部资料,并回答伦理委员会提出的问题;伦理委员会可根据审查需要邀请委员以外的专家参与审查,提出意见和建议,但不参与投票。

2. 伦理审查的变化

2020 版 GCP 较 2003 版 GCP 更加明确了"伦理委员会应当审查哪些文件"。2020 版 GCP 伦理委员会应当审查的文件包括:试验方案和试验方案修订版;知情同意书及其更新件;招募受试者的方式和信息;提供给受试者的其他书面资料;研究者手册;现有的安全性资料;包含受试者补偿信息的文件;研究者资格证明文件;伦理委员会履行其职责所需要的其他文件。

伦理委员会应保留伦理审查的全部记录和文件,包括伦理审查的书面记录(应包括会议时间及讨论内容)、委员名单及信息、研究者或申办者递交的所有送审材料、会议记录、伦理委员会与研究者或申办者的相关往来记录等。所有记录和文件应至少保存至临床试验结束后 5 年。对于申请药品注册的临床试验,必备文件应至少保存至试验药物被批准上市后 5 年。

2020 版 GCP 的伦理委员会职责中还有对临床试验科学性进行审查的要求,而在 ICH GCP 的伦理委员会职责中并无此相关规定。例如,对于"伦理委员会可以要求提供知情同意书内容以外的资料和信息""非治疗性临床试验""若受试者知情同意是由监护人替代实施""紧急情况下受试者或者其监护人无法在试验前签署知情同意书"等情况,2020 版 GCP 明确了上述情况下伦理审查的具体考虑内容:"审查试验方案中是否充分考虑了相应的伦理学问题以及法律法规"。这一差异体现我国药品监管部门及伦理学工作者从我国临床试验实际出发做出相应要求。临床试验立题依据不充分,或设计方案无法达到预期目的,这类缺乏科学性的试验,必然不符合伦理要求,不可能通过伦理审查。除此之外,较 2003 版 GCP"受试者参加试验应是自愿的",2020 版 GCP 提出更明确的伦理审查具体内容,即"审查受试者是否因被强迫、利诱等不正当的影响而参加临床试验",提出"伦理委员会应当在合理的时限内完成临床试验相关资料的审查或者备案流程,并给出明确的书面审查意见。审查意见应当包括审查的临床试验名称、文件(含版本号)和日期",伦理审查受试者补偿的书面资料及补偿信息要求等。

面对生物医药研发和临床研究不断加快的新形势,伦理审查是临床试验中的重要组成环节,应贯穿到临床试验的全过程中。因此,伦理委员会迫切需要深入研究新形势下的新情况,及时调整,增强自身能力体系建设以适应新要求。

(三)对研究者要求的变化

1. 研究者与临床试验机构

研究者首先应具有医疗机构的执业资格,还应具备临床试验所需的专业知识、培训经历和能力;能够根据申办者、伦理委员会和药品监督管理部门的要求提供最新的工作履历和相关资格文件。

2. 与伦理委员会的沟通

研究者在临床试验全过程中均应与伦理委员会保持良好沟通。在试验实施前,应按照伦理委员会的要求提供伦理审查所需文件;在获得伦理委员会书面同意后,才可筛选受试者;在试验实施过程中,若试验方案、知情同意书等文件发生修订,应向伦理委员会提交修订稿和修订原因;试验过程中发生的所有可疑且非预期严重不良反应(suspected unexpected serious adverse reaction,SUSAR),涉及死亡的严重不良事件(serious adverse event,SAE),均应向伦理委员会报告。

3. 知情同意相关要求

研究者实施知情同意的过程应当遵守《赫尔辛基宣言》的伦理原则,并符合GCP要求。关于受试者知情,2020版GCP列出了多条要求,首先需要明确的是签署知情同意书有两层含义,一层含义是"知情"也就是使受试者充分了解项目情况、风险与获益等。另一层含义就是"同意",也就是受试者在充分了解项目信息后自愿做出的最终决定。所以相应的要求总结下来主要有3点:①应当使用伦理批准的最新版的知情同意书,若遇后期修订需要再次告知受试者并签署知情同意书;②充分并及时告知受试者有关临床试验的所有相关事宜,包括书面信息和伦理委员会的同意意见;③不得采用强迫、利诱等不正当的方式影响受试者参加或者继续临床试验。

2020版GCP多次强调研究者应保护受试者的隐私。研究者实施知情同意时,受试者应处于独立、密闭的空间;研究者发布临床试验结果等过程,不可公开使用受试者相关身份信息；应避免受试者信息的非法或未授权的查阅、修改、损毁等，确保其保密性。

4. 遵循试验方案相关要求

2020 版 GCP 将"试验方案"作为一个独立的章节进行阐述，可见其对临床试验的重要性。实践中，试验方案是研究者熟悉试验流程、遵循试验要求、把控试验风险、解释试验结果的重要依据。因此，研究者应当按照 2020 版 GCP 第四章第十六条要求，熟悉申办者提供的试验方案、研究者手册、试验药物相关资料信息。此外，2020 版 GCP 第六章中提到，试验方案的研究背景资料应包含受试人群的已知和潜在的风险和获益。在创新药各期临床试验阶段，研究者通过认真研读以上资料，与申办者保持密切沟通，充分了解试验药物特性和试验操作流程，在发生不良事件时，能保证受试者得到妥善的医疗处理，尽可能将受试者的参研风险降到最低。

一般情况下，研究者应按照方案实施临床试验，未经伦理委员会同意不得修改或偏离试验方案。若方案存在缺陷，为避免对受试者造成紧急危害，研究者可先采取偏离（或违背）试验方案的操作以保护受试者安全，或会同申办者对试验方案不合理之处进行修订并紧急实施，事后均应及时向伦理委员会书面报告。研究者（或其指定的研究人员）应及时记录试验方案偏离的情况，采取措施提高用药依从性，避免使用试验方案禁用的合并用药或治疗。

5. 试验用药品的管理责任

研究者应指派有资格的药师或其他人员管理试验用药品。试验用药品的接收、贮存、分发、使用、回收、退还及未使用的处置等管理应当遵守法规、试验方案和机构 SOP 要求并记录。记录应包括日期、数量（使用量、剩余量应与接收量匹配）、批号/序列号、有效期、分配编码、签名等，还应包括每位受试者使用试验用药品的数量和剂量。试验用药品从接收开始，到退还（或销毁）结束，要形成闭环管理，各项记录完整，时间和数量真实、符合逻辑。

研究者应确保试验用药品按照试验方案使用，不能随意增减剂量。若由受试者自行给药，应对受试者说明正确的给药方法及贮存条件，同时避免其使用试验方案禁用的合并用药，非禁用的合并用药也要避免滥用。对于生物等效性试验的试验用药品，研究者应随机抽取留样，留样药品应由机构（或具备贮存条件的独立第三方）至少保存至药品上市后 2 年。

6. 医疗处理

临床试验中的基本医疗，就是当受试者（患者或健康受试者）需要医疗处置时，应当得到符合诊疗指南、临床路径以及核心制度的及时规范的诊断与治疗。或者说，不能因为参与临床试验，而忽视或影响了受试者所患疾病或不良事件的基本诊疗服务。

2020 版 GCP 在第十二条中提到,"为了更好地判断在临床试验中能否确保受试者的权益和安全以及基本医疗,伦理委员会可以要求提供知情同意书内容以外的资料和信息。"这是中国 GCP 首次强调确保受试者的基本医疗,且对应 ICH GCP 的相应条款,"基本医疗"也属于增加的内容。第六条规定"研究者在临床试验过程中应当遵守试验方案,凡涉及医学判断或临床决策应当由临床医生做出";第十八条中还提到"研究者应当给予受试者适合的医疗处理"的情形。例如,研究者若收到申办者提供的临床试验相关安全性信息,尤其是 SUS-AR,应考虑受试者的治疗是否需要调整。

所以对于研究者而言,其合格性是确保受试者安全的重要前提。研究者应有足够的资质、专业知识、经验和资源。作为临床医生或授权临床医生,应能承担受试者的全部医学决策、妥善处理并如实告知受试者试验相关不良事件(如有临床意义的实验室异常)及可能影响试验结果或受试者安全的合并用药等。这些都是保障受试者"基本医疗"的具体要求。

7. 安全性信息报告

2020 年版 GCP 中关于临床试验安全性评价的新变化比较多,除强化了申办者建立临床试验的质量管理体系并优化安全性信息报告的流程等要求外,对研究者在试验过程中应承担的安全信息收集、评价和记录等责任也有了更为明确和细化的规定。例如,2020 版 GCP 中新增了研究者对申办者提供的临床试验相关安全性信息的评价要求,即研究者应当及时签收阅读,并权衡受试者的治疗调整,必要时尽早与受试者沟通,同时向伦理委员会报告由申办者提供的SUSAR。

2020 版 GCP 第二十六条对于研究者的安全性报告要求,相比 2003 版GCP 有了较大改变。首先,除试验方案或者其他文件(如研究者手册)中规定不需要立即报告的严重不良事件外,研究者应当立即向申办者书面报告所有严重不良事件,随后应当及时提供详尽、书面的随访报告。其次,突出了试验方案规定的特别安全事件管理要求。试验方案中规定的、对安全性评价重要的不良事件和实验室异常值,应当按照试验方案的要求和时限向申办者报告。因此,如果不熟悉试验方案或研究者手册内容,研究者就可能多报或漏报该项目的不良事件或严重不良事件。

(四)对申办者要求的变化

1. 质量管理

2020 版《药物临床试验质量管理规范》中明确提出,"申办者应当建立临床试验的质量管理体系",并阐述了该质量管理体系应当涵盖的内容。质量管理体系(quality management system,QMS)应覆盖试验全过程,包括试验设计、实施、记录、评估、报告和文件归档,重点是受试者保护、试验结果可靠及相关操作合规。

申办者是临床试验数据质量和可靠性的最终责任人,因此,申办者应履行管理职责,建立研究和管理团队,对试验全过程实施质量管理(quality management,QM)。QM应涵盖方案设计、数据和信息收集方法及流程等方面,应有相关记录,临床试验报告应说明QM的方法,并概述严重偏离质量风险容忍度的事件和补救措施。申办者应定期评估风险控制措施,确保QM的有效性和适用性,并及时与相关方沟通,促使风险评估和质量持续改进。为明确各方职责,更好地实施QM,申办者应与临床试验各参加单位签订合同。合同中应注明可直接在试验现场开展监查、稽查和检查,并有权查阅源数据、源文件和报告。

2. 委托 CRO 的要求

申办者可将临床试验的部分或全部工作委托给合同研究组织(contract research organization,CRO),但申办者仍是试验数据质量和可靠性的最终责任人,即工作和任务可以"转包",但责任不能"转包",因此应监督CRO承担的各项工作。与CRO的合同应明确委托的具体工作及相关SOP;有权确认CRO执行SOP的情况;对CRO的要求;CRO提交给申办者的报告要求;受试者赔偿相关事宜;若CRO将任务转包,应事先获得申办者的书面同意。未委托给CRO的工作仍由申办者负责。CRO相当于合同规定职责范围内的申办者,因此,GCP对申办者的要求适用于承担申办者相关工作的CRO,CRO在临床试验过程中也应实施质量保证(quality assurance,QA)和质量控制(quality control,QC)。

3. 数据管理

2020版GCP在数据管理方面重点强调了电子数据管理系统,在申办者职责第三十六条中更是明确指出了电子系统使用操作规程应包含的细节内容:电子数据管理系统在使用前应通过系统验证并在试验过程中处于验证有效状态;应建立完整的SOP(如系统验证、功能测试、数据采集和处理、系统维护、安全性测试、变更控制、数据备份和恢复、应急预案和软件报废等)覆盖系统的设置、安装和使用;应建立权限控制和密码管理制度并及时备份以保证系统和数据的安全等。此外,计算机化系统的数据修改过程应完整记录并保留修改前的数据(如稽查轨迹),这样能够保存对源数据的所有痕迹,满足2020版GCP对于源数据以及各种稽查的要求。

申办者应书面告知研究者和机构对试验记录保存的要求；若记录无须保存，也应书面告知。申办者及临床试验参加单位获得的与申办者相关的试验数据应保留在临床试验必备文件内。试验数据所有权的转移应符合相关法律法规。

4. 试验用药品相关

试验用药品的供给由申办者负责。其中，试验药物的制备应符合临床试验用药品的生产质量管理相关要求，包括应明确规定试验用药品的贮存温度、运输条件、贮存时限、药物溶液配制方法及输注装置要求等。申办者应制定试验用药品供给和管理规程（覆盖药品运输、接收、贮存、分发、使用、回收及销毁等管理全过程），并建立回收管理制度（包括缺陷产品的召回、试验结束后及药物过期后的回收）和未使用试验用药品销毁制度；应向研究者和机构提供试验用药品的书面说明，明确其使用、贮存和相关记录要求，并采取措施确保其试验期间的稳定性以及负责评估其安全性。在获伦理委员会同意和药品监督管理部门许可或备案之前，申办者不得提供试验用药品。此外，需要注意试验用药品应及时送达，以供受试者及时使用。

5. 监查与稽查

（1）监查：监查指监督临床试验的进展，并保证试验按照试验方案、SOP 和相关法律法规要求实施、记录和报告的行动，监查是 QC 的主要方法，其目的是保证受试者的安全和权益、试验记录的准确和完整、试验实施遵守方案、GCP 和相关法规。监查员应经过相关培训，具备医学、药学等监查所需知识，能有效履责。申办者应制定监查 SOP 供监查员执行。监查员和监查报告的相关要求见新修订 GCP 的第五十和第五十一条。

申办者应当建立系统的、有优先顺序的、基于风险评估的方法对临床试验实施监查，其范围和性质可灵活采用不同的方法以提高效率和有效性，但应根据临床试验的目的、设计、复杂性、盲法、样本大小和试验终点等制定。监查计划应特别强调保护受试者的权益，保证数据的真实性，保证应对临床试验中的各类风险；应说明监查的策略和方法及其选择理由、对试验各方的监查职责；应强调对关键数据和流程的监查并符合相关法律法规。

现场监查是在临床试验现场开展的监查，通常在试验开始前、实施中和结束后进行，特殊情况下可将监查与其他试验工作（如研究人员培训和会议）结合进行。中心化监查是对正在实施的临床试验进行远程评估，或汇总多中心临床试验不同中心的数据进行远程评估。通过统计分析数据的趋势，包括不同中心内部和分中心之间的数据范围及一致性，并分析数据的特点和质量，来选择监查现场和监查程序。中心化监查是对现场监查的补充，有助于提高监查效果，因此,两者应基于风险结合进行。为提高监查效率,可采用统计学抽样调查方法核对数据。监查员在每次监查后应及时书面报告申办者。申办者对报告的问题应审核、跟进并形成文件保存。

(2)稽查:稽查指对临床试验相关活动和文件进行系统的、独立的检查,以评估确定临床试验的实施,试验数据的记录、分析和报告是否符合试验方案、SOP 和相关法律法规的要求。稽查是监查的有益补充,也是 QA 的主要方法,在监查之外开展稽查有助于提高临床试验整体质量。稽查员应为独立于临床试验的人员,不得由监查员兼任,且应经过相关培训,具备稽查经验,能有效履责。申办者应依据临床试验的类型、复杂程度、风险水平、受试者例数、向药品监督管理部门提交的资料等制订稽查计划和规程。稽查规程应包括稽查的目的、方法、次数和报告格式等内容。稽查员在稽查过程中发现的问题均应有书面记录。药品监督管理部门根据工作需要可要求申办者提供稽查报告。必要时申办者应提供稽查证明。

6. 开展多中心临床试验的要求

申办者应向各临床试验中心提供相同的试验方案和病例报告表。试验开始前,应有书面文件明确各中心研究者的职责;试验期间,应促进各中心研究者之间的沟通交流,确保各中心均能遵守试验方案,执行统一的临床和实验室数据评价标准。

7. 报告药物不良反应的要求

申办者负责试验用药品的安全性评估及临床试验风险与获益评估,应按要求和时限报告药物不良反应,并提交安全性定期报告和更新报告。试验期间若发现可能影响受试者安全和试验实施的问题,应及时向研究者、临床试验机构和药品监督管理部门报告。申办者收到任何来源的安全性信息均应立即分析评估,包括严重性、与试验药物的相关性、是否为预期事件等。应将 SUSAR 快速报告给伦理委员会、药品监督管理部门、卫生健康主管部门、所有参加临床试验的研究者及机构。

(五)总体变化亮点

1. 各方主体责任更加明晰和细化

2020 版 GCP 将对临床试验质量的高标准、严要求贯彻临床试验的始终,并以明确各方在试验中的分工和职责、确保临床试验数据的真实性为基础,形成以申办者为核心、多方参与的质量管理体系,这使得试验参与各方的主体责任都更加明晰。如伦理委员会作为单独章节,明确其组成和运行、伦理审查、程序文件等要求;突出申办者主体责任,明确申办者是临床试验数据质量和可靠性的最终责任人,加强对外包工作的监管;研究者具有临床试验分工授权及监督职责;临床试验机构应当设立相应的内部管理部门,承担临床试验相应的管理工作;明确了 CRO 的定义,强调对于申办者的职责要求同时也适用于承担申办者相关工作的 CRO,这让 CRO 的合法性得到正式确立。

在药物临床试验开展过程中,涉及对临床试验数据的记录、收集、保存、转移、申报等,同时也会涉及多个参与主体,如研究者、监查员、临床试验机构、CRO 以及申办者等。因 2003 版 GCP 中未明确临床试验数据质量和可靠性的最终责任人,当在药品注册环节出现临床试验数据造假时,不排除前述参与主体之间责任约定不清、互相推诿以及监管机关调查取证难度大等情况的发生,进而不利于监管机构有效采取相应的管理措施。由此,2020 版 GCP 第二十九条明确“申办者应当把保护受试者的权益和安全以及临床试验结果的真实、可靠作为临床试验的基本考虑”和第三十三条第(1)项明确“申办者是临床试验数据质量和可靠性的最终责任人”,在国家不断加强药物临床试验数据核查以及加重违法后果的情形下,前述新增和修订内容一定程度上强化了申办者在药物临床试验过程中的数据管理责任。除此之外,2020 版 GCP 明确申办者应当监督 CRO 承担的各项工作,且要求申办者负责对药物试验期间试验用药品的安全性评估,对药物安全性相关事件(特别提到 SUSAR)进行分析评估后分类报告,即意味着申办者不仅对委托第三方的行为承担相应法律后果,同时在整个药物临床试验过程中均应关注和重视受试者的临床不良症状,以方便对受试者及时采取相应救助措施和对监管机构采取风险控制措施。

2. 将临床试验分类为治疗性和非治疗性

2020 版 GCP 提出了治疗性临床试验和非治疗性临床试验的试验分类。该分类源自 1964 年版的《赫尔辛基宣言》。该版《赫尔辛基宣言》对二者的区分标准为研究者的主观动机,即试验目的在于受试者获得医疗利益的就是治疗性试验,而纯粹是为了进行医学科学研究需要,受试者无法从中获得医疗利益的是非治疗性试验。《赫尔辛基宣言》在 2000 年之后的版本中以“与医疗照顾相结合的医学试验”代替“治疗性试验”的含义。2020 版 GCP 吸纳了该临床试验分类,第十二条第(5)项明确规定非治疗性临床试验为“对受试者没有预期的直接临床获益的试验”,从临床试验分期来看,绝大多数的 I 期临床试验以健康志愿者为受试者,受试者无法从中获取直接的临床获益,即为非治疗性临床试验,但区分标准还是不明确,实践中予以区分比较困难,研究者的裁量空间比较大。但是该种分类为伦理审查工作及知情同意完善提供了基础。

前述两类试验在伦理审查要求上有所不同,主要是实施非治疗性临床试验(即对受试者没有预期的直接临床获益的试验)时,若受试者的知情同意是由其监护人替代实施,伦理委员会应当特别关注试验方案中是否充分考虑了相应的伦理学问题以及法律法规。知情同意方面,治疗性临床试验允许代理知情同意,但非治疗性临床试验原则上不允许代理,只有满足特定条件才允许监护人代表受试者进行知情同意。

3. 强化受试者的权益保障

2020 版 GCP 总则强调受试者权益和安全必须大于一切,甚至高于科学和社会获益。受试者的权益和安全是临床研究的基本,2020 版 GCP 强调得更为明显。此外,进一步强调弱势受试者的保护,详细定义哪些受试者是弱势受试者,将这种保护细化到知情同意过程以及所有可能的风险、出现风险后的处理措施等,与以前相比有非常大的变化。

2003 版 GCP 第八条规定"伦理委员会与知情同意书是保障受试者权益的主要措施",而 2020 版 GCP 改为"伦理审查与知情同意是保障受试者权益的重要措施",这体现了对受试者的知情同意从形式要求到实质要求的转换,因为"知情同意书"与"知情同意"虽然有一字之差,但知情同意不仅包含知情同意书这一证明文件,更是研究者与受试者进行沟通交流的持续性的过程,知情同意书仅是将这一过程进行固化的书面形式。实践中,许多研究者获取受试者知情同意时仅有"同意"而未有"知情",忽略知情同意中告知的过程,仅以签署知情同意书作为完成法定义务的工具,导致受试者知情不充分和权益未能得到充分保障。同时,知情同意的过程不仅在签署知情同意书之前,而应在整个试验期间。例如,2020 版 GCP 要求在临床试验过程中,儿童受试者达到了签署知情同意书的条件,则需要由本人签署知情同意书之后方可继续实施。

2003 版 GCP 规定对无能力表达同意的受试者,应向其法定代理人提供上述介绍与说明,不要求告知受试者有关试验的信息。而 2020 版 GCP 规定,当监护人代表受试者知情同意时,应在受试者可理解的范围内告知受试者临床试验的相关信息,并尽量让受试者亲自签署知情同意书和注明日期。前述内容的修订可以有效防范代理知情同意的道德风险同时尊重受试者本人的意愿,代理知情同意条件更为严格。

4. 强调临床试验质量

2020 版 GCP 全文共出现"质量"41 次,包括强调临床试验全过程的质量、试验药物符合生产质量、必备文件是质量回溯载体等;强调研究者是对质量负责的责任人、主要研究者(principal investigator,PI)是直接责任人、申办者是最终责任人。具体内容例如第九条,指出 QMS 应当覆盖"全过程",重点是受试者保护、试验结果可靠,以及合法合规(遵守相关法律法规);第三十条,质量管理包括有效的试验方案设计、收集数据的方法及流程、对于临床试验中做出决策所必须的信息采集、数据收集;第六十九条,虽然延续了 2003 版 GCP 要求,但是将"试验方案中应当包括实施临床试验质量控制和质量保证"单独列出,强调其重要性。

此外,2020 版 GCP 厘清了申办者的相关责任,同时明确细化了申办者作为临床试验质量和可靠性的首要责任主体,需要建立质量管理体系,基于风险进行质量管理,加强质量保证和质量控制,建立独立数据监查委员会,开展基于风险评估的监查和稽查等。

参考文献

[1] 质量源于设计受试者变参与者 ICH E6(R3)推动临床研究进阶.[2023-11-22]. http://www.yyjjb.com.cn/yyjjb/202306/20230605104605465_15586.shtml.

[2] 国际化提速下 ICH 临床规范再修订,再次深化以患者为中心的临床试验方案设计. [2021-5-21]. https://xueqiu.com/3483303916/180551953.

[3] 杨兰,马润镒,王海学,等.国际人用药品注册技术协调会(ICH)《E6(R3):药物临床试验质量管理规范》修订进展及更新要点[J].中国医药工业杂志,2023,54(9):1382-1386.

[4] 新版 ICH-GCP 修订启动! CDE 喊你参与调查问卷,携手推动全球药物临床试验走进新时代! [2020-5-15]. https://www.sohu.com/a/395419378_331432.

[5] 田少雷.我国新版 GCP 较旧版的变化[J].中国医药导刊,2003,(05):373-374+376.

[6] 全国人民代表大会常务委员会.中华人民共和国药品管理法[EB/OL].[2001-02-28]. https://www.gov.cn/banshi/2005-08/01/content_18993.htm.

[7] 黄萍,章平.以 GCP 指导医院药物临床试验管理[J].海峡药学,2008(10):191-193.

[8] 国家药品监督管理局.药物临床试验质量管理规范[EB/OL].[2020-04-26].https:// www.nmpa.gov.cn/xxgk/fgwj/xzhgfxwj/20200426162401243.html.

[9] 国家药品监督管理局.药物临床试验质量管理规范[EB/OL].[2003-08-06].https:// www.nmpa.gov.cn/yaopin/ypfgwj/ypfgbmgzh/20030806010101443.html.

[10] 国家卫生和计划生育委员会.涉及人的生物医学研究伦理审查办法[EB/OL].[2016-10-12]. https://www.gov.cn/gongbao/content/2017/content_5227817.htm.

[11] 张琼光,宋福鱼,宁靖,等.从检查员视角看新修订《药物临床试验质量管理规范》对伦理委员会的要求[J].中国临床药理学杂志,2021,37(24):3385-3388+3396.

[12] 陈仲林,何淦,冯钰,等.医药创新战略下临床试验伦理审查的角色与定位[J].中国医学伦理学,2023,36(02):180-185.

[13] 张琼光,王洪,申鸽,等.从检查员视角看新修订《药物临床试验质量管理规范》对研究者的要求[J].中国临床药理学杂志,2021,37(23):3300-3304.

[14] 张琼光,刘珊,余甜,等.从检查员视角看新修订《药物临床试验质量管理规范》对申办者的要求[J].中国临床药理学杂志,2021,37(24):3379-3384.

［15］ICH. Summary of Stakeholder Engagement to Support the Development of ICH E6(R3)
［EB/OL］. ［2024-07-11］. chrome-extension://bocbaocobfecmglnmeaeppambideimao/pdf/vie-
wer. html? file＝https％3A％2F％2Fadmin. ich. org％2Fsites％2Fdefault％2Ffiles％2F2020-
05％2FE6-R3_PublicEngagemenSummary_2020_0421. pdf

［16］ICH. Guideline for good clinical practice E6(R1)current step 4 version［EB/OL］.［1996-
06-10］. https://www. pmda. go. jp/files/000156725. pdf.

［17］ICH. Final Concept Paper Addedum for ICH E6：Guideline for Good Clinical Practice
［EB/OL］. ［2024-07-11］. chrome-extension://bocbaocobfecmglnmeaeppambideimao/
pdf/viewer. html? file＝https％3A％2F％2Fdatabase. ich. org％2Fsites％2Fdefault％
2Ffiles％2FE6_R2_Concept_Paper_0. pdf

［18］ICH. ICH HARMONISED GUIDELINE GOOD CLINICAL PRACTICE（GCP）E6
（R3）［EB/OL］. ［2024-07-11］. chrome-extension://bocbaocobfecmglnmeaeppambide-
imao/pdf/viewer. html? file＝https％3A％2F％2Fdatabase. ich. org％2Fsites％2Fdefa
ult％2Ffiles％2FICH_E6％2528R3％2529_DraftGuideline_2023_0519. pdf

［19］ICH. The ICH E6(R3)draft guideline presentation available now on the ICH website
［EB/OL］.［2023-06-13］. https://www. ich. org/news/ich-e6r3-draft-guideline-presentation-
available-now-ich-website.

［20］ICH. ICH E6(R3) EWG Work Plan[EB/OL].［2024-07-11］. chrome-extension://bocb
aocobfecmglnmeaeppambideimao/pdf/viewer. html? file＝https％3A％2F％2Fdatabase. ich.
org％2Fsites％2Fdefault％2Ffiles％2FICH_E6％2528R3％2529_EWG_WorkPlan_2024_
0222. pdf

（本章由张黎、郝晓花、马海萍编写）

第四章

药物临床试验技术创新与发展

一、信息化技术在临床试验中的应用

人民健康是民族昌盛和国家富强的重要标志,党的十九大做出实施健康中国战略的重大决策部署,党中央、国务院发布《"健康中国 2030"规划纲要》,提出了健康中国建设的目标和任务,并发布了关于实施健康中国行动的意见。在健康中国战略的组织与实施方面,国务院关于健全支撑体系要求强化信息支撑,推动部门和区域间共享健康相关信息,为临床试验的信息化发展与技术创新明确了未来导向。

信息化技术正在逐渐覆盖临床试验的各个环节,而临床试验电子化和自动化的真正高水平实现,能有效促进数据共享。21 世纪以来,伴随互联网技术兴起的"第三次工业革命"也推动着临床试验进入"第二次工业革命"时代——信息化进程。初期的电子化临床试验(e-clinical trial)即在临床研究过程中应用任何一种或多种不同的电子化技术,包括电子化数据采集技术(electronic data capture,EDC)、中央随机系统(central randomization system,CRS)以及临床试验管理系统(clinical trials management system,CTMS)等。近年来,随着科技的成熟与迭代,电子化临床试验的概念由个别技术应用向整体业务流程电子化转变,即将一系列电子化技术整合和无缝隙对接,最终形成电子化临床试验解决方案(e-clinical solution)。在信息化技术的基础支撑下,临床试验的效率与质量也将极大提高,并逐步走向全球化。

(一)临床试验信息化管理相关的法规要求

我国涉及临床研究信息化的相关法规正在逐步完善,从业者除了遵守《药物临床试验质量管理规范》(2020)、《药品记录与数据管理要求(试行)》(2020)、《临床试验用药品管理规定(试行)》(2022)等国家药品监管部门和卫生行政部门颁布的法规文件外,还应遵守我国《网络安全法》(2016)、《数据安全法》(2021)和《个人信息保护法》(2021)等信息化领域的相关法规要求。国际上针对临床试验的电子化与信息化也制定了相应的规范和指导原则。现将国内与国际的临床试验信息化管理相关的法规要求介绍如下。

1. 国际相关法规要求

（1）ICH 及其他国际组织：在临床试验中引入计算机技术进行信息化数据管理，已是全球范围内临床试验的行业趋势。2016 年，国际人用药品注册技术要求协调会发布的《药物临床研究质量管理规范》（简称 ICH GCP），在 E6（R2）部分对临床试验信息化的数据管理提出了原则性要求，对开展临床试验的研究者、研制厂商的职责以及有关试验过程的记录、源数据、数据核查等都直接或间接地提出了原则性的规定，以保证临床试验中获得的各类数据信息真实、准确、完整和可靠。国际上，临床试验数据管理学会（Society of Clinical Data Management，SCDM）还制定了《临床数据质量管理规范》（good clinical data management practice，GCDMP），规定了数据管理工作每个关键环节相应操作的最低与最高规范，为临床试验信息化数据管理工作提供了具体操作的技术指导。

（2）美国：美国在 1997 年的 21 号联邦法规的第 11 部分（21 CFR Part 11）中出台了对临床试验数据电子记录和电子签名的规定，使得电子记录、电子签名与传统的手写记录与手写签名具有同等的法律效力，从而使美国食品药品监督管理局（FDA）能够接受电子化临床研究材料。据此，FDA 于 2003 年 8 月发布了相应的技术指导原则，对第 11 部分的规定做了具体阐释，并在计算机系统的验证、稽查轨迹，以及文件记录的复制等方面提出明确的要求。2007 年 5 月，FDA 颁布的《临床试验中使用计算机化系统的指导原则》（guidance for industry：computerized systems used in clinical investigations）为临床试验中计算机系统的开发和使用提供了参考标准。

（3）日本：2013 年 7 月 1 日，日本厚生劳动省药品和食品安全局检验管理处也发表了《关于临床试验相关文件中应用电磁记录的基本思路》，规定了以电磁（电子）形式处理与执行医疗机构的负责人和临床试验审查委员会之间往来的所有相关文件，包括准备、交付、接收和保存材料的要求等。

2. 我国相关法规要求

（1）《药物临床试验质量管理规范》：2020 年 7 月 1 日起施行的《药物临床试验质量管理规范》（以下简称 GCP）对临床试验电子化相关术语进行了定义："源文件，指临床试验中产生的原始记录、文件和数据，如医院病历、医学图像、实验室记录、备忘录、受试者日记或者评估表、发药记录、仪器自动记录的数据、缩微胶片、照相底片、磁介质、X 线片、受试者文件，药房、实验室和医技部门保存的临床试验相关的文件和记录，包括核证副本等。源文件包括了源数据，可以以纸质或者电子等载体的形式存在"；"计算机化系统验证，指为建立和记录计算机化系统从设计到停止使用,或者转换至其他系统的全生命周期均能够符合特定要求的过程。验证方案应当基于考虑系统的预计用途、系统对受试者保护和临床试验结果可靠性的潜在影响等因素的风险评估而制定"。

GCP 总则中规定:"所有临床试验的纸质或电子资料应当被妥善记录、处理和保存,能够准确地报告、解释和确认。应当保护受试者的隐私和其相关信息的保密性。"这对临床试验电子资料提出了完整性、准确性与保密性的首要要求。

GCP 在关于研究者的职责中也规定:"试验的记录和报告应当符合以下要求:(二)研究者应当确保所有临床试验数据是从临床试验的源文件和试验记录中获得的,是准确、完整、可读和及时的。源数据应当具有可归因性、易读性、同时性、原始性、准确性、完整性、一致性和持久性。源数据的修改应当留痕,不能掩盖初始数据,并记录修改的理由。以患者为受试者的临床试验,相关的医疗记录应当载入门诊或者住院病历系统。临床试验机构的信息化系统具备建立临床试验电子病历条件时,研究者应当首选使用,相应的计算机化系统应当具有完善的权限管理和稽查轨迹,可以追溯至记录的创建者或者修改者,保障所采集的源数据可以溯源。"上述内容进一步对临床试验电子资料与计算机化系统做出了规定,强调了数据的可溯源性。

(2)《药品注册核查要点与判定原则(药物临床试验)(试行)》

国家药品监督管理局食品药品审核查验中心组织制定了《药品注册核查要点与判定原则(药物临床试验)(试行)》,自 2022 年 1 月 1 日起施行。现场核查要点中涉及药物临床试验的电子化数据管理,在"(三)临床试验实施过程"中对临床试验数据的记录和报告做了如下规定:"(2)日常诊疗已使用电子病历系统的,临床试验应使用电子病历"。并对临床试验数据溯源提出了要求:"(1)病例报告表中入组、知情同意、病史或伴随疾病、访视、给药记录、病情记录等信息与试验源数据和(或)HIS 系统一致。(2)总结报告中记录的合并用药和合并治疗等可在 HIS 系统、医疗记录中或受试者日记卡中溯源"。此外,现场核查要点的"(七)临床试验数据采集与管理"部分提出要求:"电子数据采集系统经过系统验证,并保存验证记录。计算机化系统设置用户管理、角色管理和权限管理,不同人员或角色具有唯一登录权限。具有稽查轨迹功能,能够显示修改数据与修改原因的记录"。该要点提出了使用信息化技术保证药物临床试验质量的要求。

(3)《药物临床试验机构监督检查办法(试行)》:2023 年 11 月 3 日,国家药品监督管理局发布了《药物临床试验机构监督检查办法(试行)》,将于 2024 年 3 月 1 日起施行。该监督检查办法中第六条提及:"试验机构和研究者应当切实履行药物临床试验相关责任,授权其他人员承担临床试验有关工作时,应当建立相应管理程序,并采取措施实施质量管理,加强相关信息化建设。研究者应当监督所有授权人员依法依规开展临床试验,执行试验方案、履行工作职责,保护受试者的权益和安全,保障试验数据和结果真实、准确、完整、可靠。"这进一步加强了对药物临床试验机构的信息化建设管理与数据管理。同日,国家药品监督管理局食品药品审核查验中心也配套发布了《药物临床试验机构监督检查要点及判定原则(试行)》,将"具有门诊和住院病历系统,保障所采集的源数据可以溯源"这一检查项目列入药物临床试验机构监督检查要点,要求检查组"现场查看机构的 HIS、LIS、PACS 等信息系统,查看系统的稽查轨迹功能",再次强调了信息化技术在药物临床试验机构监管过程中的重要性。

(4)《药品记录与数据管理要求(试行)》:2020 年 12 月 1 日起施行的《药品记录与数据管理要求(试行)》对电子记录管理做出数条有关规定,主要包括以下方面:"采用电子记录的计算机(化)系统的设施与配置要求""采用电子记录的计算机(化)系统的功能要求""电子记录操作权限与用户登录管理的功能要求""采用电子记录的计算机(化)系统验证项目应当根据系统的基础架构、系统功能与业务功能,综合系统成熟程度与复杂程度等多重因素,确定验证的范围与程度,确保系统功能符合预定用途"等。

《药品记录与数据管理要求(试行)》还对数据管理提出了要求:"经计算机(化)系统采集、处理、报告所获得的电子数据,应当采取必要的管理措施与技术手段:(一)经人工输入由应用软件进行处理获得的电子数据,应当防止软件功能与设置被随意更改,并对输入的数据和系统产生的数据进行审核,原始数据应当按照相关规定保存;(二)经计算机(化)系统采集与处理后生成的电子数据,其系统应当符合相应的规范要求,并对元数据进行保存与备份,备份及恢复流程必须经过验证"。并对其他类型的数据进行了定义阐述与要求:"其他类型数据是指以文档、影像、音频、图片、图谱等形式所载的数据。符合下列条件的其他类型数据,视为满足本要求规定:(一)能够有效地表现所载内容并可供随时调取查用;(二)数据形式发生转换的,应当确保转换后的数据与原始数据一致"。上述规定均为确保临床试验中电子信息的真实、准确、完整、可追溯。

(5)临床试验数据管理指南系列文件:国家药品监督管理局在 2016 年发布了临床试验数据管理指南系列文件:《临床试验数据管理工作技术指南》(2016第 112 号)、《药物临床试验数据管理与统计分析的计划和报告指导原则》(2016第 113 号)、《临床试验的电子数据采集技术指导原则》(2016 第 114 号),确保临床试验数据的真实、准确、完整和可靠,强化药物临床研究的规范性。《指南》

中阐述了国内临床试验电子化数据管理的状况:"国内临床试验中电子化数据管理系统的开发和应用尚处于起步阶段,临床试验的数据管理模式大多基于纸质病例报告表(case report form,CRF)的数据采集阶段,电子化数据采集与数据管理系统应用有待推广和普及。同时,由于缺乏国家数据标准,同类研究的数据库之间难以做到信息共享",并对临床试验数据管理系统提出基本要求。《药物临床试验数据管理与统计分析的计划和报告指导原则》与《临床试验的电子数据采集技术指导原则》针对数据管理及统计分析的计划和报告等介绍了详细的技术规范、指导性建议,并提出了具体要求,为临床试验的数据管理和统计分析人员提供了技术指导,有助于相关工作的完成及满足监管要求。

(二)临床试验信息化发展的行业趋势

1. 顶层设计

2018 年,全国网络安全和信息化工作会议在北京召开,习近平总书记在会上强调:"信息化为中华民族带来了千载难逢的机遇。我们必须敏锐抓住信息化发展的历史机遇。"总书记的重要讲话深入阐述了网络强国战略思想,对当前和今后一个时期的网信工作做出重要战略部署。2023 年,习近平总书记对网络安全和信息化工作再次做出重要指示:党的十八大以来,我国网络安全和信息化事业取得重大成就,信息化驱动引领作用有效发挥,网络强国建设迈出新步伐。总书记强调:"新时代新征程,网信事业的重要地位作用日益凸显。要以新时代中国特色社会主义思想为指导,全面贯彻落实党的二十大精神,深入贯彻党中央关于网络强国的重要思想,坚持发挥信息化驱动引领作用,以网络强国建设新成效为全面建设社会主义现代化国家、全面推进中华民族伟大复兴做出新贡献。"在网络强国战略思想的指导下,我们必须发挥信息化对经济社会发展的引领作用,坚持创新驱动、自立自强、赋能发展,攻克短板不足,发挥信息化在临床试验行业的驱动引领作用。

2. 国家药品安全规划

大力推进临床试验的信息化发展,既是网络强国战略的驱动与引领下的趋势,也是国家药品安全规划的要求。国务院印发的国家药品安全"十二五"规划在"主要任务与重点项目"中提及加强信息系统建设:"建立药物非临床研究、药物临床试验、药品生产质量管理监管信息系统,开展广告监督、医疗机构合理用药监督、药品安全性评估等试点"。"十三五"国家食品安全规划和"十三五"国家药品安全规划中提出了"依托现有资源,建立临床试验数据管理平台,加强临床试验监督检查,严厉打击临床数据造假行为,确保临床试验数据真实可靠"的要求。2022 年,国务院印发的"十四五"国家药品安全及促进高质量发展规划中也同样强调了"加强智慧监管体系和能力建设",如建立健全药品信息化追溯体系等,也体现了信息化技术在推动药品上市、保障药品质量中的应用和重要作用。

(三)临床试验信息化发展的要求

1. 原始数据和文件质量的要求

真实、准确、完整和可靠是保证临床试验数据质量的基本原则。临床试验中数据质量和真实、完整性是对试验的安全、有效性进行正确评价的基石。原始数据和文件要求申办者和研究者在进行电子化临床试验数据管理的过程中建立完善的基于风险考虑的质量管理体系,并遵循临床试验数据质量通用标准(ALCOA+CCEA)原则,即可追溯性(Attributable)、易读性(Legible)、同时性(Contemporaneous)、原始性(Original)、准确性(Accurate)、完整性(Complete)、一致性(Consistent)、持久性(Enduring)、可获得性(Available when needed)。临床试验的信息化应用,如电子数据采集(electronic data capture,EDC)及电子病历系统等技术可实现数据的及时录入、实时发现错误,有助于满足以上要求,提高数据与文件质量和工作效率。

2. 解决临床试验常见问题的需求

药物临床试验操作流程和数据管理的规范化是完成高质量临床试验的必要基础。在国家药品监督管理局食品药品审核查验中心 2022 年度药品检查的工作报告中,药品注册药物临床试验现场核查的问题主要集中在源数据记录的完整性和准确性、安全事件记录、用药记录和执行等方面。目前,传统的手工记录、人工核对等方式效率低下,出错概率较大,且记录易被修改,需耗费研究人员大量精力,可能增加医疗业务风险;纸质原始文件等容易遗失、难以保存和管理,无法实时跟进项目情况,同时机构对于临床试验的管理需要耗费较多人力,已不能满足日益增加的高质量临床研究的需求。

"重大新药创制"科技重大专项实施管理办公室发布的《新药专项示范性药物临床评价技术平台建设课题工作要求》鼓励药物临床试验研究和过程管理电子化。信息化临床试验系统等技术的应用,为临床试验数据的采集、监督与保障试验质量提供了高效便捷的电子化工具,有利于保证试验记录的及时性和真实性,减轻研究人员的录入工作量,降低数据转录错误率,极大地帮助了从业人员更好地开展研究工作。如智能化临床试验质量管理系统,可对数据进行即时处理、分类等操作,并呈现可视化多维度结果,实现源数据的实时质量控制;或是将临床试验信息系统与医院各类系统互联互通,实现受试者的识别标记、财务免检报销、处方与检查检验即时读取、可溯源等功能,在医院信息建设层面消除临床试验信息孤岛,保证了临床试验过程真实、结果可靠等。上述信息化技术与应用将在下文详细介绍。

(四)临床试验中的主要信息化系统

近年来,国家将创新药作为国家战略,对新药创制给予了高度重视。从药品研发的各个角度,发布了一系列指导原则与要求,促进了行业的规范化发展。国家食品药品监督管理总局发布的《临床试验数据管理工作技术指南》《药物临床试验数据管理与统计分析的计划和报告指导原则》和《临床试验的电子数据采集技术指导原则》等一系列指导原则,特别是 2020 年 7 月 1 日起施行的《药物临床试验质量管理规范》,均对临床试验数据的管理和质量及其信息化技术提出了更高的要求。

同全球领先医药市场相比,我国医疗机构临床试验数据普遍具有可用性差的特点,分析原因发现传统的临床试验数据采集、整理和管理过程主要依靠手工记录,但纸质记录表格用量大、记录结果散乱、纸质记录文件的保存需要较大的存储空间。此外,人员数据录入质量差异、临床试验资料缺失或丢失等严重影响临床试验数据的质量。高质量的数据是产生高质量证据的前提,当前临床诊疗数据质量与临床研究数据要求存在巨大差异,临床研究规范性与效能亟待提升,所以建立临床试验管理系统收集临床试验数据,高效便捷的信息化系统管理方式能有效弥补传统方式的不足。

临床试验涉及临床试验机构、研究者、伦理委员会、申办方、合同研究组织、现场管理组织等相关各方的人员。不同角色、不同管理目标可能会使用不同的系统。目前,常见的临床试验信息化系统包括:①药物临床试验管理系统(clinical trial management system,CTMS);②电子数据采集系统(electronic data capture system,EDC);③中央随机系统(central randomization system,CRS);④Ⅰ期病房管理系统;⑤药物临床试验受试者支付系统等。所有的电子系统均应授权使用,所有登录人员的操作均应当留痕,避免数据被恶意修改等问题。

1. 药物临床试验管理系统(CTMS)

(1)概述:目前,我国药物临床试验行业正处在高速成长期,而信息化技术是保证临床试验高效运行的有力手段。2020 年颁布的 GCP 修订版,肯定了药物临床试验信息化新技术的使用,支持临床试验的源数据以电子载体的形式存在。CTMS 适用于局域网络环境,是严格按照 GCP 的要求建立的一个能用于临床试验管理的信息化平台。CTMS 包括对药物临床试验机构、伦理审查委员会、中心药房和研究者等方面的管理,临床试验机构的立项、受理、药物、财务、质控、归档、结题全过程工作,全部在线上递交、沟通和审批,并且可按照不同医院的流程进行项目的个性化配置,既方便了机构的管理,又能够适应不同客户的需求。CTMS相对于传统的管理方式,具有更有效、更可控、更及时、更灵活、更可追溯的优势。CTMS用于机构对临床试验全流程的管理,使临床试验的管理更加规范化,也提高了药物临床研究机构项目管理的效率。

(2)应用:①帮助研究团队制订试验计划和协议,并管理相关文件和材料。它可以提供试验设计、分组方式、随机化方案等信息,帮助研究人员组织试验过程。②帮助研究人员管理试验中的参与者信息,包括筛选、招募、入组、跟进等。它可以记录参与者的基本信息、健康状况、随访情况等,方便研究人员进行数据管理和分析。③帮助研究人员跟踪试验的进展情况,包括每个试验阶段的时间表、任务完成情况等。它可以提醒研究人员进行必要的操作,如数据收集、监测、审核等,确保试验按计划进行。④帮助研究人员进行数据管理和分析。它可以收集、存储和整理试验数据,提供数据查询、统计和报表功能,帮助研究人员进行数据分析和解读。⑤帮助研究人员进行风险管理,包括试验过程中的潜在风险和不良事件。它可以记录和报告不良事件,提供安全监测和评估功能,帮助研究人员及时处理潜在的安全问题。

(3)优势:根据临床试验相关SOP、研究人员的角色及分工、临床试验方案等要求,设置系统的自定义流程;采用流程控制、任务转发、文档共享、代办推送、消息提醒等技术,实现研究者、临床研究协调员、药物管理员、质控员、伦理委员会成员、机构办公室秘书在临床试验过程中的明确分工与高效协作。总之,CTMS在临床试验中的作用是提高试验的效率和质量,减少人工操作和数据错误,确保试验过程的规范和一致性,为研究人员提供可靠的数据和信息支持,从而促进临床试验的顺利进行。

2. 电子数据采集系统(EDC)

(1)EDC的起源和定义:EDC并不是一个全新的概念,它通常被认为起源于远程数据录入系统(remote data entry,RDE)。早在1970年数据远程录入的概念就已被提出,RDE是一种装在研究单位本地计算机上的数据录入系统,RDE自诞生初期就已经在许多临床试验项目中得到应用。而伴随着现代网络科技和信息技术的发展,基于网络平台构建的临床数据采集系统便应运而生。

药物临床试验研究中的数据管理指研究者按照临床试验方案规定的流程采集研究数据,将其录入统一和标准的数据库,并采用计算机语言辅助人工的手段进行数据核查、数据质疑和清理、数据盲审和锁定等过程。完整的药物临床试验数据管理流程包括设计病例报告表、建立数据库、测试数据库、数据库上线、数据采集录入、数据核查、质疑管理、医学编码、数据库关闭等环节，其目的是真实、及时、准确地提供科学、有效、可靠的临床数据供临床试验研究。

（2）应用。

1）数据录入：这是 EDC 最简单、最基础的功能，它能实现将原始病历中采集到的数据录入 EDC 中保存，提交数据后其他使用者可以实时看到更新的数据。现国内一部分数据录入采用双录入输入法，可检验录入准确性，避免产生试验结果的随机误差。

2）编辑核查程序：这是数据库最核心的特质，因每个数据点都有其要求和逻辑性，数据库设计者可以根据项目方案对数字的要求设定程序，并对录入的数据进行自动核查。相对系统检查，逻辑检查对系统的要求更高，也更能节省人工投入成本。

3）权限控制：EDC 必须区分不同角色间的精准操作权限，实现操作的高效执行和试验的保密要求，并保证用户的分工符合 GCP 规范。

4）操作痕迹：按照美国联邦法规 21 CFR Part 11 有关电子记录和电子签名的要求，已经开放可录入的 EDC，对其进行的每一次操作，即数据的录入和修改、项目内容的更新、数据和逻辑的审核、有关人员的稽查范围、研究者的签名等都必须留下痕迹，并且内容和痕迹只可以被拥有授权的人查看。

5）数据导出：是将系统中的数据导出保存，方便后期计算处理的过程。导出的数据是否足够标准规范，即数据是否能够在不同的平台无缝对接，满足易于进行交换、整合以及再次挖掘的需求是评估数据库导出能力的重要指标。

（3）意义：EDC 实现了临床试验数据管理的标准化和逻辑核查自动化，提高了临床试验的效率，节省了人力成本，还保证了数据的完整性和准确性，提高了临床研究质量。目前 EDC 在药物临床研究中的应用越来越广泛，EDC 应用指导原则和相关法规的颁布，使 EDC 实际操作有了规范依据和相应的法律环境。EDC 已不再局限于数据采集，而是发展成为包括 EDC 在内的网络化的临床解决方案并形成一个产业链，贯穿于临床研究的全过程。

3. 中央随机系统（CRS）

（1）概述：随机化原则是临床试验设计的三大基本原则之一，可使得已知的和未知的混杂因素在各组间保持均衡，是避免混杂偏倚的重要手段。在随机化临床试验中，随机化过程需要遵守标准化操作过程，在临床试验方案要求的基础上，兼顾申办者、研究者，以及随机化承担方的要求，制定随机化的操作流程，一旦形成,必须严格遵照执行。随机化操作有纸质化随机,即预先制定好随机化操作,生成随机化分配表,以纸质的形式提供随机化结果给试验操作人员使用和保存。另外,也可以使用随机化系统或者软件来执行随机化操作,将随机化分组信息以一定格式导入随机化系统中,待受试者入组接受随机分配时,通过随机化系统给出随机化结果。

CRS 是一种为临床试验中的受试者提供筛选、入组、随机、药物的管理及转运、物流管理和受试者发药等服务时所用到的一种计算机信息系统。在临床研究领域中常使用基于网络的交互式应答系统(IWRS)。IWRS 也可与 EDC 之间的数据交互,在不同电子数据系统之间进行数据传输,方便临床试验的数据采集,加快试验进程。

(2)应用:临床研究中随机化操作主要相关方,如研究中心人员、随机项目管理员以及申办者都可以进入 IWRS 执行角色相关操作。研究人员可执行受试者的登记、筛选、入组、随机、发药和紧急揭盲等操作;随机项目管理员执行对 IWRS 的配置和测试、系统相关的培训、受试者和药物随机号码的生成及上传、受试者状态查询及报告、药物在各中心间的转运操作;而申办者可以随时进入 IWRS 掌握各中心及整个试验中的受试者的入组进度情况。

(3)优势:中央随机化使得临床试验项目的整体随机以及灵活的随机化方法的实现和管理成为可能;使较为复杂的随机化方法和计算(如动态随机化)易于实施,当有较多随机相关因素存在时,随机化操作也易于执行并保证均衡性;其药物管理功能可以有效减少药物浪费以及在必要情况下协调药物灵活转运,使得临床试验随机化以及试验药品和物资的管理更加科学有效,在盲态试验中较好地保证了受试者盲态信息的维护,在试验需要紧急揭盲时可以快速实现并有效记录;使电子系统对接、传输成为可能,且在风险管控、流程管理、过程记录等方面很有优势。IWRS 的使用大大加速了试验进度,使试验操作变得便利、稳定和可靠,方便了临床试验项目执行。

4. 其他系统

(1)Ⅰ期病房管理系统:Ⅰ期临床试验周期短、规模小,涉及健康受试者以及密集的生物样本采集等特殊环节,故受试者、试验药品、生物样本是试验过程中最需严格管理的关键因素。如何在临床研究过程中保证研究数据的真实性、规范性及完整性是临床试验的关键所在,直接关系临床研究的质量。近年来,我国药物临床试验数量不断增加。与此同时,《药物Ⅰ期临床试验管理指导原则(试行)》和《药物临床试验质量管理规范(修订版)》等文件相继发布实施,对试验数据的准确性、可靠性、可溯源性提出了具体要求。行业越来越意识到Ⅰ期病房管理系统相对于其他方法的优势,并且正在利用Ⅰ期病房管理系统来支持临床试验,其主要特点有:①Ⅰ期病房管理系统功能应尽量涵盖 BE 或Ⅰ期药物临床试验全流程,系统可以通过自定义配置,配合Ⅰ期病房对各业务场景 SOP 的要求,实现临床试验全流程电子化数据采集和管理。②Ⅰ期病房管理系统可以在病房内通过仪器设备、移动设备、电脑录入实时采集临床试验数据,研究人员和监查人员可以实时访问数据并提高数据管理效率。③数据具有可溯源性,查阅、修改、签名都留有痕迹,防止数据篡改和造假。系统可以授权临床研究人员对数据进行修改或修正。修改或修正的数据具有数据元素标识符,这些标识符反映日期、时间、数据发起者以及更改的原因。④一般Ⅰ期病房管理系统具有搜索功能,可以方便用户轻松准确查找和过滤所需数据,并且可以随时打印和导出。此外,很多Ⅰ期病房管理系统提供标准或者自定义的可视化数据查阅模式,帮助用户快速获得所需信息并发现问题,提高研究效率。⑤Ⅰ期病房管理系统采用密码保护,并且每个用户拥有唯一的账户和密码;未授权的用户不能访问患者记录或其他研究数据,确保只有合适授权的人员才可以进行数据相关操作。⑥不在Ⅰ期病房管理系统内录入的数据(如实验室数据、影像学检查报告、心电报告、药物信息、样本信息等)允许通过电子传输从第三方系统获取,此外,Ⅰ期病房管理系统可以开放接口,给 EDC 等第三方系统提供源数据。系统还可以减少数据转录中的错误,从而提高数据的共享能力和一致性,提高临床试验数据的质量和效率。

(2)免费检查系统:HIS 系统内的诊疗业务由患者支付费用,而在临床试验中,受试者诊疗费用由申办方支付。但流程的信息化程度不足会导致受试者诊疗流程效率低、费用报销流程冗繁、临床试验原始资料数字化程度低、缺乏试验数据专用存储与共享平台等难题的出现。受试者诊疗的信息化需求迫在眉睫,其解决方案已经成为各临床试验机构、医院信息及财务管理部门讨论的热点与难点。

涉及人的生物医学研究应当符合免费和补偿原则,免费检查的实施在一定程度上减轻了受试者的经济负担,维护了受试者的权益,符合伦理性原则。基于此,申办方在组织实施临床试验过程中会承担方案中规定检查项目的检查费用,费用的结算由申办方与医院财务部门对接。

免费检查系统具有以下优点。①能够根据项目进行费用统计,无须人工核算;同时可对检查项目分类统计核算,便于机构办将费用分配至不同的检查科室,系统的使用保证了费用清算的准确性。②免费检查系统的使用无须额外增加子系统,只需合理分配使用人员的权限即可实现受试者免费检查和结算,且机构办工作人员经过培训后可妥善处理系统使用中的绝大部分问题,大大减轻了信息科的工作量。③研究者可直接在免费检查系统查询检查结果并进行评估,且受试者的历次检验检查报告均可在该系统实现溯源查询,而不必分别登录实验室等检验检查系统,方便机构办质量控制人员或临床试验项目监查人员等开展数据溯源工作,提高了数据溯源的工作效率。

二、云技术在临床试验中的应用

(一)云技术的概念

在信息化高速发展的时代,云技术正以其强大的优势,为临床试验带来了革命性的变化。

首先,让我们来了解一下云技术的概念。云技术是指通过互联网提供计算资源、存储空间和各种应用服务的一种技术。它使得数据存储、处理和共享变得更加高效、便捷和安全。在临床试验中,云技术可以大大提高数据管理的效率和灵活性。在临床试验中,云技术已有许多应用。例如,电子病历的云端存储,让医生可以随时随地访问患者的医疗记录,提高了医疗效率和质量。远程医疗让患者在家中就能接受专家的诊断和治疗,节省了时间和成本。此外,云技术还可以用于临床试验数据分析等领域,为临床研究提供了强大的支持。

有一位患者身患重病,需要长期接受治疗。由于居住地与医院相距甚远,他每次就诊都需要花费大量的时间和精力。然而,通过云技术的应用,他在家中就能与医生进行实时的沟通和交流,医生可以及时了解他的病情变化,并给予相应的治疗建议。这件事情告诉我们,云技术不仅改变了临床试验的方式,更重要的是,它为患者带来了实实在在的好处。

目前,云技术在临床试验中的应用已经取得了一定的成果。越来越多的医疗机构和企业开始意识到云技术的重要性,并将云技术积极投入到相关的研究和实践中。然而,我们也不能忽视当前存在的一些挑战,如数据安全和隐私保护等问题。

(二)云技术应用面临的挑战

在临床试验中,云技术可以大大提高数据管理的效率和灵活性。然而,数据安全和隐私保护是临床试验中至关重要的问题。任何数据泄露都可能对患者的隐私和临床试验的可靠性造成严重影响。那么,我们应该如何在这两者之间找到平衡呢?

(1)强化数据加密和访问控制:采用先进的加密技术,确保数据在传输和存储过程中都是安全的。同时,严格控制数据的访问权限,只有授权人员才能获取和使用数据。

（2）选择可靠的云服务提供商：在选择云服务提供商时，要仔细评估其安全措施和信誉。与有良好口碑和丰富经验的提供商合作，可以增加数据安全的保障。

（3）建立健全的法律法规和监管机制：政府和行业组织应制定严格的数据安全和隐私保护法规，加强对临床试验的监管，确保云技术的应用符合法律要求。

（4）提高临床试验参与者的安全意识：加强对患者和研究人员的培训，让他们了解数据安全和隐私保护的重要性，以及如何正确处理和保护数据。

除了数据安全和隐私保护之外，还有一些可能影响云技术在临床试验中应用的因素。

（1）网络连接稳定性：云技术依赖于稳定的网络连接。不稳定的网络可能导致数据传输中断或延迟，影响临床试验的进行。

（2）法规和合规性：临床试验受到严格的法规和合规要求的约束。确保云技术的应用符合相关法规，如医疗数据保护法规、临床试验管理规范等。

（3）技术兼容性：不同的临床试验系统和软件可能与云技术存在兼容性问题。确保云技术能够与现有的医疗设备、电子病历系统等顺利集成，避免出现数据丢失或不一致的情况。

（4）用户培训和接受度：临床试验涉及多个利益相关者，包括研究人员、医护人员和患者。他们对云技术的了解和接受程度可能影响云技术在临床试验中的有效应用。应为用户提供充分的培训和支持，以确保其能够熟练使用云技术。

（5）成本和资源考虑：采用云技术可能需要一定的资金投入，包括云服务的费用、数据存储和传输成本等。此外，还要确保有足够的技术和人力资源来支持云技术的实施和管理。

（6）数据质量和完整性：数据质量和完整性对于临床试验的结果至关重要。在云环境中，需要确保数据的准确性、可靠性和一致性，并建立有效的数据验证和审计机制。

（7）应急计划和备份策略：尽管云服务提供商通常会有自己的备份和灾难恢复策略，但在临床试验中需要制订自己的应急计划，以应对可能的系统故障或数据丢失情况。

（8）合作伙伴关系：与云技术提供商建立良好的合作伙伴关系，确保他们能够提供可靠的技术支持和服务，及时解决可能出现的问题。

（9）伦理和道德考量：在应用云技术时，需要考虑伦理和道德方面的问题，例如数据共享的合理性、患者知情同意的保护等。

了解并妥善处理这些因素,有助于在临床试验中更好地应用云技术,提高试验的效率、质量和安全性。同时,持续关注技术的发展和法规的变化,以及与各利益相关者的有效沟通和合作,也是推动云技术在临床试验中成功应用的关键。

展望未来,云技术在临床试验中的应用前景十分广阔。随着技术的不断发展和完善,相信云技术将会进一步推动临床试验的创新和发展,为患者带来更多的福音。例如,人工智能与云技术的结合,将为疾病诊断和治疗提供更加精准的方案。为了更好地发挥云技术的作用,我们需要各方的共同努力。医疗机构、企业和科研机构应该加强合作,共同推动云技术在临床试验中的应用。同时,政府也应该加大对相关领域的支持和监管,确保云技术的安全和可靠。

综上所述,信息化技术的应用有利于提高工作效率、提升管理水平、优化机构服务,保障临床试验数据真实、完整、规范。由于起步较晚,我国的电子化临床试验仍然处在成长期,与真正无纸化的电子化临床试验相距甚远,很多电子化技术和标准亟待进一步完善和应用。但随着科学技术的发展、临床研究行业参与者接受度和重视度的提高以及云数据时代的来临,势必推动信息化临床试验研究的飞速发展,继续开展基于临床试验数字化的新工具、新标准、新方法研究,探索以数字技术赋能临床研究数据质量规范和完善监测指标体系。临床试验信息化对于提升我国临床试验管理水平,提高我国临床试验机构在国际多中心试验中的参与度有着十分深远的影响。

三、去中心化临床试验

(一)概述

1. 去中心化临床试验的基本概念

去中心化临床试验(decentralized clinical trial,DCT),也称为分散临床试验、远程智能临床试验,指通过远程医疗、移动医疗/本地医疗机构和(或)移动技术执行的临床试验,以临床试验参与者为中心,不受传统临床试验地理位置限制的约束。其本质特征在于突破区域限制。临床试验模式的转型可显著提高临床数据质量、改善患者体验、缩短新药上市时间。

"去中心化"概念来源于区块链行业,实际上指的是临床试验职责和资源从顶层中心化机构到基层个体的下沉,如图 4-1 所示。

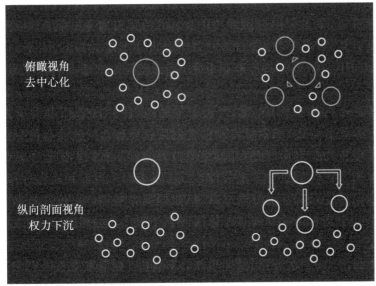

传统临床试验模式　　　　去中心化临床试验模式

图 4-1　去中心化概念示意图

（图片来源:https://www.sohu.com/a/304595189_100217347）

2. DCT 与数字化临床试验

DCT 是在远离中心化临床研究机构的情况下进行的。临床试验参与者可以通过虚拟工具,如视频通话和电子患者报告结局(ePro)数据,远程完成临床试验随访。其本质特征在于临床试验参与者随访的地点。虽然在去中心化试验中经常使用数字工具,但数字技术并不是它的决定性特征。例如,去中心化试验也可以通过邮寄纸质表格或电话家访的方式开展随访。

数字化临床试验设计要素通常包括数字化研究方案、数字化伦理审查、电子患者筛选系统、电子知情同意系统、数字病例报告表、电子日记卡、电子临床结果评估、临床试验管理系统、EDC 系统等。因此,数字化临床试验经常提到数字化、电子化、"e"等关键词,强调非接触和无纸化。

3. DCT 与以患者为中心的临床试验

"以患者为中心"的药物研发,是指以患者需求为出发点,视患者为主动参与者,以临床价值为最终目的,该理念已成为当前药物研发的核心指导思想。总体研究设计应充分体现患者在身心感受、功能和生存状态等方面的临床获益,尤其关注患者体验数据(patient experience data,PED)。

通过优化临床试验的设计(如给药方式与频率安排,采样/检查时间点安排)和应用新技术、新方法或新型试验模式(如 DCT 模式),来提高临床试验的便利性,减轻临床试验参与者负担,从而达到降低脱落率、提高临床试验参与者代表性和依从性的目的。在整体理念上,DCT 与以患者为中心的临床试验是一致的。DCT 模式是以患者为中心的临床试验中可以选择的试验模式之一。

4. 新冠肺炎的大流行促进 DCT 快速发展

新冠肺炎大流行期间,由于疫情影响,临床试验参与者入组和随访受限,多个临床试验暂停,而更多临床试验中临床试验参与者的评估、监测访问和监查也转向了基于电话和视频的互动,以确保患者和研究团队的安全和临床试验的正常进行。

2020 年 3 月 18 号和 3 月 20 日,FDA 和 EMA 分别发布了"在新冠肺炎大流行期间的临床试验应对指南",2020 年 7 月 14 日,CDE 发布《新冠肺炎疫情期间药物临床试验管理指导原则(试行)》,这些指南都对 DCT 应用于临床研究的场景给予了肯定。

绝大多数受访者表示,新冠肺炎大流行加速了他们采用 DCT 的速度。3/4 的人表示,他们的一些试验是分散的,许多人表示他们在一半以上的试验中使用这种方法。调查还显示,这种向 DCT 的快速转换充满了远程数据收集的挑战,虽然支持新型数据收集和分析的技术和方法是可用的。

5. 技术发展给临床试验带来更多的可能性

随着信息技术的发展,将临床研究的某些步骤或程序放在临床试验机构之外进行变得完全可行。

(1)视频电话普及、便利,电子签名得到验证认可,可以签署电子知情同意书。

(2)软件技术进步,智能手机普及,可以让临床试验参与者在线填写受试者日记,研究者可以及时了解临床试验参与者的一般情况、临床试验不良事件、收集临床试验参与者报告的研究数据。

(3)远程诊疗技术、中心化读片技术等的发展,使得远程访视成为可能,研究者可通过互联网(如互联网门诊)与临床试验参与者实时交流。

(4)物流便利且专业,可以将试验用药品及用品直接快递到临床试验参与者家中。

(5)医院医疗信息化程度的提高和集成,使远程监查成为可能,是传统现场监查的补充或延伸。

(6)传感器技术的应用,使部分数据如生命体征,可电子采集存档。

(7)数字便携健康产品的出现,可以在临床试验方案中应用部分通过这些产品获得的数据作为试验终点。

6. DCT 与传统的中心化临床试验模式的比较

DCT 与传统中心化临床试验模式的比较,见表 4-1。

表 4-1 DCT 与传统中心化临床试验模式的比较

比较	中心化临床试验(传统)	去中心化临床试验(DCT)
临床试验参与者随访的地点	临床试验机构(中心)	突破区域限制,如远程访问
与临床试验参与者互动的方式	临床试验参与者需要前往医疗机构与临床医生进行面对面互动	通过远程数据收集技术和流程与临床试验参与者互动,临床试验参与者可与临床医生远程互动并提交信息,无须面对面接触
参与试验的环境	研究人员需要在特定时间点,在临床环境下,在与临床试验参与者的面对面互动中收集数据	研究人员可远程、实时收集临床试验参与者数据,让临床试验参与者在真实生活环境中以最真实的状态参与试验
临床试验数字化技术应用	可以有	更多借助数字化技术,如电子患者筛选系统、电子知情同意系统、数字病例报告表、电子日记卡、电子临床结果评估、临床试验管理系统、EDC 系统等
数据收集技术	研究人员需要手动录入数据或使用纸张来记录数据,导致数据错误的可能性增加	通过可穿戴设备和传感器直接采集临床试验参与者数据,无须研究人员手动录入数据,可以有效减少错误
数据收集和分析的效率	研究人员只能在单个时间点手动收集面对面互动数据	研究人员可在多个时间点收集大量数据,分析隐藏的数据关系
数据工作流	研究人员需要先多次采集临床试验参与者数据,然后将数据分别录入多个系统,这会导致流程重复和冗余问题	临床试验参与者数据会自动导入一个集中式平台,所有流程都可以按需使用这一平台上的数据

(二)对 DCT 法规的探讨

DCT 是一种新的临床试验模式,新冠肺炎的大流行促进了 DCT 的快速发展。然而相关法规指导原则并不健全,DCT 的具体落实需要法规和临床试验相关方在实践的指引下逐步完善。2020 年之后的法规、指导原则对 DCT 及DCT 元素应用进行了有益的探索。

2020 年 7 月,CDE 发布了《新冠肺炎疫情期间药物临床试验管理指导原则(试行)》,指导原则中提到,可尝试选择远程智能临床试验方法,借助智能化临床试验管理平台及远程通信技术,以患者为中心开展临床试验。

2021 年 6 月,CDE 发布了《2020 年度药品审评报告》,报告中提到,召开"疫情期间临床试验管理及远程智能技术应用学术交流视频会议",探索开展远程智能化临床试验的安全管理工作。

2021 年 11 月,CDE 发布了《以临床价值为导向的抗肿瘤药物临床研发指导原则》,指导原则中建议加入 DCT 的设计元素。

2022 年 12 月,EMA 发布了《临床试验中去中心化元素的推荐文件》,对知情同意程序(如知情同意访谈、表单、知情同意签名)、临床试验用药品的递送和在家给药(包括直接向试验参与者提供临床试验用药品的考虑因素、对试验参与者家中临床试验用药品储存和给药的考虑)、在家进行相关的试验程序、数据收集和管理(包括源数据的定义和处理)、临床试验监查等 DCT 相关要素给出了建议。

2023 年 5 月,FDA 发布了《对行业、研究者及其他利益相关方的药品、生物制品和医疗器械去中心化临床试验的指引(征求意见稿)》,对 DCT 设计、远程临床试验访视和临床试验相关活动、数字健康技术、角色和职责(申办者、研究者和委托方等)、知情同意和伦理审查委员会的监督、DCT 中的试验产品、试验产品的包装和运输、安全监查计划、实施 DCT 时使用的软件等实施 DCT 的要求给出了建议。

2023 年 7 月,CDE 发布了《以患者为中心的药物临床试验设计技术指导原则(试行)》《以患者为中心的药物临床试验实施技术指导原则(试行)》《以患者为中心的药物获益-风险评估技术指导原则(试行)》,强调了基于患者角度开展的药物开发、设计、实施和决策,为 DCT 的开展指明了方向;详细分析了互联网平台招募、大数据的智能化招募、电子知情或远程知情、电子化临床结局评估、远程访视、药物直达患者、患者体验数据(PED)的采集、远程监查、电子支付等 DCT 具体模块内容。

2023 年,ICH E6(GCP)R3(征求意见稿)在中心化监查、电子知情同意、电子签名、电子患者报告结局(ePro)数据、电子健康记录等 DCT 元素应用方面给出指导意见,为 DCT 设计和实施提供法规支持。

(三)DCT 带来的获益

1. DCT 对临床试验的益处

DCT 对临床试验的益处是明显的,具体如下。

(1)增加患者招募和保留。

(2)通过一些数据库,扩大患者覆盖面和精准度,加快招募速度和招募成功率。

（3）所有接口数据及时上传、数据集成、更好的数据可视化和管理,有利于数据管理前置、中心化监查、数据缺失及时弥补、异常数据及时发现并答疑,提高数据质量。

（4）整合不同来源数据,如传感器衍生的数据、视频数据、医院 HIS 数据、临床试验参与者报告数据、中心实验室数据等,避免传统方式录入数据所产生的偏差,更快地收集临床试验参与者数据。

（5）安全风险早期发现、早期控制。

（6）及时、持续的数据有助于采用适应性试验设计,提高设计灵活性,提高效率。

（7）更好的临床试验参与者依从性,减少方案违背。

（8）减少临床监查员的现场监查。

（9）可能减轻临床研究者负担。

2. DCT 对临床试验参与者的益处

临床试验参与者可以以更加灵活的方式参与试验,为无法前往临床试验中心的临床试验参与者提供了更多的选择。

（1）减少临床试验参与者来院访视次数。

（2）提高了参与临床试验的便利度和舒适度。

（3）不用前往医院、研究中心,节省时间。

（4）有自动通知和提醒功能,可更方便地参与临床试验。

（5）可通过网络/应用程序,跟踪研究进度。

（6）可及时地获取报销和补助,减轻经济负担。

（7）与研究者的沟通方式多样化且便捷,减轻了对病情及试验安全性的担忧。

(四)DCT 的应用

1. DCT 应用场景

虽然 DCT 有很多优势,但是并不适合所有临床试验,而且现在极少有完全脱离中心的 DCT,更多临床试验倾向于 DCT 元素应用。然而哪些是更为适合的场景呢?适应证、试验用药品或器械、疗效指标等方面的特性决定了一项研究是否适合 DCT 或者应用 DCT 元素。

（1）适应证:需要充分考虑病源分布、临床试验参与者在临床试验执行过程的安全风险、潜在临床试验参与者人群对 DCT 的依从性等。急性病,但病情不重,居家治疗为主的患者是适合的,如普通感冒患者;或者慢性病病情稳定、疗程较长的患者是适合的,如高血压患者、糖尿病患者;或者病源比较分散的情况,如罕见病患者数量少且地域分散,病情严重且病程长,患者参与临床试验具有挑战,DCT 有可能使患者不受地域限制参与到合适的临床试验中;一般来说,急症、重症,需要即刻处理的、需要住院治疗的临床试验参与者在临床试验执行过程的安全风险较大,不适合 DCT;对电子知情、电子日记卡等接受程度低,或者独自使用试验用药品或者器械有障碍的临床试验参与者不适合 DCT,如老年人。早在 2011 年 6 月,FDA 批准了一项新药临床研究——辉瑞公司的"一项基于网络评价 4 mg 托特罗定缓释剂在膀胱过度活动症临床试验参与者中的安全性和有效性的 IV 期临床试验(REMOTE)"(NCT01302938)。辉瑞公司同时获得了 FDA 关于直接向患者运送药物的豁免。该试验因目标研究人群以老年人为主,很多临床试验参与者不熟悉新技术的使用方法,导致试验无法完成入组而失败。

(2)试验用药品:应考虑试验用药品的使用途径、贮存条件、配置方法,用药后安全性风险(如超敏反应)以及试验阶段(如早期剂量爬坡)等因素。如试验用药品为口服或者外用,如果对试验参与者不构成重大风险,可能适合远程给药;但若试验用药品为注射剂或者需要特殊的给药方法、试验用药品需要有非常严格且苛刻的贮存条件和配置方法等,则不适合远程给药;或者用药后危险大,需要留院观察的不适合远程给药。

(3)试验用器械:应考虑医疗器械的类型、预期用途、使用说明,以及是重大风险还是非重大风险医疗器械。如适合家庭使用的医疗器械(即非处方医疗器械),如果对试验参与者不构成重大风险,可能适合试验参与者在没有研究者直接监督下使用。对于不适合自用的医疗器械(即在医院或门诊护理环境中使用的医疗器械)或对试验参与者构成重大风险的医疗器械,应由被授权的研究人员在研究者的监督下使用或管理。

(4)入组和疗效终点:疗效终点为患者自我报告的结局指标可以采用电子日记卡等记录;需要通过大型设备(如 MRI、B 超)、专业手段(如活检、无菌条件)获得的数据通常只能到试验中心采集数据。

2. 完全 DCT 案例

案例:在密苏里州圣路易斯市进行的一项随机、双盲临床试验,该试验评估了与安慰剂相比,氟伏沙明是否改善了 152 例新诊断为新冠肺炎的门诊患者的预后。主要设计和实施如下。

(1)通过电子邮件和电话进行临床试验参与者资格筛选,并使用电子健康记录审查确认新冠肺炎诊断。

(2)知情同意是远程获得的,通常是电子方式。

（3）临床试验参与者在家中使用送到家门口的设备（包括脉搏血氧仪、血压监测仪和温度计）进行基线和后续的自我评估。通过电话向研究人员报告自行收集的基线数据。

（4）临床试验参与者通过电话或电子邮件接受指令，开始服用送到家门口的试验用药品。

（5）随机化后，临床试验参与者每天两次通过电子邮件输入调查结果数据，没有互联网的临床试验参与者可通过电话报告数据。

（6）主要结局指标为呼吸室内空气时血氧饱和度低于 92%，同时伴有呼吸困难；或者因呼吸困难或肺炎住院的发生率。

3. 混合 DCT 案例

案例：首都医科大学附属北京友谊医院开展的一项在慢性乙型肝炎受试者中评估 BRII-179（VBI-2601）的安全性、耐受性和抗病毒活性的Ⅰb/Ⅱa期随机、对照、剂量递增研究。主要 DCT 元素设计和实施如下。

（1）为受试者提供电子临床试验知情同意书。通过多媒体形式，如图像、音频、视频、图表等手段，使受试者更加方便地了解研究项目。采用电子化技术与电子签名技术，核实受试者身份，防篡改、防伪造、可验证。记录知情同意时间，电子化留存证明材料，防遗失、防漏签，在知情同意书迭代时，及时提醒补签覆盖等。

（2）通过第三方支付平台将临床试验中的交通补助及其他补助通过电子支付的形式直接发放给受试者。利用信息化技术实现数据脱敏，申办方可以安全合规地将补助发放给受试者。该方式减轻了医院的工作负担，去除了不必要的环节，保证补助及时合规地发放给受试者。

（五）DCT 设计实施

1. DCT 设计实施需要考虑的因素

（1）法规依从性：DCT 的临床试验将临床试验的地点放在医院之外，例如在患者家里。我国《药物临床试验质量管理规范》和《医疗器械临床试验质量管理规范》规定，药物和医疗器械临床试验必须在通过备案的医疗卫生机构和专业实施。因此，开展完全的 DCT 应获得药品监督管理部门批准。与 DCT 的可行性、设计、实施或分析有关的具体问题应与国家药品监督管理部门加强沟通和交流。

（2）伦理风险及应对。

1）加剧临床试验参与者招募的不公平。数字健康技术可能使互联网访问受限或技术使用能力低下的群体处于不利地位，是其参与 DCT 的一个障碍。因获得技术机会减少的群体无法意识到远程医疗的好处,无法参与到DCT,因此可能受到不公平对待,DCT将放大潜在的不公平现象。然而技术的可用性不应成为排除临床试验参与者的标准,申办者应为数据计划和任何必要的设备做预算,为那些因数字鸿沟而不可能参与DCT的老年人和弱势群体提供参加试验的其他选择,以便符合纳入标准的所有人都有机会参加临床试验,确保没有潜在临床试验参与者因为缺乏互联网接入而无法参加试验。

2)电子知情同意的合规有效。电子知情同意可能是通过使用数字媒体(如文本、图像、视频、音频、网站等)向潜在临床试验参与者提供充分知情信息,并通过智能手机、平板电脑或计算机等获得书面知情同意书,该过程包括信息交流,可能询问有关试验和签署的问题。电子知情同意书必须满足所有适用的关于知情同意书的监管要求。电子知情同意的法规基础包括电子签名的法律认可性、临床试验参与者个人信息收集使用的合法性、隐私的保护、充分知情告知的证明方式等。此外,应考虑电子签名对设备、网络环境、终端使用的要求均较高,可能不适用于所有临床试验参与者;应考虑向更多临床试验参与者提供参加试验机会的同时,电子知情同意是否会带来临床试验参与者筛选的偏倚,是否存在因电子知情而拒绝临床试验参与者当面知情的风险;应考虑电子知情与纸质知情伦理审批不同步的情况,线下患者可能受到影响。

3)数据泄露风险增加。由于涉及的信息接收者数量增加,包括运送试验用药品和物品的快递员、提供诊断(如上门为临床试验参与者采集生物样本)和医疗服务的社区医疗机构或移动服务端、第三方中心实验室,以及各个电子系统的平台,如通过可穿戴设备捕获数据、远程提供电子知情同意或电子日记卡等,都增加了临床试验参与者个人数据泄露的风险。应有强有力的隐私保护措施,保护好存储在连接设备和互联网上的临床试验参与者的个人身份和健康信息,需要建立严格的数据收集和使用制度,事先设置收集和可查阅信息数据的人员权限,规定从健康传感器收集的数据(仅收集试验相关且经临床试验参与者授权的数据)、这些收集的数据可以被使用多长时间,以及用于什么目的,并采用有效的监管技术和程序。另外,存储在个人设备上的数据可以很容易地与其他个人数据(联系人、位置、麦克风、视频摄像头、购物等)联系起来,因此必须有足够的程序来保证所有个人数据的有效保护,无意的数据披露或故意侵犯隐私的风险远远超出了DCT的范围。与健康有关的信息可能导致职业、保险等歧视。为了减少这种风险,使用分布式账本、DCT的数据库和区块链技术可能是有用的。在使用电子支付服务时,第三方金融公司打款,受试者个人信息存在泄露风险。

4)风险控制和医疗援助的可及性。方案设计和实施过程中应对临床试验参与风险进行评估,以保证临床试验参与者得到不低于常规临床试验的保护水平,但这不能保证提供足够的保护;另外,要有一个保证全天候监控和可能提供援助的医疗团队,在临床试验参与者出现不可预见的情况、事故和不良事件时提供救治措施。

(3)数据质量保证:业内人员表示,数据质量是采用 DCT 方法的最大挑战,也是他们从远程临床试验参与者收集数据时的主要担忧。例如,远程访视的方式下所采集的数据是否可以保证其真实性和可靠性;当数据来自不同来源时,如何保证所采集数据的一致性和完整性,以及如何进行评估。

DCT 大量使用数字健康技术,在数据源头和传输过程中,数据收集的质量可能会受到影响而恶化,如使用数字设备时出现技术故障。数据记录的准确性尤为重要,临床试验参与者需在数据采集、记录上得到充分的培训。试验条件不一致可能对数据可靠性产生影响,如远程实施的一些临床检查可能不太准确,由临床试验参与者在家里进行"6 分钟步行试验"时,要确保步行地面符合要求、无障碍和精确测量可能会很麻烦;"假的结果"可能来自环境(如将设备盖在毯子下检测时温度增加)、设备本身或临床试验参与者佩戴不当;还有很多在远程收集数据时可能面临的实际问题,如研究参与者是否能够在通过视频进行标准化指导的情况下,独立安全地站在椅子上?如何预防跌倒的风险?在控制背景噪声和家庭成员干扰的情况下,能否通过视频进行认知测试?能在家里正确地自行测定肺活量,并从一个小数字屏幕上读取结果,或者通过蓝牙技术传输数据吗?尽管有在线教学视频和指导,但这种类型的数据收集可能无法提供严格和可重复的结果。此外,缺乏数据完整性也会显著影响数据质量。

DCT 的方案和实施必须保持科学界普遍采用的证据产生标准,即允许DCT 改变临床试验实施的组织、行政、监管和操作条件,但在科学方法和严谨性方面的捷径和例外是不能接受的。为确保临床试验能产出高质量数据,应仔细考虑 DCT 对药物和医疗器械的有效性和完整性的影响,再决定是否采用 DCT。

(4)受试产品管理:在任何情况下,应满足管理试验性医疗产品的现有监管要求,并合规地记录。合规要求涉及处方、调配审核、配送、配送中临床试验参与者信息的使用、交接记录、数量清点、储存条件保证与记录、服用与记录、盲态保持、研究者对临床试验参与者服药信息的获知与保存、治疗依从性评估、应急与补救措施预案、用药后安全性监测与应急处置、药物回收、避免无关人员接触试验用药品等环节。

GCP 规定申办者负责向研究者和临床试验机构提供试验性医疗产品,研究者和临床试验机构对申办者提供的试验性医疗产品负有管理责任。研究者或被授权的研究人员必须能够控制试验性医疗产品的发放,以及退还或处理未使用的试验性医疗产品。配送服务的第三方多由申办者协助提供,但配送中的临床试验参与者信息等数据不应向申办者提供,应在合同中明确约定。申办者不应接触临床试验参与者信息,多国指南和建议中要求由研究者发出试验性医疗产品,因此建议由医疗卫生机构将试验性医疗产品配送给临床试验参与者,需要时申办者可以向研究者提供适当的协助。

GCP 规定必须在研究者亲自监督下或在被授权的研究人员的监督下对临床试验参与者进行试验性医疗产品管理。临床试验参与者需具备正确保存试验用药品的必要知识,或接受相应培训。试验用药品(或器械)、物资以及未使用的试验性医疗产品可以直接从临床试验参与者家中或向医疗卫生机构运送或收集,可以通过试验性医疗产品追溯信息系统进行管理。某些特殊给药途径的药物,用药后需要密切监测用药后安全性。有复杂试验性医疗产品管理的试验(如基因治疗)需要现场访视。

(5)生物样本管理:DCT 中生物样本的合规性涉及采集、暂存、运输、隐私保护、人类遗传资源管理等内容。研究者指导临床试验参与者如何在自己家里收集尿液、唾液和粪便样本,然后送到(或者邮寄到)中心实验室进行分析。生物样本的采集,特别是采血等有创性采集应满足医疗规定,虽然国外已尝试让临床试验参与者在家里自行采集血液样本。用于支持医疗决定的生物样本检测也应符合医疗法规。美国食品药品监督管理局关于生物分析方法验证的指南特别提到了干血采样,强调了该方法的一些优点。居家采集的优势包括,与哮喘、偏头痛、流感等偶发事件相关的疾病领域,提供在事件发生时就近采集样本的能力;老年人、免疫力低下者、传染病患者等易感人群和高危人群,这些人群在公共场合可能会对自身或他人造成潜在危害。采用干血采样时,应要求监管机构提供反馈意见,作为研发计划的一部分。

(6)数据采集设备的合规性:DCT 依赖数字工具收集大量数据,许多传感器、可穿戴设备等移动设备仍处于早期开发阶段,需要深入分析和临床验证。因此,应用于注册临床试验需要关注结果的准确性,以及同行专家和药监管理部门对试验采用的新型设备的认可性,药监管理部门更倾向于认可合规的仪器设备(如获得医疗器械注册证)。

(7)各个供应商的资质:与传统临床试验相比,DCT 会涉及更多供应商,应确保这些供应商具备相应资质,有相应的操作规程及应急预案。准备和运送试验用药品和物品的公司应具备配送药品的资质和条件。采用当地实验室开展的某些检查检验结果,需考虑其资质(如实验室接受国家卫生健康委室间质评)、可靠性、一致性、结果追溯、数据收集等。同时,需要关注具备远程功能的供应商在数据安全及隐私保护方面的能力及资质。

(8)培训计划:应对参与 DCT 的所有相关人员进行充分的支持性技术培训。不限于临床试验参与者、现场工作人员、呼叫中心、申办者工作人员以及向监管机构和伦理委员会提交资料的人员。适用时,研究人员和临床试验参与者都应接受如何进行或参与远程医疗访问的培训。对研究人员进行 DCT 特有流程,如远程安全监测和支持文件所需程序的培训。了解常见安全性问题和全天候安全监测的团队应随时准备回答和指导处理问题。

(9)优化数据流及探索未来监管方式的可能性:随着临床试验纳入更多的虚拟组件,临床试验数据不再局限于传统形式,传统的数据收集方法往往会降低工作效率,用于识别研究参与者和收集数据的方法很难纳入研究现场工作流程,通常也不能与用于运行试验的其他系统集成,比如临床试验参与者在医疗机构医院信息系统(hospital information system,HIS)、实验室信息管理系统(laboratory information management system,LIMS)、医学影像存档与通信系统(picture archiving and communication system,PACS)、放射信息系统(radiology information system,RIS)、电子病历系统。如何与来自临床试验相关信息系统,如中央随机化系统(IWRS)、试验药物管理系统、临床试验参与者自我报告结局、可穿戴设备自动采集的数据、第三方实验室报告的数据等自动整合在一起。这些信息通常来源于不同的设备,不同技术设备之间是不同的供应商,有不同的数据标准,往往集成困难,而仅仅选择一种面向临床试验参与者的技术是不够的,整个数据流需要优化。同时,也需要整体架构去思考如何通过数据标准化、数据流规范化以及在安全保障、数据授权合规的同时尝试临床试验数字化和数字化临床试验。

在数字化时代加速来临的今天,我国已经把数字经济、数字生态作为国家战略提到各部委的工作日程,在数据作为要素构建的过程中,临床试验作为规范化数据的集合体是一个可以通过区块链等技术探索数智化监管的范例。

2. DCT 元素引入

完全 DCT 在法规和设计实施方面有很多限制,在绝大多数情况下,恰当采纳 DCT 元素似乎是更合理的方案,可大大增加愿意参与临床试验的人数,同时提高留存率。这些 DCT 元素如下。

(1)知情同意:可以采用电子知情同意,或者随访过程中再次知情,不便来院,也可邮寄签字。

(2)随访访视:可以选择多场景(研究中心、居家医疗照护、当地的医疗机构等),可以通过远程视频连线,如互联网门诊远程医疗;可以当地访视(如在临床试验参与者居住地的医疗机构、实验室进行诊疗);也可以移动医疗或通过移动医疗设备提供医护上门服务;中心实验室或其他服务方可进行分散式的样本采集和处理。

(3)试验产品供应:直达临床试验参与者的配送(由具备药品第三方物流资质的企业运送临床研究药物及物资,直接送达临床试验参与者的运输流程)。

(4)数据采集:包括来源于生物样本、临床试验参与者报告、仪器监测等记录的数据。如电子临床评估结果(eCOA)/电子患者报告结局(ePro)/电子日记(eDiary)、可穿戴设备/传感器数据收集、电子病历等。在线的 eCOA、ePro 或 eDiary 同时具有提醒和异常值纠错的功能;可穿戴设备/传感器数据收集可以远程监测临床试验参与者的疗效和安全性数据;一些商业化的实验室全国连锁,可以抽血或收集尿样等生物样本。

(5)数据收集技术:临床试验数据来源于传统或者多个虚拟组件,来源于多个信息系统的数据需要集成处理,如电子健康记录数据集成、电子医疗与 EDC 的对接(EMRtoEDC);医疗机构数据(如 HIS、电子病历等)直接集成到 EDC 是比较理想的方式,避免二次录入,但是通常医疗机构数据不开放,数据无法跨出医疗机构。

(6)远程监查:远程监查与传统现场监查相互补充。

(7)电子支付或者仅是试验执行流程的变化:通过研究医生/护士家访的方式,完成签署知情同意、给临床试验参与者发放试验用药品、指导用药、采集检验标本、评价临床疗效。如一项研究某药物阻断流感在家庭内继发性传播的临床试验项目,要对家庭成员知情同意、采集鼻咽拭子,采用了研究医生/护士家访的方式。

(六)DCT 的挑战和展望

2023 年 8 月,国家药品监督管理局药品审评中心发布的以患者为中心的 3个指导原则——《以患者为中心的临床试验设计技术指导原则(试行)》《以患者为中心的临床试验获益-风险评估技术指导原则(试行)》《以患者为中心的临床试验实施技术指导原则》(试行),为 DCT 的开展指明了方向,具体落实尚需法规和相关部门在实践的指引下逐步完善。ICH E6(GCP)R3 草案征求意见稿中,也在中心化监查、电子知情同意、电子签名、电子患者报告结局(ePro)数据、电子健康记录等 DCT 元素应用方面给出了指导意见。新技术应用是时代的潮流,是临床试验的发展方向。

然而技术的使用并不是要取代传统的模式,应该是能够进一步促进并补充医护面对面的良性互动,辅助临床试验参与者在某些难以前往医疗卫生机构参与试验的情况下,能够更规范、更信任且高依从地参与到临床试验当中。许多临床试验采纳了 DCT 元素,结合了家庭、传统的现场访视和试验程序。灵活选用 DCT 元素的试验方案兼顾临床试验参与者偏好的差异,让临床试验参与者定期反馈临床试验体验是很有用的,也体现了以患者为中心的理念。但灵活性也可能带来方法学偏差的风险,如动脉血压测量,有些人可能更喜欢直接的医护面对面互动,而不是借助数字健康技术。应将研究参与者公平参加的需要、不同试验方法提供的程序灵活性以及产生可靠科学证据的方法学上的严谨性结合起来并加以协调。

也有人问,DCT 会威胁临床试验机构吗?DCT 将临床试验实施的部分地点(或全部地点)放在医院之外,如在患者家里,就国内目前临床试验管理要求,临床试验实施的主体还是临床研究机构和研究者,但是未来可能存在一批有资质的研究者,在有资质的移动医疗服务提供者和远程技术的支持下完成全部临床试验,这将对临床试验机构带来挑战,因此相应的管理理念、相关制度和 SOP 要与时俱进。

始终坚持一个理念不能变,即以患者为中心,关注患者安全,减轻患者负担,提高患者参与的体验;不盲目追求新技术新模式,临床研究技术和模式没有好坏之分,"传统的不高级,智能的数字化的高级"这是错误的观念,选择合适的、可行的、必要的技术和模式,不管是 DCT 还是传统现场临床试验;两条底线不能破,即伦理底线和法规底线;多个途径广泛应用,应用新技术,拥抱新技术,更多 DCT 元素的应用,促进临床研究的质量和效率;职责分清保安全,研究者、申办者、临床试验参与者、第三方供应商等各自职责清晰,是临床试验参与者权益与安全,临床研究数据和结果科学、真实、完整、可靠的保障。

参考文献

[1] 国务院.国务院关于实施健康中国行动的意见[EB/OL].[2019-07-15].https://www.gov.cn/zhengce/content/2019-07/15/content_5409492.htm.

[2] 郑航.临床试验简史[M].上海:上海交通大学出版社,2020.

[3] 马海萍,孙彦丽,赵娜萍,等.信息化技术在机构临床试验用药品管理中的应用[J].中国医院药学杂志,2023,43(23):2692-2695.

[4] 国家药品监督管理局.药物临床试验质量管理规范[EB/OL].[2020-04-26].https://www.nmpa.gov.cn/xxgk/fgwj/xzhgfxwj/20200426162401243.html.

[5] 国家药品监督管理局食品药品审核查验中心.药品注册核查要点与判定原则(药物临床

试验)(试行)[EB/OL].[2021-12-20]. https://www. cfdi. org. cn/resource/news/14199. html.

[6] 国家药品监督管理局. 药物临床试验机构监督检查办法(试行)[EB/OL].[2023-11-03]. https://www. gov. cn/zhengce/zhengceku/202311/content_6913985. htm.

[7] 国家药品监督管理局. 药物临床试验机构监督检查要点及判定原则(试行)[EB/OL].[2023-11-22]. https://www. cfdi. org. cn/resource/news/15689. html.

[8] 国家药品监督管理局. 药品记录与数据管理要求(试行)[EB/OL].[2020-07-01]. https://www. nmpa. gov. cn/xxgk/fgwj/xzhgfxwj/20200701110301645. html.

[9] 国家药品监督管理局. 临床试验数据管理工作技术指南[EB/OL].[2016-07-29]. https://www. nmpa. gov. cn/xxgk/ggtg/ypggtg/ypqtggtg/20160729183801891. html.

[10] 国家药品监督管理局. 药物临床试验数据管理与统计分析的计划和报告指导原则[EB/OL].[2016-07-29]. https://www. nmpa. gov. cn/xxgk/ggtg/ypggtg/ypqtggtg/20160729184001935. html.

[11] 国家药品监督管理局. 临床试验的电子数据采集技术指导原则[EB/OL].[2016-07-29]. https://www. nmpa. gov. cn/xxgk/ggtg/ypggtg/ypqtggtg/20160729184001958. html.

[12] 孙华龙,魏朝晖. 临床数据管理中的文档管理[J]. 药学学报,2015,50(11):1410-1414.

[13] 若井修治,山本学,楠冈英雄. 治験関連文書の電磁的記録の活用における統一書式のファイル名称について[J]. 臨床評価:Clinical evaluation,2014,42(1).

[14] 网络传播杂志. 习近平在全国网络安全和信息化工作会议上发表重要讲话 敏锐抓住历史机遇 加快建设网络强国[EB/OL].[2018-08-03]. http://www. cac. gov. cn/2018-08/03/c_1123216820. htm.

[15] 新华社. 习近平对网络安全和信息化工作作出重要指示[EB/OL].[2023-07-15]. http://www. cac. gov. cn/2023-07/15/c_1691074006592801. htm.

[16] 国务院. 国务院关于印发国家药品安全"十二五"规划的通知[EB/OL].[2012-01-20]. https://www. gov. cn/gongbao/content/2012/content_2068275. htm.

[17] 国务院. 国务院关于印发"十三五"国家食品安全规划和"十三五"国家药品安全规划的通知[EB/OL].[2017-02-21]. https://www. gov. cn/zhengce/content/2017/02/21/content_5169755. htm.

[18] 国务院. "十四五"国家药品安全及促进高质量发展规划印发[EB/OL].[2022-01-02]. https://www. gov. cn/xinwen/2022-01/02/content_5667258. htm.

[19] 国家药品监督管理局食品药品审核查验中心. 国家药监局核查中心2022年度药品检查工作报告[EB/OL].[2023-10-07]. https://www. cfdi. org. cn/resource/news/15638. html.

[20] 王胤凯,王佳庆. 浅谈电子信息化系统在Ⅰ期/BE临床试验管理中的作用[J]. 中国医院药学杂志,2020,40(11):1264-1266.

[21] 代云飞,向瑾,郭雨娇,等. 基于医院信息系统建立GCP药房的设计与应用探讨[J]. 中

国数字医学,2022,17(06):41-45.

[22]郭作兵,昝莹.药物临床试验质量管理规范需求的临床试验信息化管理探讨[J].中国当代医药,2020,27(14):175-177.

[23]孟啸,陈庆琳,朱玉洁,等.药物临床试验医院信息系统互联互通实践研究[J].中国医院药学杂志,2020,40(05):565-569.

[24]张如梦,蔡名敏,陈红,等.基于医院信息系统的临床试验受试者免费检查系统设计与实践[J].中国临床研究,2023,36(09):1412-1416.

[25]卜擎燕,熊宁宁,邹建东,等.电子数据获取:实现更加优质与高效的临床研究[J].中国临床药理学与治疗学,2007(04):455-459.

[26]陈君超,郑青山,何迎春,等.电子化临床试验的发展及未来[J].中国新药杂志,2014,23(04):377-380.

[27]余敏,刘巧,蔡学琪,等.药物临床试验管理系统在临床实践中的应用效果[J].临床医学研究与实践,2019,4(25):185-186.

[28]曹玉,元唯安,等.药物临床试验实践[M].北京:中国医药科技出版社,2021.

[29]王瑾,汶柯,王睿,等.临床试验电子数据采集系统的国内外现状和发展[J].解放军药学学报,2013,29(04):382-386.

[30]韩煦,罗鸿锋,张大为.我国药品临床试验数据清理问题及对策研究[J].中国药事,2018,32(07):853-857.

[31]范乙.电子信息化技术在临床试验研究管理中的应用研究[J].中国药物警戒,2019,16(10):608-613.

[32]邓亚中,于嘉,刘川,等.电子化时代临床数据管理现状和未来趋势[J].中国新药杂志,2014,23(08):879-884.

[33]耿正,黄家俊,于浩,等.基于GAMP5指南的临床试验中央随机化系统验证流程和实践[J].中国循证医学杂志,2021,21(07):863-868.

[34]陈君超,何迎春,陈欢,等.随机化方法与技术在当前临床试验中的应用[J].中国新药杂志,2019,28(13):1582-1586.

[35]李婷,刘相武,李欣,等.药物临床试验医院信息系统免费医嘱系统的应用[J].中国临床药理学杂志,2019,35(07):712-713.

[36]陈霞,童永红,廖斌,等.医疗机构药物临床试验信息化操作模式的设计与实现[J].中国药房,2015,26(04):445-447.

[37]刘阳,赵珊珊,李怡文,等.基于HIS建立药物临床试验信息管理系统的设计[J].中国数字医学,2019,14(07):112-114.

[38]李春晓,马项雨,马先杰,等.临床试验免费检查管理系统的设计与实践[J].中国现代应用药学,2021,38(14):1776-1780.

[39]周焕,谢蕴秋,周叶,等.药物临床试验免费检查信息系统的设计与应用[J].中国新药与临床杂志,2017,36(06):337-339.

[40]国家药品监督管理局药品审评中心.新冠肺炎疫情期间药物临床试验管理指导原则(试

行）［EB/OL］.［2020-7-14］. https：//www. cde. org. cn/main/news/viewInfoCommon/c09dd72f2c5c7241506fa5fbeb80fcd2

［41］国家药品监督管理局药品审评中心. 2020 年度药品审评报告［EB/OL］.［2021-6-21］. https：//www. cde. org. cn/main/news/viewInfoCommon/876bb5300cce2d3a5cf4f68c97c8a631

［42］国家药品监督管理局药品审评中心. 以临床价值为导向的抗肿瘤药物临床研发指导原则，［EB/OL］.［2021-11-19］. https：//www. cde. org. cn/main/news/viewInfoCommon/ef7bfde96c769308ad080bb7ab2f538e

［43］国家药品监督管理局药品审评中心. 以患者为中心的药物临床试验设计技术指导原则（试行）［EB/OL］.［2023-7-27］. https：//www. cde. org. cn/main/news/viewInfoCommon/42c008e28f7004cd19b73949142380b

［44］国家药品监督管理局药品审评中心. 以患者为中心的药物临床试验实施技术指导原则（试行）［EB/OL］.［2023-7-27］. https：//www. cde. org. cn/main/news/viewInfoCommon/42c008e28f7004cd19b73949142380bd

［45］国家药品监督管理局药品审评中心. 以患者为中心的药物获益-风险评估技术指导原则（试行）［EB/OL］.［2023-7-27］. https：//www. cde. org. cn/main/news/viewInfoCommon/42c008e28f7004cd19b73949142380bd

［46］卜丽娟,江柯萱,周吉银. 去中心化临床试验的挑战、对策及伦理审查要点［J/OL］. 中国医学伦理学：1-19.

［47］International Conference on Harmonization. ICH Harmonised Guideline Integrated Addendum TO ICH E6(R1)：Guideline For Good Clinical Practice E6(R2)［S/OL］.［2016-11-09］. https：//database. ich. org/sites/default/files/E6_R2_Addendum. pdf.

［48］Society for Clinical Data Management. Good Clinical Data Management Practices［S］. 2011.

［49］Food and Drug Administration. Guidance for Industry：Computerized Systems Used in Clinical Investigations［S］. 2007.

［50］Alberto Grignolo. The Clinical Trials Transformation Initiative (CTTI). Ann Ist Super Sanità，2011,47：14-18.

［51］KennethG. Decentralized vs Digital Clinical Trials：There is a Difference. Applied Clinical Trials,2021.

［52］FDA. Digital HealthTechnologies for Remote Data Acquisitionin Clinical Investigations：Guidance for Industry,Investigators,and Other Stakeholders,2021.

［53］EMA. Recommendation paper on decentralised elements in clinical trials,2022.

［54］Lenze EJ,Mattar C,Zorumski CF,et al. Fluvoxamine vs placebo and clinical deterioration in-out patients with symptomatic COVID-19. JAMA. 2020;324(22):2292-2300.

［55］Mary M. Mc D,Anne B. Newman. Remote Researchand Clinical Trial Integrity Duringand Afterthe Coronavirus Pandemic［J］. JAMA,2021,325(19).

［56］KPB. The development of patient-centric sampling as a nenabling technology for clinical trials［J］. Bioanalysis,2020,12(13)：971-976.

［57］U. S. Foodand Drug Administration. Bioanalytical method validation guidance for industry［EB/OL］.［2018-05-01］. https：//www. fda. gov/media/70858/download.

　　（本章"一"至"三"分别由曹诗琴、张黎和曹彩，田少雷，程金莲和董瑞华编写）

第五章

新法规时代药物临床试验监管面临的挑战与对策

一、我国加入 ICH 带来的机遇与挑战

(一)概述

国际人用药品注册技术要求协调会(ICH),是由美国、日本、欧盟的政府药品管理部门和制药行业于 1990 年协商成立的,是制药领域全球最具影响力的国际性组织,其宗旨是协调各国药品注册的技术要求,对新药研究和开发程序的相互可接受性、临床试验的可靠性及新药的安全有效性等进行探讨、研究,制定出一系列有关质量、疗效和安全性的技术指导原则,以高效和具成本效益的方式研发、注册和生产安全、有效且高质量的药品,在不折损安全性和有效性的前提下尽量少地使用动物试验,防止人体临床试验的不必要重复,有利于及时为患者提供新药品并保证患者可持续获得已获批药品,最终更好地服务于公众健康。

中国于 2017 年加入 ICH,并于 2018 年成为 ICH 管理委员会成员,这意味着中国的药品监管部门、制药行业和研发机构将逐步转化和实施国际最高技术标准和指南,强力推动国际创新药品早日进入中国市场,也强力推动国内创新药物早日进入国际市场,满足临床用药需求。

截至 2023 年 11 月底,ICH 目前已经颁布实施了 68 个指导原则,包括 Q 系列 22 个,E 系列 23 个,S 系列 16 个,M 系列 7 个。国家药品监督管理局在加入 ICH 之前,对于 ICH 此前已经发布的 57 个指导原则,除 Q4B 和 Q6B 指导原则部分实施外,其余 55 个均已充分实施。在加入 ICH 之后,国家药品监督管理局又修订或增补了旧版 ICH 指导原则 13 个。同时,对于 ICH 新发布的 11 个指导原则,均已经转化实施。

(二)机遇

中国加入 ICH 带来的发展机遇包括但不限于如下内容。

1. 药品监管能力大幅度提升

加入 ICH 使我们对药品全生命周期有了更加深入的认知,对药品研发的一般规律有了更深入的体会,更加重视药品监管科学,更加注重科学监管实践,监管能力有了长足发展和显著提升。同时,随着监管能力的不断提升,通过在国际视野下参与监管规则的制定,增加与国际同行的交流与合作,促进药品监管要求与国际接轨,也增强了中国在全球药品市场中的话语权和地位,为国际药品监管领域带来更多的协作机会,从而为全球患者提供更安全、更有效的药品。

2. 药品研发、生产、监管的技术标准实现国际一体化

作为管理委员会成员,深度参与 ICH 各系列指导原则的讨论、制定和更新,促进全球创新药品的研发。同时,结合中国实际情况,积极实践各项指导原则的具体要求,全面提升国内创新药研发能力和效率,提高中国药品的质量和安全水平,也进一步促进技术标准的不断更新、完善,以及新议题的产生,促进国际合作和技术标准与国际接轨。

3. 药品注册效率显著提升

Q 系、E 系列、S 系列和 M 系列指导原则的广泛转化应用,研究和注册路径一致,研究和评价标准趋于统一,境内外的研究数据共享,标准化国际合作,大大节省了研发资源和投入,使全球同步研发同步注册成为可能。新药临床试验申请 60 天默示许可,新药上市许可申请与国际监管机构同步,注册效率明显提升,更多国际制药企业将其新药引入中国市场,加速国际先进药品和技术在中国的上市和应用,大大满足患者的临床需求,丰富其用药选择。同时,也为中国药品走向国际市场、拓展业务空间、提升创新和研发能力奠定了基础。

4. 医药健康产业链优化和发展能力显著提升

加入 ICH,药品、医疗器械等的研发、生产和监管人才的培养更加国际化,研发、生产、转化、监管、使用等环节得以全面协调,医疗领域改革不断深化,健康中国普惠大众。

(三)挑战

中国加入 ICH 面临的挑战包括但不限于如下内容。

1. 履行 ICH 成员国的义务

ICH 倡导统一各国药品注册的技术要求,制定了一系列指导原则,建立了一体化标准,并在各个国家和地区广泛实施。这些标准是倡议性质的,本身不具备强制性,但成员国需要执行,并接受监管。因此,中国作为 ICH 成员国和管委会成员,要积极履行,着力强化实施,并及时总结。

2. 深刻理解各项技术标准的准确内涵

ICH 颁布的各项技术标准,是在协调一致的基础上产生的,考虑的主要是基本原则和共性问题,很少涉及细节。在实施过程中,需要切实理解其原则性,在一个原则的前提下,针对每一个具体细节问题,在不违背原则的情况下灵活应用,不能死搬硬套。特别是涉及的一些管理要求,要切合具体实际,考虑国内监管法律法规的特殊性,要不断完善。

3. 实施 ICH 各项技术标准

国内已有的技术标准体系需要及时更新,有些甚至涉及法律法规的调整,以及与之相适应的人员培训、技术升级和监管体系改革等,均需要大量的资金、人力和时间资源投入,这个过程比较长,是一个分阶段逐步实施并不断完善的过程,不可能一气呵成。在早期阶段,因标准统一、要求的解读、具体细节问题的讨论和协调,国际市场准入标准提升,监管要求变更等,可能会影响到药物研发、审评审批、监管要求等,给研发生产企业和监管部门带来一定的压力,企业也需要在一定程度上去积极主动适应竞争更加激烈的国际市场环境。但长期来看,实施 ICH 各项技术标准将大幅降低研发周期、成本,监管更加科学,发展更加全面,并可提升创新发展能力和监管水平。

4. 各系列指导原则实施的不同步性

在中国已经颁布转化实施的 66 个指导原则中,其实施节点并不一致,对于成熟的,直接应用;对于不太成熟的或是与国内目前的要求存在较大差距的,设置了过渡期,过渡期后才能完全实施。另外,也应看到不同系列指导原则的被接受程度并不相同,对于 E 系列的绝大部分指导原则,已被广泛认可,普遍应用,成果显著。对于 Q 系列的少部分指导原则,被理解和被接受的程度不一致,大范围应用推广尚需时间。

5. 适应国际化的专业能力和人才短期缺乏,将影响各系列指导原则的转化实施

中国在药物研发和药品监管方面的技术能力和专业人才储备短时间内可能难以适应 ICH 标准的要求,需要在体系建设中同时注重强化能力培养和人才储备,提高素质,规范管理,建立高效的、有效的激励机制及监管机制。重点关注的方面包括:临床试验机构研究质量提升,标准的宣贯,企业和机构执行 ICH 标准和指导原则的力度,规范认证,加强知识产权保护。

6. 技术进步、理念更新将长期存在

随着科学技术进步和全球产业发展,ICH 不断更新原有指导原则,并提出众多涉及新理念、新方法、新工具和新标准的协调议题。新思路、新理念需要不断提炼和应用于实际工作,并与国内药品监管和注册现状紧密结合,不断完善

国内指导原则体系,以体现药品监管能力现代化、国际化水平和药品监管工作的科学性、前瞻性、敏锐性和灵活性,持续深入开展监管科学研究,持续推进医药行业的高质量发展。

二、药物临床试验数据的真实可靠性问题及监管对策

(一)药物临床试验数据真实可靠性的概念

药物临床试验数据真实可靠性是指临床试验中收集、记录和报告的数据准确、完整、一致且可信。这些数据应准确反映试验过程和结果,没有故意歪曲、篡改或伪造。

临床试验的数据质量和真实、完整性是对试验的安全、有效性进行正确评价的基石。真实可靠的数据是评估药物安全性和有效性的基础,也是监管机构审批药物的重要依据。确保数据的真实可靠性对于保护患者的权益、保证临床试验评价结果的科学可靠,促进医学研究的进步以及建立公众对医疗行业的信任至关重要。真实、准确、完整和可靠是保证临床试验数据质量的基本原则。

我国临床试验的相关法规和管理规定均要求申办者和研究者在临床试验数据管理的过程中应当建立完善的基于风险控制的质量管理体系,并遵循临床试验数据质量通用标准(ALCOA+CCEA)原则,即可追溯性(Attributable)、易读性(Legible)、同时性(Contemporaneous)、原始性(Original)、准确性(Accurate)、完整性(Complete)、一致性(Consistent)、持久性(Enduring)、可获得性(Available when needed)。临床试验的信息化应用,如电子数据采集(electronic data capture,EDC)及电子病历系统等技术可实现数据的及时录入、实时发现错误,有助于满足以上要求,提高数据与文件质量和工作效率。

(二)药物临床试验数据真实可靠性的重要性

药物临床试验数据真实可靠性具有重要意义,主要体现在以下几个方面。

1. 保障患者安全

真实可靠的临床试验数据可以确保药物的安全性和有效性。医生和患者可以根据这些数据做出更准确的治疗决策,降低药物使用过程中的风险。

2. 推进医学研究

可靠的数据有助于研究人员更好地了解药物的作用机制和治疗效果,从而推动医学研究的进步。

3. 支持药品审批

监管机构在审批药品时,需要依赖真实可靠的临床试验数据来评估药物的

安全性和有效性。如果数据存在问题,可能导致药品审批延误或失败。

4. 保护公众健康

临床试验数据的真实可靠性直接关系到公众的健康。准确的数据可以帮助监管机构发现潜在的风险,从而采取相应的措施。

5. 建立信任

真实可靠的临床试验数据有助于建立公众对医疗行业和监管机构的信任。如果数据存在问题,可能导致公众对整个医疗体系的质疑。

综上所述,药物临床试验数据的真实可靠性对于保障患者安全、推动医学研究、支持药品审批、保护公众健康以及建立信任都至关重要。

以下是一些说明临床试验数据真实性问题可能产生不利影响的具体例子。

(1)药物疗效被高估或低估:如果临床试验数据不真实,可能导致药物的疗效被高估或低估。例如,研究人员可能故意篡改数据,使药物看起来更有效,从而获得批准上市。这可能导致患者使用无效的药物,延误治疗。

(2)药物安全性问题被忽视:不真实的数据可能掩盖药物的安全性问题。例如,研究人员可能隐瞒不良事件的报告,使药物看起来更安全。这可能导致患者在使用药物时面临潜在的风险。

(3)医疗决策失误:医生和患者依赖临床试验数据来做出治疗决策。如果数据不真实,可能导致医生选择不合适的药物或治疗方案,影响患者的健康。

(4)资源浪费:不真实的数据可能导致药物研发和审批过程中的资源浪费。如果药物在临床试验中表现不佳,但数据被篡改,可能导致大量资金和时间的浪费。

(5)信任受损:临床试验数据的真实性问题可能导致公众对整个医疗行业的信任受损。患者可能对医生、药厂和监管机构失去信心,影响医疗体系的稳定。

这些例子说明了确保临床试验数据真实可靠的重要性。只有准确、可靠的数据才能为医疗决策提供可靠的依据,保障患者的安全和健康。

(三)常见的药物临床试验数据真实可靠性问题

在我国药物临床试验数据方面常见的真实可靠性问题,包括但不限于以下几种。

(1)数据完整性问题:数据可能不完整或缺失,导致分析结果不准确。

(2)数据准确性问题:数据可能存在录入错误、测量误差或其他类型的错误。

(3)数据一致性问题:不同来源的数据可能不一致,例如电子病历与纸质病历之间的差异。

（4）数据选择性报告：研究者可能选择性地报告或隐瞒部分数据，影响结果的真实性。

（5）数据伪造或篡改：个别研究者可能故意伪造或篡改数据，以获得有利的研究结果。

（6）时间性问题：数据收集和分析的时间可能影响结果的准确性，例如过长或过短的随访时间。

（7）利益冲突：研究者、申办方或其他相关方之间的利益冲突可能影响数据的真实性。

为了确保药物临床试验数据的真实可靠性，需要建立严格的质量控制体系，加强监督和审核，提高研究人员的道德水平，以及采取措施解决利益冲突等问题。同时，也需要公众、学术界和监管机构的共同努力，来维护临床试验数据的真实性和可靠性。

（四）影响药物临床试验数据真实可靠性的因素

影响药物临床试验数据真实可靠性的因素有很多，以下是一些常见的因素。

（1）研究人员的专业素养和道德水平：研究人员的专业知识、经验和道德观念会直接影响数据的收集、记录和分析过程。

（2）试验设计和方案：试验设计的合理性、研究问题的明确性以及试验方案的详细程度都会影响数据的质量。

（3）试验设备和技术：使用的试验设备和技术的准确性、稳定性以及可靠性会对数据产生直接影响。

（4）样本量和入选标准：样本量的大小和入选标准的合理性会影响试验结果的可靠性和普遍性。

（5）数据管理和质量控制：数据管理的规范程度、数据审核的严格性以及质量控制体系的完善性都会影响数据的真实可靠性。

（6）利益冲突：试验过程中可能存在各种利益冲突，如药厂、研究机构和研究人员之间的利益关系，可能导致数据的操纵或篡改。

（7）监管环境：监管机构的监督力度、法规制度的完善程度以及对违规行为的惩处力度都会对数据的真实可靠性产生影响。

这些因素相互作用，可能导致药物临床试验数据的真实可靠性出现问题。因此，在整个临床试验过程中，需要对这些因素进行严格的控制和管理，以确保数据的质量和可靠性。

（五）提高药物临床试验真实可靠性的对策

针对药物临床试验数据常见的真实可靠性问题，可以采取以下解决方案。

（1）严格质量控制：建立完善的质量控制体系，包括数据采集、录入、验证和清理的标准操作规程。对试验过程中的各个环节进行严格监控，确保数据的准确性和完整性。

（2）加强人员培训：对参与临床试验的研究人员、伦理审查人员和数据管理人员进行专业培训，提高其数据管理和分析的能力，强调数据真实可靠的重要性，提高他们对数据质量的认识和操作技能。

（3）独立数据监查：设立独立的数据监查委员会或第三方机构，对临床试验数据进行定期监查和审核，发现并纠正数据中的问题。

（4）采用电子数据采集系统：采用电子数据采集系统，减少人为因素导致的数据错误。

（5）第三方稽查：定期邀请第三方稽查机构对临床试验进行稽查，确保试验过程的合规性和数据的真实性。

（6）透明公开：及时公开临床试验的相关信息，包括研究方案、试验结果等，接受社会监督，提高试验的可信度。

（7）强化伦理审查：伦理审查委员会应加强对临床试验方案、知情同意书等的审查，确保研究符合伦理原则。

（8）严格查处：监管部门应加强对临床试验的监管，完善相关法律法规，加大对违规行为的惩处力度。

通过实施这些解决方案，可以有效提高药物临床试验数据的真实可靠性，保障患者的安全和权益，促进医学研究的进步。

（六）保证药物临床试验真实可靠性的监管措施

为保证药物临床试验过程规范，数据和结果真实可靠，保护受试者的权益和安全，监管部门通常采取以下措施。

（1）完善法规制度：政府制定并完善相关法律法规，如《中华人民共和国药品管理法》《中华人民共和国疫苗管理法》《药品注册管理办法》《药物临床试验机构管理规定》《药物临床试验质量管理规范》等，明确药物临床试验的质量标准和操作规范。

（2）加强临床试验机构备案后的检查：建立药物临床试验机构审查制度，对试验机构的设施、人员、质量管理体系等进行评估和审查，确保其具备开展临床试验的能力和条件。

（3）加强临床试验项目现场检查：对药物临床试验开展的试验项目进行现场检查，包括临床试验方案的依从性、人员履职情况、伦理审查、试验药物管理、质量管理体系运行、试验资料管理等方面，确保试验过程的合规性和数据的真实性。对检查中发现的问题，督促试验机构及时整改，确保试验的质量和数据的可靠性。

（4）行业自律：借助学会、协会平台，积极引导临床试验机构主动自我规范，形成共识，进一步加强行业自律，提高试验质量和数据的可靠性。

这些监管措施有助于确保药物临床试验的真实可靠性，保护受试者的权益和安全，推动药物研发的健康发展。

三、真实世界临床研究面临的挑战及可采取的对策

（一）真实世界临床研究的概念

现代临床试验越来越多地纳入真实世界的数据源——这些数据通常是在真实的医疗环境中收集的。我们将结合真实世界数据源的试验称为真实世界试验。此类试验有可能增强研究结果的普遍性，促进务实的研究设计，并评估真实世界临床研究的有效性。真实世界研究设计包括观察性（或非干预性）研究设计和干预性研究设计（如实用性临床试验）。单臂研究设计是一种特殊的设计形式，其研究组可以是干预性的，也可以是观察性的，其外部对照通常基于真实世界数据来设定。

实用性临床试验（pragmatic clinical trial，PCT）又称实操临床试验或实效临床试验，是指尽可能接近真实世界临床实践的临床试验，是介于传统的随机对照试验（randomized controlled trail，RCT）和观察性研究之间的一种研究类型，属于干预性研究。与 RCT 不同的是，PCT 的干预既可以是标准的，也可以是非标准的；既可以采用随机分组方式，也可以自然选择入组；受试病例的入选标准可以相对较宽泛；对干预结局的评价不局限于临床有效性和安全性；PCT 更多地使用临床终点，而很少使用传统 RCT 中可能使用的替代终点；可以同时考虑多个治疗组，以反映临床实践中不同的标准治疗，或设置多个剂量组达到剂量探索目的；一般不设安慰剂对照；如果因难以实施而不采用盲法，应考虑如何估计和控制由此产生的偏倚；数据的收集通常依赖于患者日常诊疗记录，但也可以设置固定的随访时间点，其时间窗通常较 RCT 更宽。与观察性研究不同的是，PCT 是干预性研究，尽管其干预的设计具有相当的灵活性。

国际上越来越多地呼吁开展 PCT 来评估医疗卫生服务，为患者、临床医生

和管理者的决策提供信息。

PCT 与传统的解释性随机对照试验有很大不同。在 PCT 中研究干预措施通常不是试验性的,而是实践中常规使用的治疗方法;普通临床环境中的卫生服务提供者提供护理;并且数据是从电子健康记录中收集的。目前这种研究模式面临着一系列挑战,从伦理问题到数据收集。为了克服这些挑战,需要深入了解并制订相应的策略。通过概述现有的文献和结合已有的经验,笔者将对 PCT 在监管各个角度面临的挑战以及相应的建议进行总结。

(二)研究与实践的区别

目前,国内监管机构的指导原则明确要求真实世界研究的伦理审查和知情同意应符合《赫尔辛基宣言》以及《涉及人的生命科学和医学研究伦理审查办法》等相关法规和指南的规定。然而,由于 PCT 虽然属于干预性研究,但与传统 RCT 存在较大差异,这给现有的临床试验伦理审查带来了挑战。

在 PCT 中,研究更注重真实世界的医疗实践,涉及更广泛的患者群体和多样性的医疗环境。这一特点使得现有的伦理审查框架在适应 PCT 时显得相对不足,需要更灵活和实用的处理方式。

1. 挑战

(1)争议性:对 PCT 中研究与实践区别的争议普遍存在。虽然大多数学者认为传统的研究与实践的区别在 PCT 中缺乏实际意义,但仍有学者支持这一区别的必要性,强调其在道德上的作用。

(2)伦理框架:现代伦理框架努力通过区分研究和实践来保护研究参与者,但 PCT 的特殊性引发对传统框架适用性的质疑,提倡采用更适应 PCT 的伦理原则。

(3)风险与好处的平衡:对于研究中的风险与潜在益处的权衡,以及如何合理化 PCT 中的伦理挑战,存在不同观点。

2. 对策

(1)适应伦理原则:强调实践的伦理价值。采用一种适应 PCT 特殊性的伦理框架,既尊重传统伦理原则,又能充分理解 PCT 中研究与实践的不同。

(2)权衡风险和好处:在 PCT 中进行伦理评估时,需要仔细权衡研究的风险和潜在的好处,以确保参与者的权益得到充分保护。

(三)知情同意

鉴于监管机构对真实世界研究的伦理审查和知情同意的规定,当前普遍认为在经过伦理委员会审查批准的回顾性观察性研究中,可以采用广泛知情同意等形式。然而,对于PCT所需的知情同意方式,指导原则并未给予明确说明。在实际的临床研究过程中,可能会面临各种知情同意方面的挑战。

要解决这一问题,我们需要深入探讨PCT的特殊性质,以及如何在确保伦理标准的同时,使研究变得更为实用。首先,应当明确PCT中患者的知情同意流程,确保其既符合伦理要求,又不过于烦琐。可能需要设计一种灵活的知情同意形式,以适应PCT的实际情况。

其次,考虑到PCT可能涉及多个医疗机构和实践设置,需要建立一种有效的协调机制,确保患者在各个环节都能充分理解研究的目的、风险和获益,并做出知情的决策。这可能需要采用新颖的信息传递方式,如在线知情同意平台或多媒体资料,以更好地传达信息并促使患者参与。

1. 挑战

(1)尊重决定权:尊重个体决定权原则强调研究人员对知情同意的认真态度,但在PCT中,存在对知情同意的不同理解,尤其是在参与风险较低的情况下。

(2)知情同意方式:文献中提到多种知情同意方式,包括标准、有针对性、整合式和简化的同意方式。传统的知情同意可能使研究人员面临困境,需要考虑是否可以豁免或修改知情同意。对于是否放弃或修改同意,存在不同观点,其中一些学者主张在PCT中扩大同意放弃的使用。

(3)标准知情同意方式:包括书面披露所有信息,以及书面同意的程序。

1)有针对性的同意模型:包括口头披露信息,但要求书面同意。

2)整合式同意模型:包括口头披露信息,不需要书面同意,而是由医生在电子健康记录中记录同意。

3)简化的同意:不需要主动寻求同意。

(4)参与者可能不知道自己被纳入试验,增加了试验的伦理复杂性和患者知情同意的问题。

(5)告知同意:文献强调了告知同意的要求,包括研究目的、风险和获益、自愿性等。然而,关于随机分组是否需要告知存在分歧。

(6)受试者识别:对于特殊人群的参与者,PCT的设计可能使其难以确定谁是人类受试者,从而需要伦理和监管保护。

2. 建议

(1)模式多样性:知情同意的灵活性。提倡采用多样化的知情同意方式,以适应不同类型的PCT研究,并确保在适当情况下加强同意的严格性。

(2)知情同意信息:在告知同意中明确介绍研究目的、潜在风险和获益,确保参与者能够充分理解并自主做出知情同意。

(3)在制定政策时,需要权衡在知情同意豁免的情况下,患者可能不知情的情况,以及在缺乏广泛社会共识的情况下,如何合理使用个人数据。

(4)随机分组:强调对随机分组进行透明的披露,以增加研究的透明度,减少参与者的不确定性。

(5)受试者识别:制定指南以帮助研究人员确定谁是人类受试者,以确保对需要保护的人提供适当的保护。

(四)监管流程

近年来,我国积极推动真实世界证据(real world evidence,RWE)在监管审批流程中的应用。在 2020 年和 2021 年,国家药品监督管理局药品审评中心相继发布了《真实世界证据支持药物研发与审评的指导原则(试行)》和《用于产生真实世界证据的真实世界数据指导原则(试行)》。2023 年,国家药品监督管理局医疗器械技术审评中心发布了《医疗器械真实世界研究设计和统计分析注册审查指导原则(征求意见稿)》。这些文件进一步阐明了在评估监管决策中使用 RWE 的基本原则,并概述了产生高质量 RWE 所需的真实世界数据(real world data,RWD)的使用原则和范围,为医药研发提供了更为明确的指引,使得相关 RWD 能够更有效地支持监管决策。此举不仅有助于加速新药上市审批流程,同时也促进了我国医疗和药物研究领域的创新和发展。

然而在当前国内监管机构的框架下,PCT 审查流程存在一系列难题,这直接影响了科学研究的推进和新治疗方法的迅速应用。首要挑战之一是监管负担的问题,研究监管流程被认为过于烦琐,成为 PCT 实施的一道障碍。研究人员面临审查委员会标准化不足的问题,这显著增加了研究人员的工作负担,阻碍了 PCT 的积极推进。另外,监管和批准流程冗长及资源密集性也是令人担忧的问题。即便 PCT 采用了加速和简化的受试者筛选、随机化和治疗分配,审批过程仍然需要耗费大量时间和资源,影响研究的快速推进。

1. 挑战

(1)监管负担:文献综述表明,研究监管流程被认为过于烦琐,成为进行 PCT 的障碍。审查委员会之间的标准化不足和多个委员会的竞争性需求增加了研究人员的负担。

(2)长时间和资源密集的审批过程:尽管在 PCT 中采用了加速和简化的受试者筛选、随机化和治疗分配过程,但当前的监管和批准流程常常是冗长和资源密集的。

(3)跨国多中心试验的批准难度:多中心跨国试验更难获得批准,需要在不同地点履行不同的本地和国家稽查/监管程序。

（4）新研究环境的监管合规性：PCT 可能涉及新的研究环境，这些环境可能缺乏专门的熟悉监管法规的人员，因此需要为其提供指导、培训和检查材料。

2. 建议

（1）透明政策：简化监管流程，提倡建立透明、一致的监管政策，减轻研究人员的监管负担，并确保审查的效率和公正性。

（2）新监管模式：探索新的监管模式，以适应低风险 PCT 的实际需求，同时保持对高风险研究的充分监管。

（3）监管改革：提倡简化审查过程，包括透明政策、利益相关者参与，并在审查强度上实行比例审查。一些人甚至主张采用新的监管系统来监管低风险的 PCT。

（4）简化同意流程：特别是在多中心和跨国试验中，通过采用远程同意流程可以提高试验的招募速度。

（5）新研究环境的监管合规：准备指导、培训和检查材料，以帮助对研究伦理和监管不熟悉的相关人员了解相关法规。

（五）招募与补偿

在传统 RCT 中，招募通常更为集中，而 PCT 涉及更广泛的医疗实践和患者群体，因此需要采用更多样化、更灵活的招募策略。这可能包括与多个医疗机构合作、社区宣传和更为开放的参与条件，增加了招募的复杂性。

补偿方面，传统 RCT 通常采用固定的报酬和奖励机制，而 PCT 需要更灵活的模式，以考虑到患者在真实世界中的多样性需求。这可能包括更为个性化的报酬方式，如基于患者实际参与程度和负担的差异性支付。同时，应该强调非货币化的尊重，通过披露研究结果、报告研究进展以及促进患者加入支持社区等方式来体现对患者贡献的重视。

1. 挑战

（1）传统激励类型无法适用于 PCT，需要仔细考虑激励的类型和实施方式。

（2）激励可能影响试验的实证性质，需要考虑支付对试验的社会价值的一致性。

（3）数据隐私和报酬的复杂性：PCT 中对于患者临床数据的使用涉及数据价值的问题，而患者可能对他们的个人数据持谨慎态度。这需要在政策上找到平衡，同时进行更多研究以确定合适的支付政策。

（4）成本问题：尽管 PCT 的成本明显低于传统 RCT，但在资源被转移到前线临床活动的情况下,以及在研究资金不是公共卫生支出优先事项的地区,成本仍可能是一个障碍。

(5)利益冲突:研究者可能对其干预措施有财务利益,这可能导致对 PCT 设计和结果解释的偏见。

2. 建议

(1)试验真实性和实用性的挑战:激励可能影响试验的实证性质,需要考虑支付对试验社会价值的一致性。

(2)考虑支付的一致性以确保试验的社会价值,促使参与者以真实的行为响应。

(3)制定适用于 PCT 的合理招募和补偿模型,确保公正、合理的参与。

(4)报销的合理性:对于 PCT 而言,报销费用可能会影响试验的"真实世界"信息价值。在考虑报销时,需要仔细思考支付是否应该成为试验干预的一部分,并思考是否应该报销患者看起来像是标准护理的费用。

(5)工资支付/时间和负担的报酬:一些 PCT 可能涉及额外的时间和负担,因此支付可能是合理的。然而,在设计研究时需要谨慎考虑不同的拒绝和不依从率的影响。

(6)数据使用的报酬:一些 PCT 可能仅使用患者数据而不直接与患者互动,这使得为患者提供对其个人信息的访问支付的可行性有了新的考虑。

(7)奖励的使用:考虑是否有替代福利,如对广泛知情同意参与研究的患者降低自付费用。这种替代方案可能有助于保持试验的真实性和实用性。

(8)需要通过非货币手段来尊重患者的贡献,如披露研究结果、报告研究进展、促进参与者加入患者支持社区等。

(9)利益冲突:制定政策以帮助管理利益冲突,同时确保研究的诚信和科学。

(六)数据收集和管理

PCT 通常涉及更广泛的医疗实践和多样性的患者群体,这导致数据收集的复杂性明显增加。相对于 RCT,PCT 更倾向于从真实世界中获取数据,因此,需要更多地关注来自不同医疗设置、不同实践环境的数据,以及有不同病例特征的数据。这可能需要制定更为灵活的数据收集方法,以适应各种医疗实践中的数据异质性。PCT 的数据管理涉及更多的协调和整合工作。由于 PCT 可能跨足多个医疗机构和实践场所,数据的统一管理和协调变得尤为重要。

良好的 RWD 质量是开展真实世界研究的基础,直接影响真实世界研究产生的证据强度。监管机构发布的指导原则指出:RWD质量评价,在遵循伦理原则、符合法规要求、保障数据安全的基础上,需关注数据的相关性和可靠性。数据的相关性,指的是数据是否可充分回答与研究目的相关的临床问题,包括数据是否涵盖研究人群数据,是否能形成相对统一或标准化的干预/暴露,是否可设置可比的对照,是否包含研究所需的结局变量及测量结果,是否可获得混杂因素的相关数据。数据的可靠性,指的是数据采集的准确性,包括采集前确定采集范围、采集变量,制定数据词典,规定采集方法、采集数据的流转方式、储存介质格式等,充分保障数据的真实性和完整性等。

数据的完整性是指数据被收集和获取的程度,即相对于研究目的,数据是否完整,如研究变量的缺失是否影响研究结局的评估,样本量及随访时间是否足以回答研究问题等。准确性评价包括原始数据记录的准确性、数据采集的准确性(如是否建立规范统一的数据采集方法,是否核查不同来源数据的准确性等)及数据治理的恰当性(如是否建立规范统一的数据治理流程,包括数据安全性处理、数据链接、数据清洗、数据编码、数据结构化、数据传输等,是否核查数据治理算法的正确性)。数据的一致性是指数据采集遵循相同的过程和程序的程度,包括统一的数据定义和稳定的病例报告表或版本受控的其他数据收集表。

1. 挑战

(1)数字化的挑战和问题。

1)电子健康记录系统的不足。虽然电子健康记录系统的先进功能理论上可以缓解一些障碍,但在许多机构中,电子健康记录系统是分散的、难以查询的,并且不能满足PCT的基本需求。

2)由于医疗信息系统供应商和电子健康记录系统的异构性,不同医院数据的收集障碍可能会出现。

(2)在远程试验中,患者与医生和协调结构之间的个人联系最小化,可能导致患者选择的不适当,存在"数字鸿沟"。

(3)拒绝使用激励可能导致数据收集的依从性降低,影响试验的科学价值和数据质量。

(4)回顾性数据面临多重挑战,包括数据完整性、标准化、准确度、整合性和一致性问题。

(5)医疗机构信息系统独立、不一致的信息化水平导致数据完整性缺失,医务人员在使用系统时标准术语和名称使用不规范,影响数据标准化。

(6)低自动化和手动录入导致数据准确度不足,而缺乏统一标准和主数据管理使得数据整合困难。医疗数据标准不一致和机构内部数据不一致影响数据一致性。

（7）由于难以有效进行数据补充，研究仅能通过有限病例数量进行筛选，整体过程存在局限性。因此，有效治理和充分发挥回顾性数据的价值成为当前医疗信息研究的关键挑战。

2. 建议

（1）公私合作：需要多方协同合作，包括政府、监管机构、学术界、制药行业以及全球组织，如世界卫生组织。

（2）学术机构可以通过建立全球性合作网络来加强多中心研究的实施，特别是利用已建立的合作伙伴关系。

（3）监测和文件记录。

1）采用以风险为基础的中央监测和自动化数据馈送，以节省资源，并在试验期间纠正偏差。

2）普遍利用信息技术，以简化和提升监管要求。

3）将文件记录的内容与对患者安全性和疗效保持一致，而不是简单地确认文档的完整性。

（4）数字化技术的发展。

1）建议利用数字技术转变临床试验，包括利用现有技术和研究平台，采用新方法，借鉴其他信息技术领域的科学，确保数字和阅读能力较低的人可访问试验技术工具。

2）建议发展标准的协议模板，包括自动化的招募、保留和数据收集，以及制定数据收集和传输的共同标准。

3）采用电子源数据记录（esource record，ESR）技术，直接从源数据来源捕获、收集和存储与研究项目直接相关的电子源数据和元数据，以简化临床研究的操作流程，进一步提升效率与质量。

4）建议发展与健康系统数字化相关的国际试验，确保机器学习和人工智能的应用。

（5）数字化的审核查验路径。

1）为了提高数据准确性，我国监管机构积极推进临床研究监管改革，并强调源数据的可追溯性和准确性。国内有研究团队围绕源数据质量进行探索，提出建立基于临床研究项目的电子源数据存储库（electronic source data repository，ESDR）的研究流程，以及对应的审核查验要点等解决方案。基于 ESDR 源数据管理系统的工作流程覆盖了从研究项目源数据采集、治理到研究数据库输出等各个环节，同时对临床研究的数据管理过程操作留痕，具有完备的稽查轨迹，便于高效地进行审核查验工作。

2)数据采集方式的适用性:在确保采集方法符合实际应用场景的前提下,要求提供源数据来源和采集方法确认文件以及性能确认文档。

3)数据采集过程的合规性:强调数据安全、隐私保护和伦理合规性,包括访问权限、加密、防火墙等数据安全方面的考量,以及伦理审批的必要性。

(6)人员的资质和培训要求:确保涉及数字化工作流程的操作者具备相应技术资质和经过相应培训,包括系统构建者相关证书和系统使用者培训记录的审核。

(7)数据采集过程的质量保证体系:对质量保证体系构建进行整体评估,包括标准操作流程、人员管理制度和系统操作手册的存在与完整性的审核。

(8)数据治理各阶段的审核要点。

1)源数据提取过程:着重审核人群筛选和指标数据筛选的一致性,关注提取是否符合标准和预定范围。

2)数据清洗和转化过程:结合数据治理计划,审查清洗、去重和质量控制过程,重点关注算法和方法的合理性。

3)数据输出:核查关键指标的准确性、完整性和一致性,以及数据传输时间和数据传输过程中的加密和权限设置是否符合规定。

4)在研究开始前明确所有利益相关者和合作伙伴的角色,确保数据的顺利访问和共享。

5)在考虑激励的同时,采取措施确保数据的高质量收集,避免激励引起的低依从性。

(七)数据和安全监测委员会的监管

RCT 通常在相对受控的环境中进行,试验设计更加标准化,患者入选标准相对明确。因此,RCT 中的数据和安全监测委员会(data and safety monitoring boards,DSMB)主要负责保证临床试验的完整性和保护受试者的权利与健康。相较之下,PCT 涉及更广泛的医疗实践和患者群体,因此 DSMB 需要更深刻地理解真实世界试验的多样性和复杂性。在 PCT 中,数据的完整性问题是一个备受关注的挑战。另一个关键问题是数据源的多样性。此外,PCT 中参与者的行为可能更为复杂,包括使用应用程序、设备等。而参与者之间的参与度可能存在差异。

1. 挑战

(1)数据完整性问题:在 PCT 中,数据流更加复杂,而真实世界数据更为复杂、多变且易受偏见。这包括来自多个来源的大量数据,可能存在记录重复、设备导致的噪声等问题,影响试验进行,特别是在招募和随访方面。

（2）数据源多样性问题：许多 PCT 使用数据驱动的算法，这使得监控数据源的完整性变得至关重要。例如，试验中可能涉及来自多个医疗系统的电子健康记录，而每个系统可能有不同的存储和维护实践，需要根据不同系统的独特捕捉个体的方法来调整算法。

（3）参与者行为和参与度问题：在 PCT 中，参与者的行为可能更为复杂，涉及使用应用程序、设备等，而参与者之间的参与度可能存在差异，尤其是基于算法的干预。

（4）安全性问题：在传统试验中，主要关注参与者的直接安全风险，而在 PCT 中，数据完整性对整体研究的完整性产生威胁，即使试验对参与者的直接风险较小，也需要进行监控。

2. 建议

（1）DSMB 的角色和职责：DSMB 应更加强调对数据完整性的评估，因为真实世界数据的整合可能影响试验的多个方面。特别是需要关注数据的复杂性、变异性和潜在偏见。

（2）DSMB 成员的多样性：DSMB 的成员应该具备临床领域、数据生成、健康信息技术等多方面的专业知识。对于 PCT，建议包括了解研究数据来源和操作的成员，以及具有信息学专业知识的成员。

（3）试验前期活动：在试验启动前，与 DSMB 进行启动会议，重点讨论数据完整性计划、数据流程图、数据共享和监控计划等。建议对试验的预定义监控指标进行详细讨论。

（4）试验前期阶段：强调进行试验前的试点阶段，以测试数据路径的强度和完整性。试点阶段的发现应与 DSMB 进行详细讨论，审查数据基础内容和报告结构。

（5）关键监控指标：需要明确预定义的监控术语，包括"失访""退出"和"缺乏依从性"等。对依赖于真实世界数据源的试验，应考虑随时间变化的参与者状态，并与 DSMB 讨论这些指标的清晰定义。

（6）试验后期活动：长期跟踪生成的数据报告，包括关注可能的数据完整性问题，建立结构化的流程以报告数据完整性问题，并采取纠正措施解决问题。

（八）单臂试验的优势与挑战

采用单臂研究首先要考虑的问题是其前提条件是否充分，例如，采用 RCT 难以实施或具有重大伦理风险，属于危及生命、复发难治、无药可治或甚为罕见的疾病。单臂研究组如果是干预性的，为单臂试验；如果是非干预性的，为单臂观察性研究。无论是干预性还是非干预性的，单臂研究设计通常应设置外部对照,外部对照采用的形式有基于疾病自然史队列数据或其他外部数据的历史对照、平行对照或目标值对照。

1. 挑战

(1)单臂试验设计:当 PCT 由于某些特殊情况,无法设置内部平行对照组时,可以考虑采用单臂试验设计。单臂试验实施过程简单、易行,成本低,周期比较短,能够较为快速地获取有效证据;可以用于基于伦理考虑不适合设置空白对照或者无合适匹配对照的临床试验。但是,单臂试验由于缺乏平行对照,对研究结果不易做出评价。所以,在研究设计阶段需要严格评估单臂试验的必要性,是否符合单臂试验使用的前提条件和应用场景。

(2)外部对照的设立:临床试验设计的科学性原则包括随机、对照、盲法、重复和均衡;然而,单臂试验由于本身的缺陷无法做到随机和盲法原则。因此,研究设计时要尽可能做到对照、重复以及均衡性原则。值得注意的是,单臂试验没有平行对照,不等于不需要对照,通常采用外部对照,包括历史对照、平行外部对照、目标值对照和混合对照。①历史对照是以既往获得的疾病自然史队列或其他外部真实世界数据作为对照,应考虑人群异质性及不同历史时期对疾病的定义、诊断、分类,自然史和可用的治疗手段等对疗效可比性和一致性的影响。②平行外部对照是收集与研究组同期的疾病自然史队列或其他外部真实世界数据作为对照。③目标值对照的关键是目标值的确定,目标值的确定应有充分依据,优先依次考虑国家标准、行业标准和专家共识,否则需要根据已有的相关信息,包括但不限于公开发表的文献、研究报告、相关研究的原始数据等,通过综合分析(如 meta 分析)确定目标值。④混合对照是将既往及研究同期获得的外部数据混合在一起形成对照臂。这些外部数据可以是日常的病例记录,也可以是过去开展不同的临床研究(观察性或干预性的)所获得的数据。需要注意的是,采用外部对照的单臂试验由于混杂因素、人群异质性和各种可能偏倚的影响,因果推断结论具有较大的不确定性。

2. 建议

(1)明确使用单臂试验的必要性:如考虑使用单臂设计,需要在研究方案中明确使用单臂试验的必要性。单臂试验的适用场景通常有以下情况:①研究的疾病或患者具有特殊性,如罕见疾病、难治性疾病或新发疾病;②尚无有效的治疗方法或指南/共识中尚无"金标准";③全新的治疗方法,如靶向治疗、基因治疗等;④难以招募患者、时间或费用成本较高的研究;⑤某些药物上市后的研究,如新的适应证研究等。

(2)提高单臂外部对照设计的质量:①主要终点采用客观指标,如肿瘤临床研究的客观缓解率,避免终点测量偏倚和错分偏倚;②明确并严格把握入组人群的入排标准及筛选过程；③较之于历史对照，更鼓励采用平行外部对照。因为当使用历史对照组时，不同研究所处的医疗背景不同，疾病的护理标准、治疗类型以及确定疾病反应或进展的标准等很可能随着时间的推移而发生改变，从而导致时间趋势偏倚；④要确保所采集的数据符合真实世界数据的适用性要求，研究开始前需评估外部数据的适用性、代表性和预先设定不同部分数据合成时的权重系数，预先设置敏感性分析评估混杂因素、不同权重系数等对研究结论的影响；⑤事先恰当地定义主分析的统计分析方法，如合理利用多因素模型、倾向评分方法、虚拟对照方法、工具变量方法等；⑥若对照组选择或主分析模型采用基于匹配的方法，应在方案中事先明确匹配标准；⑦要充分使用敏感性分析和偏倚的定量分析来考察未知或未测量的混杂因素、效应异质性、模型假设不成立以及其他各种可能偏倚对分析结果的影响。此外，由于外部对照多来源于观察性真实世界研究数据，可以采用非随机干预性研究偏倚评估工具（ROBINS-I）进行整体偏倚风险评估。ROBINS-I 涉及 7 个领域的偏倚，包括混杂偏倚、研究对象选择偏倚、干预分类偏倚、偏离既定干预的偏倚、缺失数据偏倚、结局测量偏倚和结果选择性报告偏倚。通过偏倚风险评估工具，研究者和监管机构可以根据偏倚程度和方向评价研究质量并进行循证决策。

（3）对于单臂试验应谨慎对待，一旦出现尺度松动则很容易形成效仿效应，尤其是在用于新药、医疗器械上市的审评过程中。在合适的场景下，要严格把握好科学性原则和统计学方法，尽可能减少偏倚，发挥该设计应有的优势。但研究对象的选择性偏倚是不可避免的，且可能会出现高估效应值的情况。因此，单臂试验不能取代随机对照研究，一旦条件许可，建议仍开展高质量的随机对照试验。

（九）真实世界临床试验的统计学考量

与传统 RCT 相比，PCT 在现实医疗环境中开展，患者的个体差异可能较大，接受干预的标准化程度可能降低，患者的依从性可能较差，临床专业人员的医疗技术可能存在不同，研究失访可能增加。

（十）结语

真实世界临床试验在现代医学研究中扮演着越来越重要的角色，为了解真实世界医疗环境下干预措施的实际效果提供了有力工具。然而，这一领域也面临着一系列监管挑战。从研究与实践的区别、知情同意、监管流程、招募与补偿、数据收集和管理、数据和安全监测委员会到单臂试验和统计学考量，每个方面都涉及独特的伦理和操作问题。解决这些挑战需要一体化的方法,强调适应性的伦理原则、多样化的知情同意方式、透明的披露、简化的监管流程以及合理的招募和补偿模型。数字化技术的发展、公私合作、监测和文件记录的改进以及 DSMB 角色的加强都是解决这些挑战的关键步骤。在这个充满挑战的领域,持续的合作和创新将为真实世界临床试验的成功和可持续性奠定基础。

四、中药临床试验的特色及监管对策

中药临床试验,是在我国实施的药品管理法律法规的基础上,在相应的技术要求及指导原则下,临床研究机构对被研究药物进行系统规范的研究而获得的一种实践过程。

与化学药物的研发思路"疾病的病理机制→针对病理机制筛选化合物→动物实验安全有效→人体临床试验验证"不同,中药多是在中医理论指导下组方,"人用经验安全有效→动物实验安全有效→人体临床试验验证","人用经验"是中医药学实践经验的宝贵财富。因此,中药临床试验监管应顺应中医药学发展规律,体现和充分展现中医药特色。

(一)中药新药临床试验及技术要求的回顾

1985 年《药品管理法》实施后,卫生部陆续颁布了《新药审批办法》《中药审批办法》及其相关的技术要求,使我国的新药研制和审评审批逐渐步入法制化和科学化的轨道。参考发达国家和化学药相关技术要求出台的《关于中药临床研究的技术要求》,成为当时中药新药临床试验的主要指导性文件,中药新药临床试验开始按照当时法规和技术要求的规定进行相应的临床试验:新药材制剂及含有大毒药材的复方制剂等需要进行Ⅰ期临床试验,绝大多数中药新药上市前一般仅要求进行Ⅱ期临床试验。Ⅱ期临床试验包括对照治疗试验阶段和扩大的对照治疗试验阶段,相当于现在的Ⅱ期探索性试验和Ⅲ期确证性临床试验。临床试验设计要求遵循随机对照盲法的原则。制定了三辑涵盖主要临床专业适应证的《中药新药临床研究指导原则》,成为中药新药临床试验的重要指导性文件。同时,药品审评审批主要由药品审评委员会负责,临床专家主要依据经验并参照中药的《技术要求》和《指导原则》进行审评。这个阶段是中药新药临床试验的起步阶段,临床试验的总体水平还比较低。

1998 年国家药品监督管理局成立后,修订了《新药审批办法》,明确提出与国际标准一致的Ⅰ~Ⅲ期临床试验的技术要求。与此同时,我国也开展了 ICH

有效性指导原则系列指导原则的翻译培训工作,药物注册监管及技术要求开始与国际接轨。2002 年,国家药品监督管理局颁布了《药品注册管理办法》,同年发布了新的《中药新药临床研究指导原则》,2003 年出台了《药物临床试验质量管理规范》等药物临床试验质量控制的指导性文件。这些法规、管理规范和指导原则的制定参考了 ICH 等相关指导原则的内容,因此,人们逐渐开始熟悉国际规范化的理念和要求。如 2002 版《指导原则》总论部分为中药新药临床试验基本技术要求,包括了临床试验的分期、各分期的基本要求、临床试验设计与方法、伦理审查、数据管理与统计分析、临床试验方案以及临床试验总结报告撰写等内容,这些与中药临床试验相关的主要共性技术问题的内容多数参考了 ICH 相关指导原则,为中药新药临床试验及技术要求与国际规范化要求的接轨奠定了基础。药品的技术审评也逐渐由药品审评委员会过渡到以国家药品监督管理局药品审评中心专业技术审评人员为主。随着新的法规、管理规范和指导原则的颁布、实施及其相关培训工作的广泛开展,逐渐锻炼和培养了一批熟悉中药新药临床试验的专业技术人才,为中药临床试验专业化、规范化和科学化起到了重要的推动作用。

2008 年至今属于中药新药临床试验逐步走向科学化的深入阶段。

2015 年国务院发布了《关于改革药品医疗器械审评审批制度的意见》(国发〔2015〕44 号),从此掀开了药品审评审批改革的序幕。《中华人民共和国中医药法》(2017 年)和《中共中央国务院关于促进中医药传承创新发展的意见》(2019 年)的推行,体现了党和政府对中医药工作的高度重视,国家鼓励和支持中药新药的研制和生产;2017 年我国加入 ICH,随后修订了《药品管理法》(2019 年)、《药品注册管理办法》(2020 年)、《药物临床试验质量管理办法》(2020 年),改革完善中药注册管理,对中药新药研发及申报具有深远影响。中药新药研发正在形成以临床价值为导向,建立符合中医药特点的中药安全、疗效评价方法和技术标准,彰显中医药在疾病治疗中的优势的总体思路。

此后,新修订的《药品注册管理办法》已于 2020 年 7 月 1 日起正式施行。从最新版《药品管理法》和《药品注册管理办法》中可以看出,这次修订注重药品质量、关注药品安全及公众健康,不但将引导药品研发和创新方向的很多新制度写入法规条款,同时也对审评审批程序进行了相应的优化。强调鼓励创新,并以"临床价值"为导向,鼓励行业进行新药研究。为加快建立符合中医药特点的中药开发技术标准体系,推动中药新药的科学有序研发,又相继起草和发布了一系列新药研究相关技术指导原则。

(二)体现中药特点的"三结合"审评审批体系

1. 监管要求

自 1985 年《药品管理法》实施以来,在不同历史阶段,曾先后出台过《中药审批办法》《〈新药审批办法〉有关中药问题的补充规定和说明》等文件,不断探索完善对中药审批工作的管理。2008 年,国家食品药品监督管理局发布了《中药注册管理补充规定》,该规定的实施对中医药事业的发展起到了积极的推动作用。2023 年,对《中药注册管理补充规定》进行了修订,并将名称修改为《中药注册管理专门规定》(以下简称《专门规定》)。《专门规定》充分吸纳药品审评审批制度改革成熟经验,结合疫情防控中药成果转化实践探索,借鉴国内外药品监管科学研究成果,全方位、系统地构建了中药注册管理体系。《专门规定》是介于《药品注册管理办法》和系列药品研制技术指导原则之间的规范性文件,内容既涉及中药注册方面的行政管理事务,又涉及中药审评审批专业技术内容。《专门规定》对中药人用经验的合理应用以及中药创新药、中药改良型新药、古代经典名方中药复方制剂、同名同方药等注册分类的研制原则和技术要求进行了明确。《专门规定》通过必要的技术要求表述,进一步落实加快推进完善中医药理论、人用经验和临床试验相结合(以下简称"三结合")的中药审评证据体系,体现中药注册管理的新理念和改革举措,并加强了对中药研制的指导,具有较强的实操性。因此,《专门规定》遵循中药研制规律和特点,不断强化"以临床价值为导向、重视人用经验、全过程质量控制"等研制理念,将中药的生产工艺、质量标准、药效学、毒理学、临床研究等各研制内容有机结合,结合药品安全性、有效性、质量可控性的基本要求,建立起兼顾药品基本要求,具有中药特点的审评审批体系。

2019 年 10 月中共中央、国务院发布的《关于促进中医药传承创新发展的意见》明确提出:"加快构建中医药理论、人用经验和临床试验相结合的中药注册审评证据体系,优化基于古代经典名方、名老中医方、医疗机构制剂等具有人用经验的中药新药审评技术要求,加快中药新药审批"。"人用经验"作为支持中药注册审评证据体系的关键组成是对中医药学实践经验的重视,是尊重中医药学发展规律的体现。人用经验贯穿中药复方制剂研发的全过程,不只是作为中药新药注册审评的证据,更为中药复方制剂筛选和优化处方、确定临床价值和优势提供依据和支持。人用经验经规范收集、整理与分析后,才能具有较高的证据强度,为后续非临床研究及临床试验的规划提供有力的决策依据。

为了便于了解法规,以下内容摘自《专门规定》,是与中药临床试验相关的原文。

第二条　中药新药研制应当注重体现中医药原创思维及整体观,鼓励运用传统中药研究方法和现代科学技术研究、开发中药。支持研制基于古代经典名方、名老中医经验方、医疗机构配制的中药制剂(以下简称医疗机构中药制剂)等具有丰富中医临床实践经验的中药新药;支持研制对人体具有系统性调节干预功能等的中药新药,鼓励应用新兴科学和技术研究阐释中药的作用机制。

第三条　中药新药研制应当坚持以临床价值为导向,重视临床获益与风险评估,发挥中医药防病治病的独特优势和作用,注重满足尚未满足的临床需求。

第四条　中药新药研制应当符合中医药理论,在中医药理论指导下合理组方,拟定功能、主治病证、适用人群、剂量、疗程、疗效特点和服药宜忌。鼓励在中医临床实践中观察疾病进展、证候转化、症状变化、药后反应等规律,为中药新药研制提供中医药理论的支持证据。

第五条　来源于中医临床实践的中药新药,应当在总结个体用药经验的基础上,经临床实践逐步明确功能主治、适用人群、给药方案和临床获益,形成固定处方,在此基础上研制成适合群体用药的中药新药。鼓励在中医临床实践过程中开展高质量的人用经验研究,明确中药临床定位和临床价值,基于科学方法不断分析总结,获得支持注册的充分证据。

第六条　中药注册审评,采用中医药理论、人用经验和临床试验相结合的审评证据体系,综合评价中药的安全性、有效性和质量可控性。

第七条　中药的疗效评价应当结合中医药临床治疗特点,确定与中药临床定位相适应、体现其作用特点和优势的疗效结局指标。对疾病痊愈或者延缓发展、病情或者症状改善、患者与疾病相关的机体功能或者生存质量改善、与化学药品等合用增效减毒或者减少毒副作用明显的化学药品使用剂量等情形的评价,均可用于中药的疗效评价。

鼓励将真实世界研究、新型生物标志物、替代终点决策、以患者为中心的药物研发、适应性设计、富集设计等用于中药疗效评价。

第八条　应当根据处方组成及特点、中医药理论、人用经验、临床试验及必要的非临床安全性研究结果,综合评判中药的安全性和获益风险比,加强中药全生命周期管理。

第十四条　对临床定位清晰且具有明显临床价值的以下情形中药新药等的注册申请实行优先审评审批:

(一)用于重大疾病、新发突发传染病、罕见病防治;

(二)临床急需而市场短缺;

(三)儿童用药;

(四)新发现的药材及其制剂,或者药材新的药用部位及其制剂;

（五）药用物质基础清楚、作用机制基本明确。

第十七条　中药人用经验通常在临床实践中积累，具有一定的规律性、可重复性和临床价值，包含了在临床用药过程中积累的对中药处方或者制剂临床定位、适用人群、用药剂量、疗效特点和临床获益等的认识和总结。

第十八条　申请人可以多途径收集整理人用经验，应当对资料的真实性、可溯源性负责，人用经验的规范收集整理与评估应当符合有关要求。作为支持注册申请关键证据的人用经验数据，由药品监督管理部门按照相关程序组织开展相应的药品注册核查。

第十九条　对数据进行合理、充分的分析并给予正确结果解释的人用经验，可作为支持注册申请的证据。申请人可根据已有人用经验证据对药物安全性、有效性的支持程度，确定后续研究策略，提供相应的申报资料。

第二十二条　由中药饮片组成的中药复方制剂一般提供啮齿类动物单次给药毒性试验和重复给药毒性试验资料，必要时提供其他毒理学试验资料。

如中药复方制剂的处方组成中的中药饮片均具有国家药品标准或者具有药品注册标准，处方不含毒性药味或者不含有经现代毒理学证明有毒性、易导致严重不良反应的中药饮片，采用传统工艺，不用于孕妇、儿童等特殊人群，且单次给药毒性试验和一种动物的重复给药毒性试验未发现明显毒性的，一般不需提供另一种动物的重复给药毒性试验，以及安全药理学、遗传毒性、致癌性、生殖毒性等试验资料。

本规定所称毒性药味，是指《医疗用毒性药品管理办法》中收载的毒性中药品种。

第二十三条　来源于临床实践的中药新药，人用经验能在临床定位、适用人群筛选、疗程探索、剂量探索等方面提供研究、支持证据的，可不开展Ⅱ期临床试验。

第二十五条　医疗机构对医疗机构中药制剂的安全性、有效性及质量可控性负责，应当持续规范收集整理医疗机构中药制剂人用经验资料，并按年度向所在地省级药品监督管理部门提交医疗机构中药制剂人用经验收集整理与评估的报告。

第二十六条　来源于医疗机构制剂的中药新药，如处方组成、工艺路线、临床定位、用法用量等与既往临床应用基本一致，且可通过人用经验初步确定功能主治、适用人群、给药方案和临床获益等的，可不开展非临床有效性研究。如处方组成、提取工艺、剂型、直接接触药品的包装等与该医疗机构中药制剂一致的，在提供该医疗机构中药制剂的药学研究资料基础上，可不提供剂型选择、工艺路线筛选、直接接触药品的包装材料研究等研究资料。

　　第二十七条　申请人可根据具体品种情况,在关键研发阶段针对中医药理论、人用经验研究方案和人用经验数据等,与国家药品审评机构进行沟通交流。

　　第二十八条　中药创新药应当有充分的有效性、安全性证据,上市前原则上应当开展随机对照的临床试验。

　　第二十九条　鼓励根据中医临床实践,探索采用基于临床治疗方案进行序贯联合用药的方式开展中药创新药临床试验及疗效评价。

　　第三十条　鼓励中药创新药临床试验在符合伦理学要求的情况下优先使用安慰剂对照,或者基础治疗加载的安慰剂对照。

　　第三十五条　中药复方制剂根据主治的不同,可以分为不同情形:

　　(一)主治为证候的中药复方制剂,是指在中医药理论指导下,用于治疗中医证候的中药复方制剂,包括治疗中医学的病或者症状的中药复方制剂,功能主治应当以中医专业术语表述;

　　(二)主治为病证结合的中药复方制剂,所涉及的"病"是指现代医学的疾病,"证"是指中医的证候,其功能用中医专业术语表述、主治以现代医学疾病与中医证候相结合的方式表述;

　　(三)主治为病的中药复方制剂,属于专病专药,在中医药理论指导下组方。所涉及的"病"是现代医学疾病,其功能用中医专业术语表述,主治以现代医学疾病表述。

　　第三十六条　中药创新药的注册申请人可根据中药特点、新药研发的一般规律,针对申请临床试验、Ⅲ期临床试验前、申请上市许可等不同研究阶段的主要目的进行分阶段研究。中药药学分阶段研究应当体现质量源于设计理念,注重研究的整体性和系统性。

　　第三十七条　中药创新药应当根据处方药味组成、药味药性,借鉴用药经验,以满足临床需求为宗旨,在对药物生产工艺、理化性质、传统用药方式、生物学特性、剂型特点、临床用药的安全性、患者用药依从性等方面综合分析的基础上合理选择剂型和给药途径。能选择口服给药的不选择注射给药。

　　第三十八条　中药创新药的研制,应当根据药物特点、临床应用情况等获取的安全性信息,开展相应的非临床安全性试验。可根据不同注册分类、风险评估情况、开发进程开展相应的非临床安全性试验。

　　第三十九条　非临床安全性试验所用样品,应当采用中试或者中试以上规模的样品。申报临床试验时,应当提供资料说明非临床安全性试验用样品制备情况。临床试验用药品一般应当采用生产规模的样品。申报上市时,应当提供资料说明临床试验用药品的制备情况,包括试验药物和安慰剂。

　　第四十条　以下情形,应当开展必要的Ⅰ期临床试验:

（一）处方含毒性药味；

（二）除处方含确有习用历史且被省级中药饮片炮制规范收载的中药饮片外，处方含无国家药品标准且不具有药品注册标准的中药饮片、提取物；

（三）非临床安全性试验结果出现明显毒性反应且提示对人体可能具有一定的安全风险；

（四）需获得人体药代数据以指导临床用药等的中药注册申请。

2. 技术要求

对于中药新药研发而言，指导原则体系建设是引导行业健康发展的关键，也与药物评价信息息息相关。指导原则所涉及的治疗领域是基于对中医临床实际情况的深入调研和思考，从中选择能够突出中医临床优势或特色的治疗领域去转化，其目的在于强调中药新药临床价值的多元化，可以从临床治疗的实际需求入手去开发新药，进一步为中药新药研究拓宽路径，留出创新空间。中药新药临床研究指导原则起草工作是由国内专业领域内的权威中西医专家和药品审评中心相关专业资深审评员共同参与完成。其具有权威性、时效性、创新性、规范性等特点。

现以《基于人用经验的中药复方制剂新药临床研发指导原则（试行）》相关内容进行简要说明。如：对人用经验界定为"人用经验包含了中药处方/制剂在临床用药过程中积累的对其适用人群、用药剂量、疗效特点和临床获益的认识和总结。获取人用经验的过程即为逐步探索明确中药复方制剂有效性、安全性以及临床获益的过程，也是中药复方制剂研发过程中的重要阶段，其研究可贯穿研发全过程。"同时，明确为"人用经验的信息是在具有中医药理论支持的固定的中药处方或中药复方制剂在临床实践过程中，处方药味（包括基原、药用部位、炮制等）及其用量、临床定位基本明确后，经较长时间和（或）较大人群范围临床使用而积累形成的，包括处方来源（和演变）、关键药学资料、临床使用情况、临床实践数据以及与其相关的其他临床研究数据等，用于支持中药复方制剂新药的研发决策或注册申请"。同时，针对临床研发策略、临床实践数据的治理与评估等多个方面进行了规范。

该指导原则实际上是指可以产生支持下一步阶段研究或监管决策的人用经验证据。中医药理论、人用经验和临床试验的互相支撑、相互协同，可以充分利用中医药来源于临床的传统优势，节约临床试验资源，加速中药新药的产业化进程。该指导原则阐述了人用经验支持中药复方制剂新药研发的主要原则和方法，是对中药新药研发策略的一次变革式突破与创新。其鼓励申办者采用真实世界研究等方法，治理临床积累的人用经验数据，使之形成人用经验证据，为中药新药研发提供支持，充分彰显了中医药"源于临床，归于临床"的特点。

基于中药注册的类别和品种的特点以及人用经验证据的充分程度,提出了相应的研发策略。

(三)开展临床试验前应关注的问题

"三结合"审评证据体系的提出和构建顺应了中药研发的特点,并很好地回应了业界对中药研发的期待和关切。"三结合"审评证据体系下中药新药的研究路径更加多样化。中药创新药中的中药复方制剂,尤其是名老中医经验方、院内制剂等多具有充分的中医理论支持,并有丰富的人用经验。

"三结合"审评证据体系初步构建以来,业界逐渐认识到人用经验的重要作用,新药临床研究计划的制订也逐步多样化。比如很多院内制剂、临床经验方在申报临床试验时注重对既往病历进行分析,从中可获得常用的剂量、疗程、证候分型等的初步信息;也有一些申办者在申报临床试验前计划先开展前瞻性的人用经验研究;有些申办者拟采用真实世界研究作为支持上市的证据。这些都是"三结合"审评证据体系鼓励的方向。

"三结合"审评证据体系的提出和构建是中药研发领域开天辟地的大事,为中药新药的研发注入了新的活力,同时也为业界和审评机构带来了更多的挑战。"三结合"审评证据体系目前初步建立,更多的细则和解决方案仍在进一步完善和制订中,尚需学界、业界进一步思考和探索。

1. 临床定位

临床定位是指中药新药在拟定目标适应证中预期的治疗作用,该作用应具有公认的临床价值。临床定位是新药研发和上市后再评价中准确评价临床疗效的关键,也对临床合理用药具有重要作用。

临床试验是对临床定位的探索或验证,而临床试验设计源于预设的临床定位。在临床研究设计时,纳入和排除标准的规定、疗效评价指标的选择、疗程的设置等均与临床定位有关。中药新药处方多来源于名老中医经验方及医疗机构制剂等,具有广泛的临床应用,因此规范收集人用经验数据、分析其作用特点和临床优势是中药临床定位的重要方法。中医药理论是评价中药新药的重要依据之一,通过中医药理论可以初步判断临床定位是否合理。

虽然人用经验和中医药理论是拟定临床定位的重要方法,但在中西医学理论的指导下,借鉴现代科学技术和方法建立能够揭示、反映中药作用特点的药理学研究思路与方法,通过基础研究评价中药的有效性,也是中药新药研究的一种策略和方式。

研究方案设计需要考虑如何以一系列规范科学的临床研究数据,形成突显临床价值的证据链。可以从以下角度考虑临床研究定位。①从临床治疗的价值来确定临床研究的定位,这与多数中药新药来源于临床,"临床-研究-临床"的研发思路相符合。临床价值和优势可以体现在不同的适应证,也可以是相同适应证不同阶段(如急性期、恢复期或者后遗症期)或者不同的作用特点(如作用持续时间长、起效快等),或者多靶点的中药复方制剂可以同时改善多个症状或体征;临床治疗价值同时要定位于确有治疗价值的疾病或症状,避免过度治疗。总之,可以从临床医生诊断和治疗的关注点出发发现临床价值,确定研究定位。②临床价值会随着对疾病认识的深入、新的治疗产品的应用、疾病谱的变化等因素发生改变,因此临床价值又有时限性。

2. 毒理学试验结果

毒理学研究是中药新药研发的一个重要组成部分,其研究结果对临床试验及应用提供帮助。现以古代经典名方中药复方制剂的毒理学试验要求给予阐述。

由于古代经典名方中药复方制剂为直接提出上市申请许可,因此毒理学试验受试物的要求与一般的中药新药总体原则相似但略有不同。

受试物的要求为受试物质量应稳定、均一、可控,应采用能充分代表上市样品质量属性和安全性的样品。若为提高毒理学试验中的给药剂量等试验需要,需要采用浸膏、浸膏粉等中间体作为受试物,应研究说明其代表性。

单次给药毒性试验:参考《药物单次给药毒性试验技术指导原则》,对于古代经典名方中药复方制剂,一般情况下,可采用一种动物、按临床给药途径进行单次给药毒性试验。

重复给药毒性试验:参考《药物重复给药毒性试验技术指导原则》,对于古代经典名方中药复方制剂,通常可先进行一种动物(啮齿类)的重复给药毒性试验,当发现有明显毒性时,为进一步研究毒性情况,再采用第 2 种动物(非啮齿类)进行试验。若处方中含有毒性药材,则应进行 2 种动物(啮齿类和非啮齿类)的重复给药毒性试验。

另外,当在重复给药毒性试验中发现受试物对生殖系统具有不良影响或具有潜在的致癌性风险,或文献提示具有相关担忧时,可能需要追加相应的特殊毒理学试验。应采用临床给药途径进行试验。所提供的重复给药毒性试验期限需符合支持上市的试验要求。

通过毒理学研究来预测人体中可能出现的不良反应,最终为临床安全用药提供参考信息。因此,需要对试验结果进行科学分析和全面评价。

在试验设计时,应充分考虑到各项因素进行科学合理设计,如试验的给药期限应能覆盖临床可能的最长用药期限,综合考虑处方药味组成、处方已有的人用经验中提示的安全性信息、药味已有的临床和非临床安全性文献信息等,必要时在一般的毒理学试验指标基础上设计针对性的指标。在结果评价时，应采用综合评价策略，评价其可能的毒性反应及提示可能的毒性靶器官，描述毒性反应的性质和程度，确定安全范围。为获取上市提供合理的药物剂量、疗程、安全性信息的支持证据，也为今后增加适应证/功能主治等研究提供技术支持。

3. 既往临床实践的成果

中药新药基于中医理论，源于临床经验。新药研发中临床证据至关重要。特别是复方中药，其主要来源于经典古方、现代临床经验方（包括医院制剂）和民间验方。复方新药选择应考虑以下因素：①中医药临床优势病种；②处方来源的人种药理学经验及背景、医疗实践活动的背景，针对人群体质特点，处方沿革与应用源流；③医家的医学流派、倾向、特长；④处方所用药味的本草源流，一脉相承、沿革与变迁特点；⑤现代人群体质特点及其发病、传化及转归规律；⑥组方、药味的药理作用特点；⑦配伍原理；⑧现代临床应用资料等相关研究信息及其依据。

这类复方中药具有临床应用广泛的特点，是临床实践的主力军，需要充分整理、挖掘、评估，更好地将其成果向新药转化。

(四)中药临床试验的特点及评价要点

1. 中医证候研究

证候（简称证）是对疾病（泛指非健康）发展到一定阶段的病因、病性、病位及病势等的高度概括，具体表现为一组有内在联系的症状和体征，是中医临床诊断和治疗的依据。中医是实践医学，证候的本质是为"论治"服务的。中医证候是指对疾病所处的一定阶段的病机概括，或对非疾病机体一定阶段的机体状态的概括，是中医认识疾病的思维方式，本质上是辅助辨证论治的依据。证候离不开疾病，没有脱离疾病的证候，如我们所熟知的具有滋阴补肾功效的六味地黄丸，原方出自宋代钱乙《小儿药证直诀》，用于小儿肾阴虚不足所致的发育迟缓，并非证候药。

证候类中药临床试验的基本研究思路包括以下 4 种：单纯中医证候研究模式、中医病证结合研究模式、西医病中医证的研究模式（如一病一证或者一病多证）、中医证统西医病的研究模式。证候类中药新药是指主治为证候的中药复方制剂新药，通常采用中医证统西医病的研究模式或者单纯中医证候研究模式。

单纯中医证候研究，是指选择符合某个中医证候诊断标准的适应人群进行研究，观察药物对该中医证候所涉及的症状、体征以及相关指标的改善情况。

只关注中医证,不关注病,结局指标为中医证候所涉及的症状、体征以及相关指标的改善。可能的局限性包括:①纳入人群的不确定性。由于不关注病或症状,纳入人群可能有较大的偏倚,不同疾病病因病机预后不同,对疗效影响较大,混杂因素多。②临床价值的判断。"证"的变化及预后与"疾病"的变化及预后没有本质的对应与联系,因此,单纯中医"证"的变化很难评估患者获益。

中医病证结合研究,指在符合某一中医疾病诊断标准的基础上,选取该病的某一证候进行研究,观察药物对该证候所涉及的症状、体征以及相关指标的改善情况。可能的局限性包括:①中医病诊断依据不明确。如中医诊断为头痛,对应国际头痛分类有偏头痛、紧张性头痛、三叉神经自主神经性头痛、继发性头痛等 14 个分类。②疗效评价受限。没有针对中医病的疗效评价指标体系。

西医病中医证的研究模式,指在符合某一西医疾病诊断标准的基础上,选取该病的某一证候或者多个证候进行研究,观察药物对该疾病的疗效、证候所涉及的症状、体征以及相关指标的改善情况。可以包括一病一证、一病多证两种情况。一病一证,是目前中药传统组方新药临床试验的主要研究模式,在西医疾病诊断标准的基础上,按照方药适合的中医证候筛选适合方药特点的人群,精准试验人群,但是现在申办者及研究者对"证"的不重视,诊断"证"趋于虚设,也是影响中药疗效的一个因素;一病多证,是在西医疾病诊断标准的基础上,按照这个病常见的中医证候,筛选多个适用的方药,评价对疾病的治疗效果,可借鉴伞式研究、平台设计的研究设计思路。通常并不适合新药研究。

中医证统西医病,指在中医"异病同治""以证统病"诊治思维模式的指导下,基于不同疾病发生发展过程中的某个阶段出现有相同病机特点、相似证候要素的,可以在同一证候下选择至少 3 个不同西医疾病来进行研究,突出以证候为中心的设计理念,观察药物对中医证候的疗效以及西医疾病的疗效。其是证候类中药新药的主要研究模式,也被认为是中医的特色,但面临的主要局限性在于证候类中药临床价值的判断。"证"的变化及预后与"疾病"的变化及预后没有本质的对应与联系,因此,单纯中医"证"的变化很难评估患者获益。

说清楚、讲明白中药新药的疗效和机制是我们需要在研究过程中给出答案的,因此,无论何种研究模式,证候类中药临床试验均应对所研究证候的动态变化规律及相关西医疾病所处特定阶段有明确的界定。研究证候不能脱离疾病,单纯证候药的临床价值存疑,建议证候药研究与疾病研究相辅相成,病证结合,或者证病结合,以免脱离中药研发"体现临床价值"的主旨。

需要注意的是,病证表现出来的证候是疾病发病的某一阶段病理属性的高度概括,在不同时间会有差别,或转化为其他证候。且一个患者的病证临床上多表现为复合证型,至少两个以上。证候具有普遍性和特殊性。比如虽然大多数阴虚证常见咽干、五心烦热、脉细数等,而胃阴虚证则表现为胃脘嘈杂、饥不欲食。临床中从中医大夫看病的思路联系来看,多为按照传统的脏腑辨证,或以八纲辨证为主,旁参六经辨证、卫气营血辨证等。做好中医病证分型尤为重要。

2. 临床评价要点

消除、改善或控制具有内在关联性的一组疾病的主要临床症状、体征等,也可通过证候改善达到疾病治疗的目的。以目标症状或体征消失率/复常率,或临床控制率为证候疗效评价指标;患者报告结局指标,将患者"自评"与医生"他评"相结合;采用能够反映证候疗效的客观应答指标进行疗效评价;采用公认具有普适性或特异性的生存质量或生活能力、适应能力等量表,或采用基于科学原则所开发的中医证候疗效评价工具进行疗效评价;采用反映疾病的结局指标或替代指标进行疗效评价。无论采用哪一类疗效评价指标,均应当考虑所选评价指标是否与研究目的相一致,评价标准是否公认、科学合理,并应重视证候疗效的临床价值评估。

五、细胞生物制剂临床试验的特点及监管对策

(一)技术要求

根据国家药品监督管理局食品药品审核查验中心 2022 年发布的《细胞治疗产品生产质量管理指南(试行)》,细胞治疗产品是指按药品批准上市经过适当的体外操作(如分离、培养、扩增、基因修饰等)而制备的人源活细胞产品,包括经过或未经过基因修饰的细胞,如自体或异体的免疫细胞、干细胞、组织细胞或细胞系等产品;不包括输血用的血液成分、已有规定的移植用造血干细胞、生殖相关细胞以及由细胞组成的组织、器官类产品等。

细胞治疗的分类方式非常多样,目前最常见的是免疫细胞治疗和干细胞治疗。免疫细胞主要包括树突状细胞(dendritic cell,DC)、自然杀伤细胞(naturalkiller cell,NKcell)、各种细胞因子等策略活化诱导的 T 细胞(如 CIK 等)以及基因修饰的 T 细胞(CAR-T 细胞和 TCR-T 细胞)等。干细胞主要包括胚胎干细胞、间充质干细胞、诱导性多能干细胞(induced pluripotentstem cells,iPScell)。

细胞相关产品在细胞来源、类型、采集和制备工艺等方面差异较大,而治疗机制/原理和体内活性/作用等相较传统药物更加复杂。细胞治疗产品可能需要通过特定的操作措施、给药方法或联合治疗策略来进行给药,为给细胞治疗

产品开展临床试验提供技术指导和建议。

虽然免疫细胞治疗的研究历史相对于干细胞治疗更加悠久,然而,无论是全球的研究数量还是不同国家和地区的研究活跃程度,免疫细胞治疗长期以来都远不及干细胞。近十年来,随着 CAR-T、TCR-T、CAR-NK 等免疫细胞治疗的兴起,免疫细胞临床研究数量迅速增加,特别是 CAR-T 细胞临床研究以接近 40% 的平均年增长率呈爆发式增加。免疫细胞治疗的适应证集中在恶性肿瘤领域,尽管临床研究规模不及干细胞,但疗效方面取得的进展非常显著,特别是在淋巴和造血系统恶性肿瘤方面,CAR-T 细胞在复发难治性 B 细胞白血病、淋巴瘤或骨髓瘤患者中均取得了明显优于现有治疗的临床疗效。

干细胞研究和临床应用方面,除造血干细胞移植的临床应用已经成熟外,其他类型的干细胞疗法多处于研究阶段,需要开展严格设计的临床试验证明其临床优势。干细胞疗法的安全性问题主要来源于回输后未按预期分化或发挥作用导致靶器官功能恶化或破坏,以及其自我复制和多向分化能力所导致的致瘤性风险。大多数干细胞治疗临床试验仍处于早期概念验证阶段,不同组织来源干细胞、不同给药途径的优势和不足,临床使用禁忌等也需要进一步研究。

2017 年,国家食品药品监督管理总局发布《细胞治疗产品研究与评价技术指导原则(试行)》,对细胞治疗产品按照药品管理相关法规进行研发时的技术要求进行了总体阐述。该指导原则发布以来,我国细胞治疗产品的研发和注册申报数量明显增加。在国家药品监督管理局的部署下,国家药品监督管理局药品审核中心分别于 2021 年和 2023 年发布了《免疫细胞治疗产品临床试验技术指导原则(试行)》和《人源性干细胞及其衍生细胞治疗产品临床试验技术指导原则(试行)》。

FDA 于 2015 年 6 月发布了《细胞和基因治疗产品早期临床试验设计的考虑指南》(*Considerations for the Design of Early-Phase Clinical Trials of Cellular and Gene Therapy Products*),后又于 2022 年 3 月 21 日发布了《嵌合抗原受体 T 细胞产品研发考虑指南》(*Considerations for the Development of CAR-T Cell Products*)(草案),针对 CAR-T 细胞产品的药学研究、药理毒理学研究、临床试验设计等进行详细指导。此外,基因修饰的细胞治疗产品兼有细胞治疗和基因治疗的属性,在美国被归属于基因治疗产品。FDA 于 2020 年 1 月发布了《人类基因治疗产品给药后的长期随访指南》(*Long-term Follow-up After Administration of Human Gene Therapy Products*),针对如何设计长期随访研究提出了建议,帮助申办方更有效地收集关于基因治疗给药后长期安全性和有效性以及延迟不良事件的数据;并就长期随访观测要素、持续时间、数据收集和报告要求等问题提供指导性意见。

由于先进治疗产品(advanced therapy medicinal products, ATMP)的复杂性,2009 年,欧洲 GCP 委员会发布了《针对先进治疗产品良好、临床实践的详细指南》(*Detailed guidelines on good clinical practice specific to Advanced Therapy Medicinal Products*)(2009)。

结合以上相关指导原则,针对细胞治疗产品的一些特殊考量汇总如下。

1. 研究人群

细胞治疗产品在体内的存活和作用持续时间较长,除存在短期安全性风险外,长期安全性风险尚不明确。细胞治疗产品的药代动力学特点与传统的小分子或生物大分子药物有明显差异,可能无法进行吸收、分布、代谢和排泄等传统药代动力学评估。因此,细胞治疗产品的临床试验通常不考虑在健康志愿者中进行。

选择细胞治疗产品临床试验的受试人群时,疾病进展或严重程度是最重要的考虑要素之一。对于免疫细胞治疗产品来说,通常将早期试验的入组受试者限制在疾病严重程度更重或分期更晚的受试者中,因为考虑到疾病严重程度更重或更晚期的受试者对免疫细胞治疗风险的接受度更高,或者其病情更能支持承担风险的合理性。

对于干细胞产品通常选择常规治疗失败、缺乏有效治疗手段的受试者,可能有助于降低常规治疗对干细胞相关产品安全性及有效性评价的影响,且受试者能够承受的治疗风险可能更高,或者其病情更能支持承担风险的合理性。

对于纳入儿童受试者的临床试验,在儿童开展临床试验前,原则上应已获得相关细胞治疗产品的成人受试者的安全性和耐受性数据。如果申请人拟在无成人安全性或疗效研究的情况下进行儿童试验,应提供不首先开展成人研究的依据。

2. 研究者培训和操作程序记录

细胞治疗产品较传统化药或大分子药物,在药物存储监测、细胞复苏、使用配制等方面有较大区别,对于涉及复杂给药程序或需经特殊培训的递送方式,如瘤内或局部给药,操作人员的技能水平也可能影响产品的安全性和疗效。对于风险相对较高的免疫细胞治疗产品,研究者的临床经验和技能水平对及时发现和处理不良事件起关键作用,并可能需要重症监护等相关科室的配合支持。因此,应该给研究者以及参与临床试验相关操作的研究中心工作人员进行统一的书面标准操作规程(如特定给药及治疗操作程序等)的培训,确保产品给药的安全性和一致性,从而降低给药或治疗过程可能的变异。

3. 试验停止规则

截至目前,国内已有 4 款 C-ART 产品上市,免疫细胞治疗产品临床试验中的不良反应发生率或严重程度仍存在很大的不确定性。国内暂无干细胞产品上市,已经开展的干细胞相关产品药物临床试验中,尚未观察到反复出现的严重安全性风险,但考虑到有限的数据量以及观察时间较短,产品安全性仍需要持续评估。因此,细胞治疗产品的试验方案应该包括研究停止规则,以及时控制受试者暴露于风险的程度和受试者人数。

4. 个体化细胞治疗产品的考虑

对于自体来源的细胞治疗产品,其生产过程高度个体化,需要为每例受试者单独生产,生产过程可能需要数周时间,且自体来源的产品制备规模有限、质量研究和质量控制难度较大。如果产品生产出现问题,可能导致受试者无法按计划参加临床试验接受治疗。临床试验过程中出现生产失败时,深入分析失败原因非常重要,这些分析可能有助于改善后续试验的受试者筛选标准,降低生产失败概率,或者针对生产失败制订应急治疗方案,改进后续临床试验设计。研究方案还应明确规定,对于生产失败无法按计划给药的受试者,是否再次尝试生产和治疗,以及是否将招募新的受试者入组,以替换未接受治疗的受试者。不能按计划治疗是临床试验可行性评估的一部分,也可能是一个重要的试验中止点(甚至终点),应制订计划统计未能接受治疗的受试者比例,分析未能进行产品给药的原因,并评估未能给药对受试者造成的后果。

5. 临床试验的可行性评估

很多细胞治疗产品的生产环节和给药过程需要专门的设备和操作程序,产品的保存、转运和使用过程较传统药物复杂,建议在首次人体试验正式实施前,研究评估细胞治疗产品运输及研究中心存储、配制、放行检验等各个环节操作的可行性,并制订相应的实施方案,对临床试验早期发现的产品供应、保障程序中存在的问题,需要及时处理解决。

6. 探索性临床试验

细胞治疗产品的探索性试验设计,通常还会考虑不同于其他药品的临床安全性问题(例如体内异常增殖和成瘤性,宿主抗移植物反应,短期安全性,长期或迟发性不良反应,外源基因随机整合到细胞基因组形成插入突变导致成瘤性和恶性转化等)。

探索性试验的一个常见次要目的是对产品活性进行初步评估,如临床症状改善、细胞在体内的增殖存活和生物分布、药效学活性、生物学活性相关指标、免疫原性、有效性(如肿瘤缓解)等,为后续验证性临床试验确定给药剂量和给药方案,以及明确研究设计、研究终点、统计假设等提供数据基础。

与小分子或生物大分子药物相比,细胞治疗产品的非临床研究方法受到多种因素影响,例如动物模型的选择、免疫应答的种属差异等,对人体安全起始剂量的预测可能不如小分子药物精确。如果有可用的动物实验或体外数据,可能有助于判断初始细胞剂量的风险水平。如果有同类或相关产品的既往临床数据（即使采用不同给药途径或不同适应证），也有助于预测临床起始剂量。

细胞治疗产品可能在受试者体内长期存活，在对产品毒性和活性持续时间有初步了解之前，可能较难预测重复给药的风险。因此，通常首次用于人体的细胞治疗产品采用单次给药方案。但是，当已有研究证据提示安全性风险较低且多次给药可能增加活性时，在早期试验中有可能采用多次给药的方式。

7. 确证性临床试验

细胞治疗产品的确证性试验通常建议保持盲法，如果随机对照试验设计不可行，申办方可能在确证性临床试验中采用单臂试验，应解释无法开展随机对照试验的理由并提供相应研究证据，并有必要利用回顾性数据、前瞻性真实世界研究、荟萃分析或流行病学调查等数据及探索性研究结果，对受试人群、主要终点和预期临床疗效等研究要素进行合理说明。

对于部分自体来源的细胞治疗产品，研究者或医务人员参与细胞的采集并配合操作给药过程，这种情况下有必要采用其他方法降低试验的偏倚，如设立不受研究者影响的独立审评委员会（independent review committee，IRC），对临床终点进行判读并作为主要终点的判定标准，或对研究者评估的结果进行敏感性分析。

细胞相关产品可以在体内存活较长时间，并产生长期疗效。对于异体来源的干细胞相关产品，反复给药可能诱导机体产生免疫应答，进而降低重复给药的有效性或增加安全性风险。因此，确证性试验的临床终点还应关注疗效的持续时间，申办方根据目标人群的疾病特点和临床获益评价标准，设置足够的观察期以评价受试者的长期获益。例如，在 CAR-T 治疗淋巴组织和造血系统恶性肿瘤的临床试验中，相对于最佳缓解率，在第三个月时的持续缓解率更能反映患者的长期获益。建议长期随访以获得缓解持续时间（DOR）、无进展生存时间（PFS）、总生存时间（OS）等反映该产品有效性持续时间的指标，以更好地了解产品特征和长期获益。

在确证性临床研究阶段应继续监测安全性风险，分析重要和潜在的风险信息，包括迟发性不良反应事件（如致瘤性）的发生率、严重性和危险因素等，并有必要采取措施使风险最小化。安全性分析集应足够大，以充分评价细胞治疗产品的安全性，确保上市后的安全使用。

8. 长期随访

由于细胞治疗产品长期存活及持久性作用的不确定性，申办方应对临床试验期间接受治疗的所有受试者进行适当的长期随访，在完成临床试验方案设定的访视后，继续关注受试者的疾病预后、长期疗效、免疫功能变化以及肿瘤形成等迟发性安全风险,并观察产品在体内的持续存在时间、免疫原性等。随访时间主要取决于细胞治疗产品的风险水平、对疾病进程的认识等,应在迟发性不良反应事件预期发生的时间段内,尽量观察到由于产品特性、暴露性质等给受试者造成的风险。

细胞治疗产品的风险水平与多种因素有关,如细胞来源和类型、增殖或分化潜能、体内存活和作用时间、是否有外源基因表达、是否具有转分化能力、基因表达使用的载体类型以及是否存在基因组整合等。针对不同风险水平的细胞治疗产品,随访持续时间的建议如下。

(1)对于没有外源基因表达,且体外操作不改变细胞存活时间及分化潜能的免疫细胞治疗产品,长期随访的持续时间不应短于细胞在体内的自然存活时间,建议对受试者进行1年或以上的随访。

(2)对于有外源基因表达,但不存在基因整合或基因重组风险,或载体的基因整合或重组风险较低的免疫细胞治疗产品,建议对受试者进行不少于5年的随访。

(3)对于有外源基因表达,而且表达载体存在基因整合或有基因重组风险的免疫细胞治疗产品,建议对受试者随访不少于15年。

(4)对于异体间充质干细胞或符合间充质干细胞特征的细胞治疗产品进行不少于2年的随访。

(5)对于自体间充质干细胞或符合间充质干细胞特征的细胞治疗产品进行长期随访,以观察成瘤性等迟发性安全风险。

长期随访可能作为临床试验的一部分,或者设计为一项单独研究,如果对长期监测有一个单独的研究方案,在受试者参加临床试验前,还应获得其对长期随访研究计划的知情同意。如果长期随访作为临床试验的一部分,随访时间可能超过主要终点或获益风险评估所需要的观察时间,这种情况下,通常无须在开始后续试验或提交上市申请之前完成长期随访。

(二)管理要求

相对于传统药物,细胞治疗制品具有研发技术含量高、技术更新迭代快、产品有效期短、制备操作环节多、质量控制难度高且要求严格、个性化程度高、对临床医生的协同要求高等特点,这对企业、医疗机构以及监管部门都提出了更高的要求和新的挑战。各国和地区对于细胞治疗产品的监管政策体系正在不断改进和完善。

由于各个国家和地区文化、经济、地域、法系等国情和民情各不相同,以及由于细胞治疗产品既具备医疗技术临床应用属性又具备药品属性,各国和地区对其监管的分类也存在不同,从审批上市和临床应用角度看,总体分为两类监管模式路径:一是由药品监督管理部门负责监管,按照风险等级分类管理,典型代表如美国、欧盟等;二是由医疗卫生管理部门审核批准在医疗机构临床应用,而上市流通产品则按照药品管理,典型代表是日本。

1. 美国

(1)美国细胞治疗监管组织架构:细胞和基因治疗产品由生物制品评价与研究中心(center for biologics evaluation and research,CBER)、治疗产品办公室(office of therapeutic products,OTP)监管。OTP 是由组织和先进疗法办公室(the office of tissue and advanced therapies,OTAT)重组而来,并提升为"超级办公室"结构,聘请了更多的审查员,以应对细胞和基因疗法的指数式增长。

美国对于细胞和基因治疗的监管体系已经形成了由法律、法规、管理制度与指南组成的相对完善的法规监管框架。在法律层面,《美国食品药品和化妆品法案》及《公共卫生服务法案》是细胞治疗产品管理的主要法律依据。《美国联邦法规集》(CFR)的第 21 部分是食品药品相关法规,其中 2005 年收录的1271 号(21CFR1271),即《人体细胞和组织产品的管理规定》,是细胞治疗产品审批主要依据的法规。

21CFR1271.3(d)定义,人体细胞、组织以及基于细胞或组织的产品(human cells,tissues,or cellularor tissue-based products,HCT/P)是指含有人体细胞或组织,或者由人体细胞或组织构成,并用于植入、移植、输注或转移至人类受者体内的物质(articles containing or consisting of human cells or tissues that are intended for implantation,transplantation,infusion,ortransferin to a human recipient)。

HCT/P 的例子包括但不限于骨骼、韧带、皮肤、硬脑膜、心脏瓣膜、角膜、源自外周血和脐带血的造血干细胞/祖细胞、经处理的自体软骨细胞、合成基质上的上皮细胞以及精液或其他生殖组织。以下物品不被视为 HCT/P:①用于移植的人体器官;②全血、血液成分或血液衍生制品;③分泌或提取的人体产品,如奶、胶原和细胞因子;④经最低限度处理的骨髓,同源使用且不与其他物品(水、晶体液、杀菌剂、防腐剂或保存剂除外,前提是所添加的试剂不会对HCT/P 引起新的临床安全性问题)组合使用;⑤用于生产 HCT/P 的辅助产品;⑥源自动物体而非人体的细胞、组织和器官;⑦体外诊断产品;⑧从器官中回收的血管(如 42CFR121.2 所定义),旨在用于器官移植并标注"仅用于器官移植"。

采用基于风险的方法,《公共卫生服务法案》将人体细胞和组织分为

PHSACT351 产品与 PHSACT361 产品两大类进行管理。PHSACT361 产品风险相对较低,产品直接在医院进行临床应用,不采用药品的监管模式,只需要在 FDA 对其机构和产品进行登记,定期接受 FDA 检查,不需要申请上市前评估;PHSACT351 产品风险高,高风险细胞治疗产品以及基因治疗产品被视为生物药类产品,除需进行机构和产品登记外,还需遵循药品管理要求,向 FDA 提交新药申请(表 5-1)。

表 5-1 PHSACT361 产品和 PHSACT351 产品监管分类判断和清单举例

	低风险类的产品(PHSACT361) 不需要向 FDA 提交申请的 细胞/组织产品	高风险类的产品(PHSACT351) 必须向 FDA 提交申请的 细胞/组织产品
监管分类 判断	必须同时满足以下 4 个要求: 1. 只经过最低限度的体外处理且不改变其原有生物特性 2. 同源使用(正常功能) 3. 未与其他药品或医材成分并用,但与水、晶体液、杀菌剂、防腐剂或保存剂联用的除外(前提是所添加的试剂不会引起新的临床安全性问题) 4. 不会对受试者的身体产生系统性作用,或者:用于自体使用;用于一级或二级血亲的同种异体使用;用于生殖用途	不能满足低风险类产品 4 个要求的都被归为属于高风险类产品
清单举例	骨(包括去盐的骨)、韧带、肌腱、筋膜、软骨、眼组织(角膜及巩膜)、皮肤、血管移植物(静脉或者动脉,不包括保存的脐静脉)、心包膜、羊膜[单独使用(不添加其他细胞)用于眼组织修复]、硬脑膜、心脏瓣膜、来源于外周血或脐带血的造血干细胞、精子、卵子、胚胎	培养的软骨细胞,培养的神经细胞,淋巴细胞免疫治疗、基因治疗产品,人类克隆或采用基因转移技术用于治疗的人细胞,无关联的同种异体造血干细胞,无关联供者的淋巴细胞输注

根据 21CFR1271.10(a)规定,PHSACT361 类产品需要同时满足表 5-1 中的 4 个要求。不能满足这 4 个要求的 HCT/P 则属于高风险的 PHSACT351 产品。具体判断过程见图 5-1。关于最小化干预和同源使用的详细信息,可参见行业和 FDA 员工指南《人类细胞,组织和细胞组织产品的监管考量:最小化干预和同源使用》;关于同一手术的例外情况的详细信息,可参见行业指南《21CFR1271.15(b)规定的"同一手术例外情况":有关例外情况范围的问题和解答》。

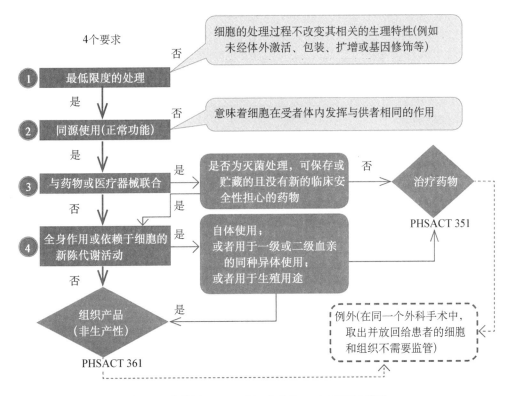

图 5-1　决策树：PHSAct351 产品和 PHSACT361 产品

根据 FDA 对《联邦食品、药物和化妆品法》第 506(g)条的解释（由《21 世纪治愈法》第 3033 条增补），再生医学疗法的定义为：包括细胞疗法、治疗性组织工程产品、人类细胞和组织产品，以及使用任何此类疗法或产品的组合产品，但仅受《公共卫生服务法》（PHSAct）第 361 节（42U. S. C. 264）和《联邦法规法典》第 1271 部分第 21 篇（21CFR 第 1271 部分）监管的产品除外。根据《21 世纪治愈法案》第 3033 条所述，在以下情况下，药物有资格获得再生医学高级治疗（RMAT）指定。

1）该药物符合再生医学治疗的定义。

2）该药物旨在治疗、改变、逆转或治愈严重或危及生命的疾病或病症。

3）初步临床证据表明，该药物有可能解决此类疾病或病症未满足的医疗需求。

（2）加速审评：加速程序是为了鼓励制药公司开发治疗严重或危及生命疾病等未被满足临床需求的新药而设立的，治疗、改善、逆转或治愈严重疾病的再生医学疗法有资格获得 FDA 的加速审评，包括快速通道（fast track）指定、突破性治疗（breakthrough therapy）指定、RMAT（regenerative medicine advanced therapy）指定、加速批准（accelerated approval）和优先审查（priority review）指定，以及为治疗罕见病的"孤儿药"研发开辟的特别通道。RMAT 指定不需要证据表明该药物可能比现有疗法更能提供实质性改善。与其他生物制品一样，获得快速通道指定、突破性治疗指定和 RMAT 指定并不等同于批准，也不会改变上市批准所需的安全性和有效性论证的法定标准。

FDA 通常期望此类证据是从专门为评估该疗法对严重疾病的效果而进行的临床研究中获得。在确定初步临床证据是否足以支持 RMAT 指定时，CBER 考虑因素，包括但不限于：数据收集的严谨性，结果的一致性和说服力，对数据有贡献的患者或受试者的数量及临床试验站点的数量，以及病情的严重性、罕见性或流行性。此外，CBER 也会考虑偏差（如研究设计、治疗分配或结果评估中的偏差）可能成为支持 RMAT 指定的证据中的一个因素。CBER 将审查每个 RMAT 指定申请中的初步临床证据，并将根据具体问题具体分析（case-by-case）原则做出 RMAT 指定决定。与突破性治疗指定相比，RMAT 指定不需要证据表明该药物可能会比现有疗法更能提供实质性改善。

2018 年 5 月，美国国会众议院通过了"尝试权法案"，该法案允许在已经尝试了所有 FDA 许可疗法的患者使用尚处于临床试验中的试验药物——只要这些药物经临床试验初步证明安全性，不具备毒性或不威胁生命。该法案不要求保险公司支付临床试验治疗的费用。法案通过以后，美国头脑风暴生物科技公司宣布将通过该法案为一名渐冻症患者提供试验性干细胞疗法。前提是必须满足以下 4 个要求：①出于安全考虑，在医疗条件好的地方治疗受益有限的患者；②确保患者接受试验性疗法的获益和风险教育；③限制纳入不符合已经开展的临床试验方案的患者，以避免影响试验进展；④为无法负担医疗费用的患者寻求替代资金。

2. 欧盟

（1）监管框架：基于基因和细胞治疗产品起始材料复杂，它们本身是多功能的，而且与先进治疗产品（ATMP）的开发和批准相关的一些风险和限制是其他药物无法比拟的。因此，其要求和整体监管框架也必须特别定制，以使这些创新疗法适应医药产品的框架。自 2003 年以来，基因和细胞治疗产品在欧盟一直被作为药品进行监管，并通过指令 2003/63/EC 被纳入立法。组织工程产品虽然当时已经在医院广泛使用，但在大多数欧盟成员国根本没有受到监管。后来在 2007 年，这 3 种产品作为 ATMP 被纳入同一立法。

2008 年 12 月生效的 ATMP 法规［Regulation（EC）1394/2007］为 ATMP 的评估、授权和授权后的后续工作提供了量身定制的监管原则，设立了一个专门针对 ATMP 的专业委员会（CAT），并为 ATMP 的开发商提供了奖励。其中一些激励措施是财政费用减免，而其他激励措施则以旨在助办 ATMP 发展的程序：ATMP 分类程序和 ATMP 认证程序。ATMP 分类程序为 ATMP 开发人员提供了要求 CAT 对其产品是否符合 ATMP 定义提出科学建议的可能性。

CAT 负责新技术疗法产品的技术审评，并规定 ATMP 必须执行集中审评程序，包括产品生产要求、技术要求、获准上市的程序、临床试验要求等。CAT 对 ATMP 提出审评意见被提交至欧盟人用医学制品委员会（CHMP），由 CHMP 做出采纳批准、变更、暂停或取消上市许可的建议；然后，CHMP 的建议传递给欧盟委员会；最后，由欧盟委员会通过一项对所有成员国均具有约束力的决定。考虑到该类产品的特殊性，在进行正式上市审评前，需要先提交产品分类申请；CAT 在收到请求后 60 天内与欧盟委员会协商后提供关于 ATMP 分类的科学建议。

一般来说，ATMP 必须满足与其他药品相同的科学和监管要求。ATMP 的制造必须符合药品生产质量管理规范（GMP）的原则，临床试验必须按照药物临床试验质量管理规范（GCP）的原则，适用于药品的药物警戒要求也适用于 ATMP。然而，现有立法规定了一种量身定制的方法，以考虑到 ATMP 的特定城市：最值得注意的是修订后的欧盟 GMP 指南附件Ⅱ和 ATMP 的 GCP 指南草案。

在开发或营销产品时，ATMP 开发商还必须考虑其他法规。

1）对于基于人类细胞的 ATMP，指令 2004/23/EC 及其关于捐赠、采购和测试将成为 ATMP 起始材料的人类组织或细胞的实施指令。

2）关于可追溯性和药物警戒跟踪的法规。

3）长期安全性和有效性随访的原则和要求，并纳入了具体的指导。

4）对于基因治疗药物（GTMP），有关转基因生物（GMO）的法规。

5）对于 ATMP，包括一种或多种医疗器械，医疗器械组合产品的法规。应该指出的是，医疗器械立法目前正在修订中，欧盟委员会医疗器械网站上提供了最新信息。

（2）加速审评：欧洲药品管理局（EMA）提供多种加速审批通道，目的是通过采取缩短审评时间、简化数据要求等不同的政策手段以加快具有临床价值优势的创新药药品上市。对于 ATMP 类产品是否属于临床价值优势或满足临床未尽需求的创新型药品，可根据程序请求相应资格申请。具体见图 5-2 和表 5-2。

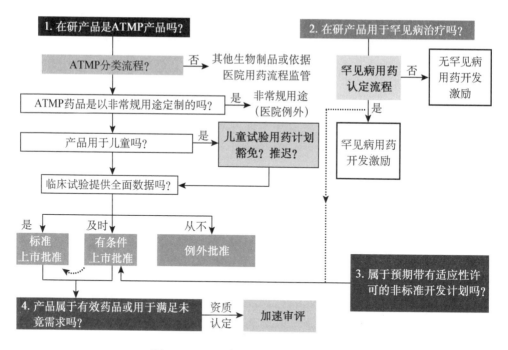

图 5-2　ATMP 产品的上市申请审批路径

表 5-2　EMA 提供多种加速审批通道

通道类型	说明
优先药物激励（priority medicines scheme，PRIME）	支持旨在满足未竟需求的药物的开发。PRIME 为自愿性计划，通过与开发机构加强互动、及早对话来优化研发计划与加速评价，使患者能够更快获得相关药品。EMA 通过为开发机构提供早期介入与主动支持，优化稳健可靠的药品获益-风险数据生成，从而加快审评新药申请
有条件上市批准（conditional marketing authorisation，CMA）	支持旨在解决患者未竟需求的药品。从公共卫生的角度出发，尽快提供相关药物的益处大于暂时得到完整的全面数据的风险。适用于治疗、预防或诊断严重威胁健康或致命疾病的药品申请。包括孤儿药
例外情况（marketing authorization under exceptional circumstances）	所治疗的病症罕见，采集完整数据不可行或不符合伦理，申请人不能提供正常使用条件下的完整的有效性与安全性数据

（续表）

通道类型	说明
加速审评（accelerated assessment）	出于保护公众健康的目的，以集中方式加速审评，尤其是治疗方面有创新的药品。加速审评通常需要 150 个审评日（正常审评日为 210 天）（不包括当申请人必须提供补充信息时的评审暂停期）
同情用药	在严格限定条件下，将缺乏满意的获批药物用于治疗，或不能入组临床试验的患者使用未获批准的在研药物

（3）ATMP 的医院豁免：ATMP 有着不同于传统药物的上市许可的管理方式，即 ATMP 产品在满足一些条件的情况下，可以在未获得上市许可的情况下使用，即所谓的"医院豁免"条款，根据法规（EC）1394/2007 第 28 条第 2 款，同时在 Directive2001/83/EC 第 3 条第 7 款中也做了增补，允许医生在经过安全性和有效性验证后，为患者个体进行治疗，主要限定于在医疗机构中进行个体细胞治疗。可以享受"医院豁免"权利的 ATMP 产品需符合以下条件。

1）基于非常规用途制定。

2）根据特定的质量标准制备。

3）仅在成员国之内使用。

4）在医院使用。

5）由执业医生全权负责使用。

6）符合个体化患者定制产品的个体化医疗处方。

豁免权需由欧盟各国家修订本国的相关医疗法规后得以执行。ATMP 产品的生产应得到成员国主管部门的授权，即获得主管当局批准其"医院豁免"，并且必须符合国家可追溯性和药物警戒要求以及特定的质量标准。到目前为止，欧盟共有十多个国家制定了医院豁免规则。

医院豁免条款对于 ATMP 产品使用提供了一条新的轨道和路径。医院豁免条款的优势在于，当没有上市产品时，患者可以接受急需的 ATMP 治疗，并且可以持续从正在进行的临床研究中受益，尤其是在医疗需求未得到满足的地区。此类 ATMP 产品还可成为支持未来上市申请的临床经验的宝贵来源。然而，指南 EMA/345874/2016 强调，不推荐"医院豁免"作为 ATMP 供应市场的首选途径。

2021 年 2 月，西班牙 ClínicdeBarcelona 医院开发的"先进治疗产品"ARI-0001（CART19-BE-01）获得了西班牙药品和医疗器械管理局（AEMPS）根据"医院豁免"批准途径的授权，用于治疗大于 25 岁复发/难治性急性淋巴细胞白血病患者。该批准允许医疗机构使用 ARI-0001 并由西班牙国家医疗保健系统报销。这是一个重要的里程碑,因为它是欧盟(更具体地说,是在西班牙巴塞罗那)第一个从实验室开发到临床的 CAR-T 细胞治疗方法,也是第一个在集中上市许可途径(即在非工业条件下,类似的质量、安全性和有效性标准)之外获得政府药品机构授权的 CAR-T 细胞治疗方法。

3. 日本

(1)监管体系:在日本,基因治疗被定义为以治疗为目的将遗传物质或基因修饰细胞注入人体。基因治疗包括体内和体外应用的病毒载体和非病毒载体,如质粒 DNA。虽然在《药品、医疗器械及其他治疗产品法》(简称《PMD 法案》)和相关法案中没有明确定义细胞治疗,但将来自人类或动物组织/器官的"处理过的"活细胞移植到人类受试者身上被认为是细胞治疗。

《PMD 法案》和《再生医学安全法》对"处理"的定义如下。细胞或组织的处理包括:①细胞的人工扩增/分化和细胞系的建立;②激活细胞或组织的化学处理;③生物特性的修改;④与非细胞/非组织成分的结合;⑤为治疗疾病、修复或重建组织而进行的细胞遗传修饰。处理不包括以下操作:①组织的分离和切割;②特定细胞的分离(生物/化学处理后的分离除外);③抗生素处理;④清洗;⑤伽马射线灭菌;⑥冷冻;⑦解冻和(或)其他不使用细胞的程序,目的是获得与原始细胞不同的结构和功能。

日本监管机构将细胞治疗、基因治疗、组织工程产品从药品、医疗器械的再生医学产品中独立出来单独监管。因此,细胞治疗产品在日本属于再生医学产品。

《PMD 法案》替代了《药事法》,在原来药品分类的基础上专门设立再生医学产品分类,该法第 2(9)条给出了"再生医学产品"的定义。

1)拟用于人类或动物保健的下列物质,这些物质是在使用人类或动物细胞进行培养或其他加工处理后获得的:

①重建、修复或形成人类或动物身体的结构或功能;②治疗或预防人类或动物的疾病;

2)拟用于治疗人类或动物疾病的物质,这些物质被引入人类或动物的细胞,并含有在其体内表达的基因。

《PMD 法案》内阁条例第 1~2 条进一步规定了以下 3 类产品为再生医学产品:①加工的人类细胞产品,如 iPS 细胞衍生产品、胚胎干细胞衍生产品或体细胞产品;②加工的动物细胞产品;③基因治疗产品。

依据《再生医学安全法》,日本细胞和基因治疗产品按照三级风险进行申报:未在人体使用过,如 iPS 细胞、胚胎干细胞和导入外源基因的自体或异体细胞等属于第一级高风险产品;已经在人体使用过,如自体间充质干细胞等属于二级中风险产品;自体细胞肿瘤免疫治疗等则属于三级低风险产品。

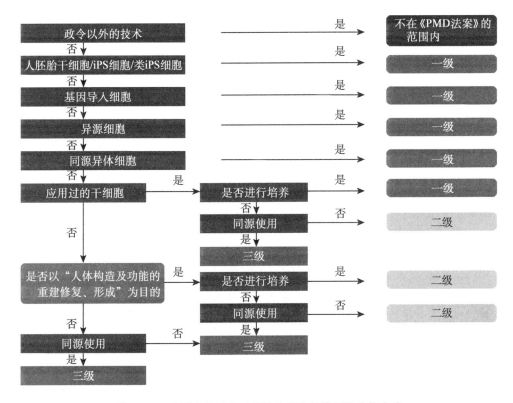

图 5-3　日本厚生劳动省对细胞治疗产品的风险分级方式

2013 年 5 月发布的《再生医学促进法》,确立了再生医疗的安全有效基础发展的方向。基于该法案,2014 年 11 月实施了《PMD 法案》和《再生医学安全法》,对再生医学监管体系进行了改革。《PMD 法案》替代了《药事法》,规范了再生医学产品的商业化,包括上市申请、生产、流通、使用及上市后监测等多环节的管理。《再生医学安全法》作为再生医学的专门法律,不仅为研究制定了法律规定,而且还为细胞治疗的日常医疗实践制定了法律规定,明确了再生医疗的法律规则体系及质量安全标准,建立了有利于再生医学研究并维护公众权益的监管体制。

日本再生医学领域的主要监管单位厚生劳动省和日本医药品医疗器械综合机构(PMDA)具有明确的分工,厚生劳动省主要负责产品上市申请的最终上市许可批准,制订相关指南,通过科学审议会进行的审议,同时完成对 PMDA 的管辖工作。PMDA 则主要负责药品、医疗器械及再生医疗等产品的科学审评,包括 GLP、GCP、GMP 等审查,以及提供临床试验、药事战略咨询等服务。

《再生医学安全法》和《PMD法案》对不同目的的再生医学研究应用或产品的上市实施不同的监管模式，以上市为目的的再生医学产品的临床试验需按照《PMD法案》的相关要求开展，由PMDA负责监管审评。不以上市为目的的再生医学技术临床研究，即仅是在诊所或医院等机构内部实施的免疫细胞采集和治疗，以及研究者发起的临床试验属于《再生医学安全法》的管辖范畴，由厚生劳动省管理并备案。

根据《再生医学安全法》，医疗机构在开展再生医疗等服务或临床研究之前，需要向厚生劳动省提交详细的研究计划。该计划将由再生医学认证委员会根据不同风险类别下的程序进行评估，并经厚生劳动省批准后方可进行。医疗机构在实施再生医疗等服务或临床研究后，有责任定期向厚生劳动省报告实施情况，包括任何不良事件等。

（2）加速审批的路径：《PMD法案》第23～26条，针对再生医学产品引入了"附条件和有时间限制的批准"途径。也就是只要临床试验能够证明产品的安全性，并能够推测其具备初步的有效性，即可获得在规定时间内（最长7年）附带条件的批准。一旦获得批准，可以在拥有相关设施和具备相关专业知识和培训的医疗机构中提供给患者使用。这种审批方式加快了再生医疗产品的临床应用，使患者能够更早地获得再生医学产品的治疗。

在"附条件和有时间限制的批准"获得后的规定期限内，需要申请常规批准在规定期限内产品需要完成有效性的确认，并持续跟踪安全性，同时受厚生劳动省和PMDA双方的监管，两个监管部门有权终止该产品的临床应用，确保市场内流通产品的安全性和有效性。规定期限到期后，产品可再次提交申请进入临床应用或选择退出市场。

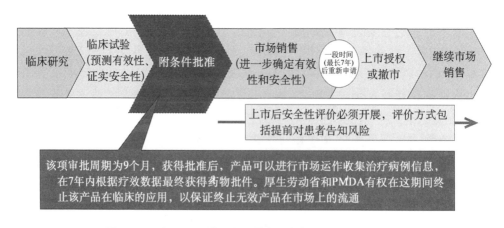

图5-4　日本PMDA对再生医学产品有条件批准的监管路径

（3）指南：日本也出台了一系列研究指南和规范，其中有两套指南：一套用于临床试验和上市申请，另一套用于临床研究。具体到基因治疗产品，目前没有指南描述获得上市批准所需的临床数据包。其他现有的药品指南，如 ICH 指南，可以适当参考。

4. 中国

（1）监管：目前我国细胞治疗监管分为以下两种形式，也就是"双轨制"：一种是以上市为目的的治疗性产品形式，以药品生产企业或上市许可人为责任主体，按照药品管理相关法规进行研发和注册申报，经由国家药品监督管理局下属机构药品审评中心技术审评后，再由国家药品监督管理局审批后上市；另一种是不以上市为目的的细胞治疗技术形式，由医疗机构为责任主体开展临床研究和转化应用，遵循国家卫生健康委及其下属机构的相关规章。

2020 年 6 月，国家药品监督管理局发布并实施的《生物制品注册分类及申报资料要求》进一步明确了细胞和基因治疗产品作为治疗用生物制品（药品）进行研发和注册申报，并明确了细胞和基因治疗产品研发和申报的注册分类和资料要求。

2015 年，国家卫生和计划生育委员会和国家食品药品监督管理总局联合发布《干细胞临床研究管理办法（试行）》（国卫科教发［2015］48 号），这是我国首个针对细胞临床研究进行管理的规范性文件，规定干细胞治疗相关技术不再按照第三类医疗技术管理，明确开展干细胞临床研究的医疗机构作为责任主体，应对临床研究项目进行立项申报和登记备案。

2023 年 5 月，基于干细胞临床研究管理的模式和经验，国家卫生健康委又发布了《体细胞临床研究工作指引（公开征求意见稿）》，采用与干细胞临床研究管理类似的方式，加强对医疗机构开展体细胞临床研究工作的指导，以促进医疗机构研究者发起的体细胞临床研究健康发展。

（2）加速审评的通道：在新版《药品注册管理办法》中，明确增加了"药品加快上市注册程序"一章，设立了突破性治疗药物、附条件批准、优先审评审批、特别审批 4 个加快通道，并明确了每个通道的纳入范围、程序、支持政策等要求（表 5-3）。

（3）法规和指南：我国现行监管模式下，以上市为目的的细胞治疗产品作为治疗用生物制品监管，需要符合在《中华人民共和国药品管理法》框架下国家药品监督管理局制定的一系列生物制品的管理规章和规范，细胞治疗产品没有独立的管理规章和规范。细胞治疗产品常见相关指南见表 5-4。

表 5-3 加快上市注册程序汇总

加快通道	提出阶段	支持政策
突破性治疗药物	临床试验期间	1. 沟通指导(可按Ⅰ类会议) 2. 审核阶段性研究资料,对后续研究方案提出意见或建议 3. 纳入突破性治疗的,上市申请时可申请纳入优先审评,享受优先审评的支持政策(审评时限缩短、核查检验核名优先、补充资料)
附条件批准	临床试验期间和上市申请前提交附条件批准的沟通交流申请,递交上市申请时正式提出附条件批准上市申请	1. 沟通指导 2. 符合附条件批准的,上市申请时可申请纳入优先审评,享受优先审评的支持政策(审评时限缩短、核查检验核名优先、补充资料) 2. 可基于替代终点、中间临床终点或早期临床试验数据而附条件批准上市
优先审评审批	上市申请递交前提出沟通交流申请,递交上市申请时正式提出优先审评审批程序	1. 审评时限缩短(由 200 天缩短为 130 天或 70 天) 2. 优先安排核查、检验和通用名核准 3. 审评中经沟通交流确认后,可滚动提交技术资料
特别审批	申报前沟通,递交注册申请时提出特别审批程序申请	1. 早期介入、沟通指导等 2. 受理审评审批时限缩短(受理时间缩短为 24 小时,首轮技术审评缩短至 15 天,审批缩短为 3 天)

表 5-4 细胞治疗产品常用的指南汇总

时间	名称
2020 年 4 月	《药物临床试验质量管理规范》(GCP)(2020-07-01 施行)
2020 年 3 月	《药品注册管理办法》(市场监管总局令第 27 号,2020-07-01 施行)
2020 年 6 月	《生物制品注册分类及申报资料要求》
2020 年 7 月	《生物制品注册受理审查指南(第二部分治疗用生物制品)(试行)》
2019 年 3 月	《体细胞治疗临床研究和转化应用管理办法(试行)》 《体细胞治疗临床研究和转化应用管理办法(试行)解读》
2018 年 3 月	《细胞治疗产品申请临床试验药学研究和申报资料的考虑要点》
2015 年 12 月	《关于开展干细胞临床研究机构备案工作的通知》

（续表）

时间	名称
2015 年 7 月	《干细胞临床研究管理办法（试行）》
2009 年 11 月	《脐带血造血干细胞治疗技术管理规范（试行）》
2021 年 5 月	《药物警戒质量管理规范》（2021-12-1 施行）
2023 年 6 月	《人源性干细胞及其衍生细胞治疗产品临床试验技术指导原则（试行）》
2021 年 2 月	《免疫细胞治疗产品临床试验技术指导原则（征求意见稿）》

（三）双轨制的运行

干细胞是一类具有多向分化潜能和自我更新能力的原始未分化细胞，具有再生人体各种组织和器官的潜在功能。干细胞技术具有多样性和复杂性，其产业健康发展依赖于完善、规范的监管制度。当前全球不同地区和国家干细胞监管体系和框架不同，美国和欧盟都将细胞治疗纳入相应的药品管理部门管理。日本和中国的干细胞由药品监督管理部门和卫生健康监督管理部门分别按照新药和医疗技术监管。

（1）日本的双轨制：近年来，日本出现了一些与干细胞治疗有关的问题。据报道，一名患者在接受海外准备的干细胞治疗后不久死于肺栓塞，这是这些问题的典型代表。由于将细胞加工委托给医疗机构以外的机构是非法的，除非是经批准销售的产品，医生或其合作者必须在自己的机构内进行细胞加工。因此，一般公众认为，对于第三方制备的细胞，可能无法完全保证生产控制和质量控制。这种情况被认为是先进疗法适当和及时发展的障碍。

日本再生医学学会（JSRM）于 2013 年 3 月发布了横滨宣言，呼吁日本政府为再生医学建立一个适当的监管框架。在这种情况下，2013 年 5 月 10 日通过了《再生医学促进法》。该法律规定，日本政府必须制定全面的政策，以促进再生医学的发展，并向公众提供信息，提高公众的接受度，医疗专业人员和调查人员应配合该政策。根据这项法律，两个相关的法律，《PMD 法案》和《再生医学安全法（ASRM）》分别于 2013 年和 2014 年颁布。

日本对细胞治疗实行"双轨制"监管情况如图 5-5 所示。

再生医疗等技术或临床研究，是指在医疗机构内为患者提供再生医疗服务或进行临床研究，仅在获得认证的医疗机构中进行，不以上市为目的，不可用于上市许可。申请人一般为医疗机构，遵循《再生医学安全法》的要求，受厚生劳动省直接监管。其监管是对一些实施过程进行规定，如对样本采集、医疗机构标准、培养和加工细胞的设施标准等规定来确保再生医疗服务或临床研

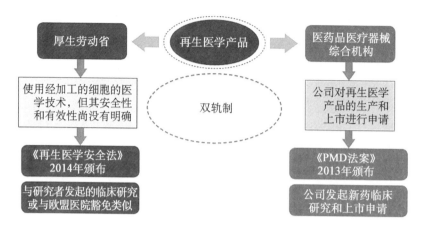

图 5-5　日本再生医疗产品的双轨制监管模式

究的安全性。

再生医学产品,是指以上市为目的,以期获得上市许可而成为商业化的产品。申请人一般为制药企业,遵循《PMD 法案》的要求,需进行注册临床研究申请及上市申请,由 PMDA 对申请开展科学审评,并由厚生劳动省做最终批准上市许可的决策。PMDA 对再生医学产品的监管独立于药品和医疗器械,但其基本流程和原则类似,均需经过严格的质量、非临床及临床研究证实其安全性和有效性。

日本将医院内细胞治疗技术和上市的细胞治疗产品区分开来,技术管理流程按照临床研究,产品管理流程按照注册试验。无论是技术还是产品,管辖权都集中在厚生劳动省,对于产品上市,PMDA 有上市前的审查权和上市后的风险控制义务。日本对医疗机构和企业提出了相应的资格要求。对于目前新兴发展的细胞治疗,准入门槛的设定尤为重要,对资格不达标的企业或医院,不允许从事细胞治疗相关研究是预防风险发生的第一关。

技术和产品分开的双轨管理划分了企业和医疗机构对于细胞治疗的权限,且有专门对应的法律规定,对医院内进行的细胞治疗技术进行了风险分类管理,高风险类临床研究的审查和认证遵循高标准、严要求,审查程序更加严谨,也提高了对审核专家团队的要求;对企业上市的细胞治疗产品,按照药品上市的标准,其注册试验的各项要求更高,在确定安全性的基础上加快审批,有利于提高产品的可及性和企业创新活力。

由于日本政府机构职能划分的原因,虽然技术和药品都归厚生劳动省管理,但是行政官员的所有决策都会参考经过厚生劳动省认证的专家委员会的意见,每一种审批对应不同的专家委员会,分工明确、职责清晰。另外,PMDA 在产品上市时也会协助厚生劳动省实行审查,控制了产品风险。无论是临床研究还是产品上市,批准之后日本政府部门仍然要求长期的风险管控,保证安全性是推动生物科学持续健康发展的重要一环。

（2）我国的双轨制:近年来国家政府认识到细胞治疗产业具有广阔的应用前景,并将其纳入生物医药领域。2019 年 4 月,国家市场监督管理总局启动中国药品监管科学行动计划,将细胞和基因治疗纳入监管科学研究的重点领域。

2015 年 7 月,国家卫生计生委和食品药品监管总局发布了《干细胞临床研究管理办法(试行)》,对干细胞临床研究定义如下:干细胞临床研究是指应用人自体或异体来源的干细胞经体外操作后输入(或植入)人体,用于疾病预防或治疗的临床研究。体外操作包括干细胞在体外的分离、纯化、培养、扩增、诱导分化、冻存及复苏等。

2023 年 5 月,国家卫生健康委于发布的《体细胞临床研究工作指引(公开征求意见稿)》中,对体细胞临床研究定义如下:体细胞临床研究是指利用人自体或异体的成熟/功能分化细胞,经可能改变体细胞特性的体外操作后,如分离、纯化、激活、扩增、培养、负载、遗传修饰、冻存和复苏等(不包括单纯分离),作为研究性干预措施回输(或植入)人体,用于疾病治疗的临床研究。同时工作指引中明确体细胞临床研究不同于药物临床试验,其研究的出发点不以上市为目的,而是基于其前期的研究基础开展的一种早期临床探索,用于回答某些科学问题或验证某些科学假设。

2020 年 6 月,国家药品监督管理局发布并实施的《生物制品注册分类及申报资料要求》明确了细胞和基因治疗作为治疗用生物制品(药品)进行产品研发和申报的注册分类和资料要求。

最终细胞临床研究形成了目前的两种分类(图 5-6):①由研究者发起的细胞治疗临床研究;②由申办者发起的细胞注册临床试验。

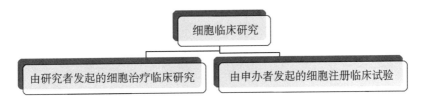

图 5-6　我国目前现行的细胞临床研究分类

细胞临床研究又分为：干细胞临床研究和体细胞临床研究。两者的管理策略不同，干细胞临床研究备案有明确的管理办法[《干细胞临床研究管理办法（试行）》]和指导原则[《干细胞制剂质量控制及临床前研究指导原则（试行）》]，办法中明确了干细胞临床研究备案的相应程序和标准。并有相应的实践案例：临床研究备案机构目前已达 133 家，备案项目 100 多项。体细胞临床研究备案管理架构还在建立中，相关技术要求还需要进一步明确，未来预计将参照正式发布的《体细胞临床研究工作指引》。

我国现行的干细胞产品采用双轨制进行风险管理。①临床研究：以医疗机构为主体，实行干细胞临床研究机构和项目的双备案。②临床试验：以上市销售为目的的干细胞产品，则需向国家药品监督管理局药品审评中心申请注册临床试验，申请时可将已获得的临床研究结果作为技术性申报资料提交用于支持药品评价，完成注册临床试验的探索性和确证性试验后，再提交上市申请。

我国细胞治疗产品的监管发展历程如下。

（1）1993 年 5 月，卫生部发布《人的体细胞治疗及基因治疗临床研究质控要点》，首次将人的体细胞治疗纳入药品管理。通知要求："今后，凡以人的体细胞治疗和基因治疗的单位首先需按此质控要点要求向卫生部新药审评办公室申请，经专家委员会审查，卫生部批准后方可实施临床试验或临床验证。"这是我国卫生药监部门首次提出人体细胞治疗按照新药管理，进行审评审批。

（2）1998 年国家药品监督管理局成立后，于 2002 年发布了《药品注册管理办法（试行）》，将细胞治疗和基因治疗产品作为治疗性生物制品 3 类进行管理。

（3）1999 年，国家药品监督管理局颁布了《新生物制品审批办法》（局令第 3 号，1999），其中附件 8《人的体细胞治疗申报临床试验指导原则》明确体细胞制品按生物制品新药管理，并规定体细胞的质量控制和质量检定的相应条款。此文件重申人的体细胞治疗按新药进行注册审批。

（4）2003 年，国家药品监督管理局颁布了《人体细胞治疗研究和制剂质量控制技术指导原则》，该指导原则较之前的两个技术要求，对细胞治疗产品的质量研究和制剂质量控制提出了较为系统的研究原则。该技术指导原则至今虽然仍未被取代或被撤销，但在实践中已很少参考和使用，需以新发布的相关指导原则为准。

（5）2009 年 3 月，卫生部发布了《医疗技术临床应用管理办法》（卫医政发〔2009〕18 号），将细胞治疗划分为第三类医疗技术，对其实施准入管理。规定第三类医疗技术由卫生部负责技术审定和临床应用管理，研究机构证实动物实验和临床试验有效，提交申请给卫生部，经卫生部审定批准后再用于临床治疗，中国的体细胞治疗全面放开。2010 年，卫生部审议通过了《药品生产质量管理规范》(2010 年修订)》,贯彻质量风险管理和药品生产全过程管理的理念,与世界卫生组织的 GMP 规范接轨,成为细胞在实验室制备过程中必须遵循的规范。

(6)2015 年 6 月,国家卫生计生委下发了《国家卫生计生委关于取消第三类医疗技术临床应用准入审批有关工作的通知》,正式取消第三类医疗技术临床应用准入审批。这是我国首个针对细胞临床研究进行管理的规范性文件,规定干细胞治疗相关技术不再按照第三类医疗技术管理,明确开展干细胞临床研究的医疗机构作为责任主体,应对临床研究项目进行立项申报和登记备案。

(7)2015 年 7 月,国家卫生计生委和食品药品监管总局发布了《干细胞临床研究管理办法(试行)》,本办法对干细胞临床研究机构应当具备的条件做出明确规定。依据本办法开展干细胞临床研究后,如申请干细胞药品注册临床试验,可将已获得的临床研究结果作为技术性申报资料提交并用于药品评价;首次提出了如果需要,临床研究的部分研究结果可以用于新药技术审评的"互认"监管机制。

(8)2017 年 3 月,国家卫生计生委和国家食品药品监督管理总局在其医学研究备案登记信息系统中公布了首批通过备案的 8 个干细胞临床研究项目。同年 10 月,国家食品药品监督管理总局发布了《生物制品注册分类及申报资料要求(试行)》,要求将细胞治疗技术按照治疗性生物制品进行申报。同年 12 月,国家食品药品监督管理总局发布了《细胞治疗产品研究与评价技术指导原则(试行)》(2017 年第 216 号),明确细胞治疗可以作为药品进行研发和注册申报。该指导原则结束了长期以来细胞治疗到底是药品还是治疗技术的争论,为细胞治疗产业健康规范发展带来新的机遇。

(9)2019 年 2 月,国家卫生健康委发布了《生物医学新技术临床应用管理条例(征求意见稿)》,明确生物医学新技术临床研究实行分级管理,其中干细胞产品被划分为高风险生物医学新技术,其临床研究和转化应用由国务院卫生主管部门和药品监管部门管理。紧接着,国家卫生健康委和国家药品监督管理局联合印发了《关于做好 2019 年干细胞临床研究监督管理工作的通知》,明确实行干细胞临床研究机构和项目的双备案,并自 2019 年起进行动态管理。2019年 3 月,国家卫生健康委发布了《体细胞治疗临床研究和转化应用管理办法(试行)》(征求意见稿),明确指出允许经临床证明安全有效的细胞治疗项目经过备案后在备案医疗机构进入转化应用。

(10)2019 年 4 月,国家药品监督管理局启动中国药品监管科学行动计划,"细胞和基因治疗产品技术评价与监管体系研究"作为第一个重点任务,纳入首批 9 个支持的研究项目范围,充分体现了国家药监局对细胞和基因治疗等战略性生物医药产业发展的重视和建立科学的监管体系的决心。

(11)2020 年 6 月,国家药品监督管理局发布并实施的《生物制品注册分类及申报资料要求》,明确了细胞和基因治疗产品作为治疗用生物制品(药品)进行研发和注册申报,并明确了细胞和基因治疗产品研发和申报的注册分类和资料要求。

(12)2020 年 8 月,国家药品监督管理局药品审评中心组织起草了《人源性干细胞及其衍生细胞治疗产品临床试验技术指导原则(征求意见稿)》,以期为药品研发注册申请人及开展药物临床试验的研究者提供更具针对性的建议和指南。

(13)2023 年 5 月,基于干细胞临床研究管理的模式和经验,国家卫生健康委又发布了《体细胞临床研究工作指引(公开征求意见稿)》,采用与干细胞临床研究管理类似的方式,加强对医疗机构开展体细胞临床研究工作的指导,以促进医疗机构研究者发起的体细胞临床研究健康发展。

目前医疗机构开展的干细胞临床研究是国家卫生健康委员会监管,以《中华人民共和国药品管理法》为法律依据,遵行《干细胞临床研究管理办法(试行)》和《干细胞制剂质量控制及临床前研究指导原则(试行)》,以医疗机构为主体,实行干细胞临床研究机构和项目的双备案。至此,我国对体细胞和干细胞临床研究的监管,形成了临床研究双备案制和按药品审评申报两种监管模式,如图 5-7 所示。

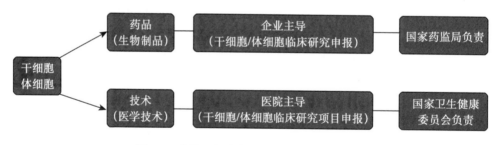

图 5-7 我国干细胞治疗产品双轨制监管模式

参考文献

[1] 国家药品监督管理局,国家药监局. 关于发布真实世界证据支持药物研发与审评的指导原则(试行)的通告(2020 年第 1 号)[EB/OL]. [2020-1-3]. https://www. nmpa. gov. cn/xxgk/ggtg/ypggtg/ypqtggtg/20200107151901190. html.
[2] 国家药品监督管理局药品审评中心. 用于产生真实世界证据的真实世界数据指导原则(试行)的通告(2021 年第 27 号)[EB/OL]. [2021-4-13]. https://www. cde. org. cn/main/news/viewInfoCommon/2a1c437ed54e7b838a7e86f4ac21c539.

[3] 国家药品监督管理局医疗器械技术审评中心.关于公开征求《医疗器械真实世界研究设计和统计分析注册审查指导原则(征求意见稿)》. https://www. ydcmdei. org. cn/article/239.

[4] 姚晨,王斌,朱赛楠,等.基于真实世界研究项目电子源数据存储库的审核查验路径和要点研究[J].中国食品药品监管,2023,(10):68-80.

[5] 姚晨,谢红炬,郝新宝,等.真实世界数据采集、治理与管理的一体化解决工具研究[J].中国食品药品监管,2021,(11):62-70.

[6] 刘炳林,薛斐然.中药新药临床试验及技术要求历史回顾与展望[J].中国新药杂志,2020,29(16):1801-1085.

[7] 刘建勋,李艳英,付志明.中药新药传承发展与创新之路[J].中国现代中药,2021,23(1):2.

[8] 国家药监局.《中药注册管理专门规定》政策解读 https://www. nmpa. gov. cn/xxgk/zhcjd/zhcjdyp/20230210173935194. html.

[9] 朱雪琦,程金莲,李博,刘宝利,刘清泉.中医医疗机构在人用经验规范收集整理方面的探索实践与展望[J].中国新药杂志,2022,31(16):1571-1573.

[10]国家药品监督管理局,国家药监局.关于发布《中药注册管理专门规定》的公告(2023 年第 20 号)[EB/OL].[2023-2-10]. https://www. nmpa. gov. cn/xxgk/fgwj/xzhgfxwj/20230210173401120. html.

[11]周贝,刘亚琳,唐健元.我国中药新药临床研究技术指导原则体系发布概况[J].中国临床药理学杂志,2017,33(18):1851-1852.

[12]国家药监局药审中心.基于人用经验的中药复方制剂新药临床研发指导原则(试行)(2022 年第 24 号通告)[EB/OL].[2022-4-29]. https://www. cde. org. cn/zdyz/domesticinfopage? zdyzIdCODE=ab8a9785226f419b63e5b2ab02242073.

[13]郭圣璇,胡思源.《基于人用经验的中药复方制剂新药临床研发指导原则》的应用思考[J].天津中医药,2022,39(11):1401-1402.

[14]宋彩梅.关于"三结合"审评证据体系下中药新药临床研究路径及制定临床研究计划的思考[J].中国临床药理学杂志,2023,39(17):2582-2584.

[15]食品药品监管总局.中药新药临床研究一般原则(2015 年第 83 号通告)[EB/OL].[2015-11-3]. https://www. nmpa. gov. cn/xxgk/ggtg/ypggtg/ypqtggtg/20151103120001444. html.

[16]雷翔,商洪才,高春升,等.中药新药研发临床定位的相关思考[J].中国新药杂志,2023,32(17):1703-1705.

[17]程金莲,张董晓,刘雪梅.乳腺增生症中药新药临床研究关键问题[J].中国新药杂志,2021,30(21):1961-1966.

[18]黄芳华,王庆利.古代经典名方中药复方制剂毒理学研究[J].中国中药杂志,2022,47(23):6530-6531.

[19]张铁军,刘昌孝.新形势下中药新药研发的思路与策略[J].中草药,2021,52(01):1-8.

[20]国家药品监督管理局.证候类中药新药临床研究技术指导原则［EB/OL］.［2018-11-06］.https://www.nmpa.gov.cn/directory/web/nmpa/xxgk/ggtg/ypggtg/ypqtggtg/20181106155701473.html.

[21]朱雪琦,程金莲,刘清泉.基于新型冠状病毒肺炎疫情中药新药注册的思考,中国新药杂志,2020,29(16):1813-1817.

[22]寇冠军,唐健元.中医证候研究现状及证候中药研究关键［J］.中药药理与临床,2017,33(04):213-214.

[23]马莲,王可彬,吴圣贤.基于"理论创新"视角探讨证候类中药新药的研发［J］.中国中药杂志,2020,45(20):5048-5056.

[24]国家药监局药品审评中心.免疫细胞治疗产品临床试验技术指导原则(试行)［EB/OL］.［2021-02-18］.https://www.nmpa.gov.cn/xxgk/ggtg/ypggtg/ypqtggtg/20210218095419195.html.

[25]国家药监局药品审评中心.人源性干细胞及其衍生细胞治疗产品临床试验技术指导原则(试行)［EB/OL］.［2023-6-21］https://www.cde.org.cn/main/news/viewInfoCommon/f82a0fee1e625a1a3834a93cee3836c7

[26]虞淦军,吴艳峰,汪珂,等.国际细胞和基因治疗制品监管比较及对我国的启示［J］.中国食品药品监管,2019(08):4-19.

[27]国家药品监督管理局.突破性治疗药物审评工作程序(试行)［EB/OL］.［2020-7-8］.https://www.nmpa.gov.cn/xxgk/ggtg/ypggtg/ypqtggtg/20200708151701834.html.

[28]国家食品药品监督管理总局.药品特别审批程序［EB/OL］.［2005-11-8］.https://www.nmpa.gov.cn/yaopin/ypfgwj/ypfgbmgzh/20051118010101724.html.

[29]高建超,韦薇,张旻,等.细胞和基因治疗产品监管科学研究进展和展望［J］.中国新药杂志,2022,31(2):105-108.

[30]王晶,黄云虹,高晨燕.我国间充质干细胞产品的注册申请情况及临床审评中的几点考虑［J］.中国新药杂志,2022,31(15):1468-1473.

[31]Goldstein CE,Weijer C,Brehaut JC,et al. Ethical issues in pragmatic randomized controlled trials:a review of the recent literature identifies gaps in ethical argumentation［J］.BMC Med Ethics,2018,19(1):14.

[32]Largent EA,Hey SP,Harkins K,et al. Ethical and Regulatory Issues for Embedded Pragmatic Trials Involving People Living with Dementia［J］.J Am Geriatr Soc,2020,68(Suppl 2):S37-S42.

[33]Almufleh A,Joseph J. The time is now:role of pragmatic clinical trials in guiding response to global pandemics［J］.Trials,2021,22(1):229.

[34]Mtande TK,Nair G,Rennie S. Ethics and regulatory complexities posed by a pragmatic clinical trial:a case study from Lilongwe,Malawi［J］.Malawi Med J,2022,34(3):213-219.

[35]Garland A,Weinfurt K,Sugarman J. Incentives and payments in pragmatic clinical tri-

als:Scientific,ethical,and policy considerations[J]. Clin Trials,2021,18(6):699-705.

［36］Tavazzi L，Maggioni AP，Rapezzi C，et al. Clinical trials：conventional or pragmatic? [J]. Eur J Heart Fail,2022,24(4):596-599.

［37］Bunning BJ，Hedlin H，Chen JH，et al. The evolving role of data & safety monitoring boards for real-world clinical trials[J]. J Clin Transl Sci,2023,7(1):e179.

［38］Rosenberg,S. A. ,et al. Use of tumor-infiltrating lymphocytes and interleukin-2 in the immuno therapy of patients with metastaticmelanoma. A preliminary report. The New-England journal of medicine,1988. 319(25):1676-1680.

［39］Marks,P. W. ,C. M. Wittenand R. M. Califf,Clarifying Stem-Cell Therapy's Benefit-sand Risks. The New England journal of medicine,2017. 376(11):1007-1009.

［40］Kuriyan,A. E. ,et al. Vision Lossafter Intravitreal Injection of Autologous"StemCells" for AMD,2017:1047-1053.

［41］Berkowitz,A. L. ,et al. Glioproliferative Lesion of the Spinal Cordasa Complication of "Stem-Cell Tourism". 2016:196-198.

［42］Thirabanjasak,D. ,K. Tantiwongse and P. S. Thorner,Angiomyelo proliferative lesions following autologousstem cell therapy. Journal of the American Society of Nephrology：JASN,2010,21(7):1218-1222.

［43］Wei,X. ,et al. Mesenchymalstem cells:a new trendforcell therapy. Act a pharmacologica Sinica,2013,34(6):747-754.

［44］MaruyamaY,NodaS,et al. Regulatory Aspects of Cell and Gene Therapy Products. Adv Exp Med Biol,2023,1430:155-179.

［45］eCFR:21CFRPart1271—Human Cells, Tissues, and Cellula rand Tissue-Based Products.

［46］Guidance for Industry and Food and Drug Administration Staff:Regulatory Considerations for Human Cells,Tissues,and Cellular and Tissue-Based Products:Minimal Manipulation and Homologous Use. 2020,FDA.

［47］Guidance for Industry:Same Surgical Procedure Exceptionunder21CFR1271. 15（b）: Questions and Answers Regarding the Scope of the Exception. 2017,FDA.

［48］Hanaizi Z,Kweder S,Thor S,et al. Considering Global Development? Insights from Applications for FDA Breakthrough Therapy and EMAPRIME Designations. The Innov Regul Sci. 2023Mar;57(2):321-328.

［49］Regulation（EC）No1394/2007 of the European Parliamentandofthe Council of 13 November 2007 on Advanced Therapy Medicinal Products and Amending Directive 2001/83/E Cand Regulation（EC）No726/2004.

［50］EMA,Procedural advice on the evaluation of advanced the rapymedicinal product in accordance with Article 8 of Regulation(EC) No1394/2007(EMA/630043/2008).

［51］EU guidelines for good manu facturing practice for medicinal products for human and veterinary use: Annex 2: manu facture of biological active substances and medicinal products for human use(2012).

[52]Detailed guidelines on good clinical practice specific to Advanced Therapy Medicinal Products(2009).

[53]Commission Directive 2006/17/EC implementing Directive 2004/23/EC of the European Parliament and of the Councilas regard scertain technical requirements for the donation, procurement and testing of human tissues and cells(2006). Off JL38:40-52.

[54]Commission Directive 2006/86/EC implementing Directive 2004/23/EC of the European Parliament and of the Councilas regard strace ability requirements, notification of serious adversereactions and events and certain technical requirements for the coding, processing preservation, storage and distribution of human tissues and cells (2006). Off JL294:32-50.

[55]Commission Directive 2005/61/EC implementing Directive 2002/98/EC of the European Parliament and of the Councilas regard strace ability requirements and notification of serious adversereactions and events(2005).

[56]CHMP Guideline on safety and efficacy follow-up—risk management of advanced the rapymedicinal products(EMEA/149995/2008).

[57]Commission Directive 2001/18/EC on the deliberatere lease into the environment of genetically modified organisms and repealing Council Directive 90/220/EEC(2001). Off JL106:1-38.

[58]EMEA/CHMP/GTWP/125491/2006 Guideline on scientific requirements for the environmental risk assessment of gene therapy medicinal products.

[59]Council Directive 93/42/EEC concerning medical devices (1993). Off JL169:1-60.

[60]Council Directive 90/385/EC on the approximation of the laws of the Member States relatingto active implantable medical devices. Off JL189:17-52.

[61]Giulia Detela, Anthony Lodge. EU Regulatory Pathways for ATMPs:Standard,Accelerated and Adaptive Pathways to Marketing Authorisation. Mol Ther Methods Clin Dev. 2019. Jun14;13: 205-232.

[62]ARM. Advancing Gene,Cell, & Tissue-Based Therapies ARM Annual Report & Sector Yearin Review:2019. Retrieved Jul 20,2020.

[63]Schmitt S. Advanced therapy medicinal products regulations in the EU. Regulatory Focus. July 2020. Regulatory Affairs Professionals Society.

[64]Regulation(EC)No 1394/2007 of the European Parliament and of the Council of 13 November 2007 on Advanced Therapy Medicinal Products and Amending Directive 2001/83/EC and Regulation(EC) No 726/2004.

[65]The hospital exemption pathway for the approval of advanced therapy medicinal products:an under used opportunity? The case of the CAR-TARI-0001.

［66］Maruyama Y,Noda S,Okudaira S,et al. Regulatory Aspects of Celland Gene Therapy Products:The Japanese Perspective. Adv Exp Med Biol,2023,1430:155-179.

［67］Acton Securing Quality,Efficacy and Safety of Products Including Pharmaceuticals and Medical Devices-Table Format-Japanese Law Translation.

［68］Azuma,K. ,Regulatory Landscape of Regenerative Medicine in Japan. Current Stem Cell Reports,2015:118-128.

［69］Regenerative Medicine Promotion Law(May10,2013)Law No. 13.

［70］KUROIWA,K. Regulatory frame works of regenerative medicines and products review in Japan(PPT)2018/08/27. 2018.

［71］Services of PMDA. Pharmaceuticals and Medical Devices Agency. p. PMDA,pmda.

（本章"一"至"五"节分别由赵明、田少雷、姚晨、吕家康和程金莲、赵戬编写）

编者名单

主　　编　　王如蜜　郝建萍

副 主 编　　熊明月

编者名单　　（以姓氏笔画为序）

万　萍　　上海中医药大学言语听觉康复教研室主任，副教授

王如蜜　　中南大学湘雅二医院康复医学科言语治疗师长，主管言语治疗师，中国国际言语语言听力协会副主席兼秘书长

尹海艳　　中南大学湘雅二医院康复医学科言语治疗师

田　莉　　长沙民政职业技术学院言语听觉康复治疗技术专业教师，教授

朱盼秋　　加拿大渥太华大学教育学硕士

孙斯扬　　美国培声听力语言中心言语治疗师

李月裳　　香港中文大学医学院耳鼻咽喉－头颈外科学系言语治疗科主管，副教授

李丽芳　　恩启特教平台言语治疗师

李佳铮　　美国孟菲斯大学言语语言病理学在读博士

李福胜　　长沙民政职业技术学院言语听觉康复治疗技术专业创始人，副教授

肖永涛　　浙江中医药大学听力与言语科学系（教研室）副主任，言语康复专业负责人，副教授

吴民华　　香港大学教育学院言语及听觉科学部主任及言语科学实验室主任，副教授，亚太言语及听觉科学协会主席

邹文悦　　美国 Rehabcare 言语治疗师

汪　竹　　深圳长和大蕴康复门诊部言语治疗师

张伟锋　　南京特殊教育师范学院康复科学学院院长助理，讲师

张毓轩　　台湾中山医学大学助理教授

张毓蓉 台湾中山医学大学附属医院语言治疗师，台湾中山医学大学兼任讲师

周　静 宁波卫生职业技术学院康复系副主任及言语听觉康复技术专业教研室主任，副教授

郝建萍 美国北卡罗来纳中央大学综合健康专业系主任，教授，中国国际言语语言听力协会主席

姚利群 加拿大温哥华城市医疗集团儿童发展中心言语语言治疗科主管，中国国际言语语言听力协会常务理事，青岛大学心理与精神健康研究院客座教授

高晓君 美国田纳西州乐博纳尔（Le Bonheur）儿童医院言语治疗师

唐志明 中山大学附属第三医院康复医学科主治医师，博士

谈苏欣 华东师范大学特殊教育学专业在读硕士

谢晴晴 美国北卡罗来纳中央大学交流障碍专业在读硕士，北京语言大学语言学及应用语言学专业在读博士

简思乐 香港中文大学医学院耳鼻咽喉－头颈外科学系言语治疗科言语治疗师

谭　洁 湖南中医药大学康复医学教研室主任，副教授

熊明月 湖南省永州市中心医院中医康复科主管言语治疗师

黎敬乐 香港医管局邓肇坚医院言语治疗师，香港言语治疗师协会会长

序一

相信打开这本书的大多数人都曾被问到下面这些问题：言语治疗师是做什么的？怎样才可以成为言语治疗师？我们在哪里可以找到言语治疗师？

世界不同国家和地区的言语治疗师的称谓也不尽相同，在美国和加拿大称为言语语言病理师或言语语言病理学家（Speech Language Pathologist，SLP），在英国称为言语语言治疗师（Speech Language Therapist，SLT），在日本称为言语听觉士，在新加坡和中国香港称为言语治疗师，在中国台湾称为语言治疗师。本书在分述各国家及地区言语治疗情况时沿用当地称呼，其他章节则统一为言语语言治疗师，简称为言语治疗师。

言语治疗是一门独立的学科、专业，无论是初学者，还是爱好者，都希望能弄清楚这些问题：who（谁是言语治疗师、言语治疗师是谁）；what（言语治疗师做什么，包括能做什么、不能做什么）；where（言语治疗师在哪里可以找到，也就是言语治疗师在哪里执业上岗）；how（怎样才能成为言语治疗师）。无论哪个国家、地区的言语治疗师，从业之初都需要对自己从事的职业有一个初步、全面、系统的了解，从而为将来的学习培训方向、职业规划制定打下基础。如果对上述问题不了解，甚至对该职业有错误的认知，或者对言语治疗师与其他的专业或职业的边界混淆不清，无疑会在从事这项职业的过程中给自己造成很多困扰：不论是给患者（客户）提供服务、咨询时，还是业余学习深造、专业发展时。目前国内部分从业者正面临此困扰，存在"盲人摸象"现象，且由于中国言语治疗发展正处于初期阶段，相比发达国家较落后，国内关于言语治疗的书籍较为匮乏，特别是关于专业、职业引导的书籍几乎没有，让从业者颇有混沌困惑之感，对自己所从事职业的本身认识有限，职业发展因此大大受限。大部分从业者对职业生涯没有整体规划，特别是部分初入行的从业者往往有"没底气""前途一片迷茫"之感。

我国于 2001 年开设听力语言康复专科专业（教育学），2004 年开设言语听觉科学本科专业（教育学）。教育部本科专业目录于 2012 年正式设置听力与言语康复学专业（理学／医学技术类，专业代码为 101008T），截至 2018 年，全国开设听力与言语康复学本科专业院校共 7 所。2018 年 1 月 30 日教育部发布的《普通高等学校本科专业类教学质量国家标准》，涵盖了普通高校本科专业目录中全部 92 个本科专业类、587 个专业，其中包括听力与言语康复学教学质量国家标准。我国近几年学科发展迅速，学科发展如何既适应国内快速变化的大环境又能稳步前行是我们需要思考的重点。学习和借鉴发达国家和地区已经成熟的言语治疗专业标准显得尤其重要，我们十分有必要循着发达国家和地区言语治疗专业的发展轨迹，探索一条适合中国言语治疗发展的道路，因此，我们迫切需要一本言语治疗师专业、职业的入门及指导书，让大家了解已经先行发展几十年的发达国家及地区言语语言治疗历史沿革及发展现状，本书的编写正是基于此目的。本书以三个 W（who，what，where）加一个 H（how）的形式为大家详细讲述美国、加拿大、日本等发达国家，以及中国台湾、香港等发达地区言语治疗师的职业内涵及发展轨迹，引申出一些关于言语治疗专业的从业者非常关注的问题及答案，供大家学习参考及借鉴。

如果按国际上各类言语语言障碍的流行病学发生率统计，粗略估计中国约有上亿人口有各种类型、不同程度的言语语言障碍。国际上的需求量标准是每 10 万人口中配备 20 名言语治疗师，按国际的标准推算，我国需要言语治疗师 26 万名，可是目前我国从事言语治疗的专业人员尚不足需求量的 1/20，在数量和质量上远远不能满足大量言语语言障碍患者的需求。因此，不断壮大言语治疗人员的队伍、提高从业人员的专业水平是当前的紧要任务。

本书作为言语治疗师入门的必备口袋书，希望能让广大言语治疗师更明晰今后职业发展的方向，以帮助自身专业素质不断提升。也希望能借由本书，让已从业者厘清一些专业概念，给初学者以专业的指引，从而坚定从事此伟大职业的决心，也能让部分社会人士对言语治疗产生浓厚兴趣，从而决定跨入此领域研究学习，成为言语治疗师的生力军，为中国上亿言语语言障碍人士提供专业服务。

王如蜜

序二

作为一个言语语言病理学专业的教育者以及从业者，我非常庆幸20年前有机会接触这个专业，从此，我的职业角色从一名实习医生、一名遗传学领域的研究者转变成为一名言语治疗师。我相信，如果您正在阅读这本书，您一定对这个领域已经有了一定程度的了解。您很有可能像我和其他言语语言病理学从业者一样，是源于内心希望帮助别人的热情而选择了这个专业。但是，究竟怎样才能成为一名言语治疗师呢？言语治疗师的工作范畴都包括哪些呢？

这似乎是一些简单的问题，但回答起来并不容易。言语语言病理学是一个跨学科的专业，很难用一两句话解释清楚。在我这么多年的职业生涯中，最令我着迷的是它所包含的知识如此丰富，以及它的服务对象如此多样化。就我个人来说，我进入这个领域的初衷是想帮助口吃患者，然而，很快我就对嗓音障碍产生了浓厚的兴趣，接着是吞咽障碍、喂养障碍、自闭症谱系障碍……这个兴趣列表在不断地增长。从患者看似不那么容易的转变中，就可以看出这个专业的魅力所在。我们所接受的训练让我们专注于解决问题，从整体思考问题，为患者提供服务。我们的患者所呈现出的也许并不是单一性的障碍，由于神经认知科学是十分复杂的领域，任何一个患者都不太可能只存在单一性的障碍。无论患者是什么样的状态，我们都需要透过表面的症状去了解更深层的机制，不能只见树木不见森林。

我们的专业并不是一个孤立的领域，言语语言病理学专业与多个专业相互交织，有密切的联系，如特殊教育学、医学、社会科学、物理治疗学、作业治疗学、神经科学、心理学以及遗传学等各个领域。随着研究的深入，我们越来越了解各种不同类型障碍的发展过程，同时我们也积极主动地通过早期干预以及术前干预来促进康复和预防。换句话说，我有时感觉我们不仅仅是问题解决者，更是关注患者整体状态的疗育师（healer）。也正是因为如此，在从业20年之后，我仍然觉得自己只是个学生，而不是专家。学无止境，总有那么多的知识等待我们去学习，也总有那么多的奥秘需要我们去探索。希望这本书能够帮助国内同行对我们的专业有一个更清楚的了解，从而成为一个更加优秀的言语治疗师。

交流能力是人的一项基本能力。比起"治疗沟通障碍"，我更喜欢"提高沟通能力"这种说法。从全球范围来讲，我们正是在尽力促进这项基本能力的发展。因此，我希望本书所秉承的全球视野能够引领我们更加热爱我们的专业，完成我们优化沟通能力的使命。

我们所选择的确实是一项值得我们毕生为之奋斗的事业。

郝建萍

目　录

第一章

介绍言语治疗师：
Who、What、Where

一、美国

1.Who：言语语言病理师 / 言语语言病理学家是谁？

言语语言病理师 / 言语语言病理学家（speech language pathologist，SLP）是评估并治疗各年龄层人群沟通及吞咽问题的专业人士。沟通包含言语产出（speech production）、言语流畅性（fluency）、语言（language）、认知（cognition）、嗓音（voice）、共鸣（resonance）及听力（hearing）等方面。吞咽（swallowing）包含整个吞咽过程及与其相关的进食行为 [1]。

2.What：SLP 的工作内容是什么？

SLP 服务内容

服务内容包含合作医疗、咨询、预防保健、筛查、评估、治疗、诊疗工具及技术研发、服务民众及医疗系统。

（1）合作医疗（collaboration）。SLP 与其他相关专业人员共同营造合作性工作氛围。合作医疗团队包含所有相关专业人员、患者及其家属。合作医疗旨在通过各成员之间互相沟通、共同决策，进而改善服务质量、增强疗效、改善患者的功能性障碍。

（2）咨询（counseling）。SLP 在咨询过程中为咨询者提供相关知识、专业指导与情感支持。患者、家庭成员及看护者会就有关交流、喂养和吞咽以及其他相关疾病的接纳程度、适应情况以及决策制定等问题进行咨询。SLP 在与咨询者的互动中帮助其解决因患病或与患者相处所引发的消极情绪和不良感受。

（3）预防保健（prevention and wellness）。在预防保健方面，SLP 的主

要工作目标是减少新障碍和新疾病的发生，在疾病早期阶段予以诊断以及降低言语或吞咽障碍对患者已有障碍或疾病的影响。预防保健主要面向弱势群体以及在沟通、听力、喂养、吞咽等方面的易感人群和高风险个体。

（4）筛查（screening）。SLP 筛查潜在的沟通、听力、喂养及吞咽障碍。SLP 具有治疗以上类型障碍的相关理论知识和实践能力，他们能够设计并实施有效的筛查项目并介绍患者接受相关服务。筛查可以促进转诊进程并使患者日后的诊疗更加省时、更加经济。

（5）评估（assessment）。SLP 能够对患者的沟通及吞咽障碍做出评估。沟通、言语、语言及吞咽障碍会伴随个体的发育逐渐出现，有些障碍会伴随某种病症共同出现，而有些障碍会在没有明确病因的情况下独立存在。合格的 SLP 可以诊断沟通和吞咽障碍，但对患者的身体状况做出鉴别诊断不是 SLP 的工作范畴。

（6）治疗（treatment）。言语治疗的目的是改善个体的沟通和吞咽能力，进而提高生活质量。SLP 针对患者在沟通、吞咽等方面的症状或相关的功能性障碍设计并实施治疗方案，进而建立新技能或恢复受损功能，达到改善患者整体功能的最终目的。

（7）诊疗工具及技术研发（modalities，technology and instrumentation）。SLP 利用先进的工具及技术手段为存在沟通、喂养及吞咽等相关障碍的人群进行评估、治疗和护理。SLP 同时也参与研发新兴科技，将其专业知识运用于先进的工具及技术生产上，以此进一步提高言语治疗服务的品质。

（8）服务民众及医疗系统（population and systems）。SLP 负责管理并提高整体人群的沟通、吞咽健康水平和知晓程度；改善患者的治疗体验；以及在某些情况下减少医疗开销。SLP 在改善服务质量和提升服务有效性等方面也起到重要作用。

言语治疗服务范围

涉及沟通、吞咽及所有相关领域，具体包括言语产出、言语流畅性、语言、认知、嗓音、共鸣、听力、喂养、吞咽等方面。下面仅列举言语治疗的部分服务项目，并未涵盖全部。目前，包括读写能力在内的其他服务项目仍在持续改进之中，新项目层出不穷。具体详尽的服务项目列表信息请参考美国言语语言听力协会（American Speech Language Hearing Association，ASHA）官方网站（http：//www.asha.org）。

（1）言语产出。a.口腔运动计划及执行；b.构音；c.音韵。

（2）言语流畅性。a.流畅性障碍；b.言语错乱。

（3）语言——口语及书面语（听力、加工、口语、阅读、写作、语用）。a.语音；b.词法；c.句法；d.语义；e.语用（语言使用及社会性沟通）；f.前语言沟通（如共同注意、沟通意图、沟通信号）；g.副语言沟通（如手势、手语、肢体语言）；h.读写能力（阅读、写作、拼写）。

（4）认知。a.注意力；b.记忆力；c.解决问题能力；d.执行功能。

（5）嗓音。a.音质；b.音高；c.音量；d.无喉音。

（6）共鸣。a.鼻音过重；b.鼻音过轻；c.口咽腔共鸣障碍；d.前置共鸣。

（7）听力。a.因听力损失和耳聋导致的言语、语言、交际、听力功能受损；b.听觉处理。

（8）喂养及吞咽。a.口腔期；b.咽喉期；c.食管期；d.非正常进食（如挑食/拒食、不良生理反应）。

（9）导致沟通和吞咽障碍的潜在病因。a.新生儿问题（如早产儿、体重过低、药物接触）；b.发育性障碍（如特殊语言障碍、自闭症谱系障碍、读写障碍、学习障碍、注意力缺陷障碍、智力障碍、其他未明确界定的神经发育性障碍）；c.气道和消化道障碍（如咽部过敏、慢性咳嗽、呼吸异常或气道保护功能异常、声带运动异常、气管造口术）；d.口腔异常（如唇裂/腭裂、咬合不正、舌肥大、口腔运动异常）；e.呼吸模式及功能损害（如支气管肺结构不良、慢性阻塞性肺疾病）；f.咽部异常（如上呼吸道阻塞、腭咽闭合不足/不全）；g.喉部异常（如声带异常、气管狭窄）；h.神经系统疾病/异常（如脑外伤、脑瘫、脑血管意外、痴呆、帕金森病、肌萎缩性脊髓侧索硬化症）；i.精神疾病（如精神错乱、精神分裂）；j.遗传类疾病（如唐氏综合征、脆性X染色体综合征、雷特综合征、腭心面综合征）；k.颜面功能障碍（如习惯性开口的姿势/鼻吸气、口腔颜面习惯异常、口腔组织异常、咀嚼及咀嚼肌异常、唇及舌的休息状态位置异常）。

（10）其他。a.变性人沟通（如嗓音、言语或非言语沟通）；b.预防性口腔卫生；c.商务沟通指导；d.口音/方言矫正；e.专业性嗓音使用指导。

以上服务内容列表并未涵盖 SLP 的所有服务项目。

SLP 专业领域

SLP 的专业领域包括指导 SLP 进行临床实践的一系列专业知识和技能，大致分为推广与拓展、督导、教育、研究、行政管理及领导五大板块。

（1）推广与拓展。SLP 经由多种途径向公众推广专业领域知识，这些知识包括：预防活动、健康科普、学术素养、教育活动与培训项目。推广促进并提升沟通，减少社会、文化、语言的隔阂。

（2）督导。督导是一项独立的工作内容。它是 SLP 的职责之一，跨越临床、管理及技术等各层面。SLP 负责督导毕业实习的研究生、在校研究生、实习生、SLP 助理及其他人员（如行政人员、技术人员以及其他提供行政支持的员工）。SLP 之间也存在同行督导。

（3）教育。SLP 也是教育者，他们可以在学术机构任教或通过继续教育项目指导言语治疗相关从业人员。这种较正式的教学模式是 SLP 额外提供给患者、家属、看护者、决策者和政策制定者的，在其他 4 项专业领域中也有所涉及。

（4）研究。SLP 参与认知、言语及非言语沟通、语用、读写能力（阅读、写作及拼写）以及喂养和吞咽相关的基础型和应用型研究。研究可能在特定的机构内或多个机构之间合作进行。SLP 的研究活动需遵守科研与伦理审查委员会（Institutional Review Boards，IRB）以及国际法的相关规定。SLP 也可以同其他研究人员合作研究并获得经费支持。

（5）行政管理及领导。言语治疗的管理项目涉及普通教育、高等教育、学校、医疗体系、私人医疗等多个机构。SLP 的职责包括：做出言语治疗相关的财政和人事规划的决策、领导下属、项目设计、发展及创新、职业发展、遵守法律和规章制度以及与其他教育和医疗机构合作等。SLP 的职责不仅限于言语治疗单位，他们也可以领导教学机构内各个部门的合作项目。此外，SLP 在学校也承担有效及便于管理的工作量，依据《残障人教育法案》（Individuals with Disabilities Education Act，IDEA，2004）提供适当的服务及参与课程设计与开发 [2]。

3.Where：SLP 服务场所有哪些？

　　SLP 的服务场所包括：综合医院、康复专科医院、儿科医院、经由政府认证可以 24 小时提供医疗服务的专业机构、家庭医疗机构、私人医疗机构，还有早教机构、学校以及通过电话或网络提供远程服务的相关机构。

　　在美国，超过一半的 SLP 在教育相关机构工作（56%），其中 53% 在普通学校（包括学前教育、小学、初中、高中等），3% 在大学或者社区大学。在医疗机构工作的 SLP 占 39%，其中 16% 在非家庭型医疗机构，13% 在医院，而剩下的 10% 在家庭医疗机构工作 [2]。

（李佳铮　王如蜜　郝建萍）

参考资料

[1] http：//www.asha.org/policy/SP2016-00343/

[2] http：//www.asha.org/Students/Employment-Settings-for-SLPs/

二、加拿大

1.Who：SLP 是谁？

SLP 是指在人类正常沟通、沟通障碍及吞咽方面拥有足够的知识储备和精湛的专业技能，负责评估和治疗存在沟通障碍及吞咽障碍的患者，并帮助他们康复的专业人士。

在加拿大，SLP 以治疗师、教授、经理、管理者、研究人员、商务人士等多重身份活跃在言语治疗领域。SLP 需要获得所在省份的职业资格方可在该区域从事言语治疗。

除治疗患者之外，SLP 还肩负着研究、公共教育和辅助、监督及培养相关从业人员的职责，SLP 的职业充满挑战，但成就感十足。

2.What：SLP 的工作内容是什么？

（1）工作内容。SLP 负责筛查、评估、诊断和治疗各个年龄阶段的言语障碍、语言障碍、嗓音障碍、口吃、吞咽障碍和进食障碍，同时促进这些障碍的预防宣传和提高公众意识。助理 SLP 在 SLP 的帮助和监督下从事上述活动并发挥重要作用。

（2）障碍分型。

1）言语发育迟缓与障碍（发音、音韵、言语失用）。

2）语言发育迟缓与障碍（阅读、书写、口语、理解）。

3）认知沟通障碍（推理、解决问题、社交语言）。

4）学习障碍与早期阅读障碍。

5）口吃。

6）嗓音障碍（唇腭裂、声带创伤、头颈部肿瘤）。

7）进食与吞咽障碍。

（3）执业范围。

1）评估：筛查、详细测评、判断各种障碍的类型和严重程度。

2）干预：预防、咨询、管理、治疗、康复、团队合作康复。

3）教育并指导学生实习。

4）教育并指导助手。

5）与团队中的其他人员协作。

6）研究。

7）统筹与管理。

3.Where：SLP 服务场所有哪些？

SLP 可单独治疗患者，也可作为团队中的一员帮助患者康复。SLP 工作的机构包括：医院、诊所、学校、康复中心、养老院、早教机构、高校、研究中心、私营机构[1]。

（朱盼秋　熊明月　姚利群）

参考资料

[1] www.sac-oac.ca

三、新加坡

1.Who：言语治疗师是谁？

在新加坡，言语治疗师（Speech Therapists，ST）也称为言语病理师（Speech Pathologists，SP）或者言语语言治疗师（Speech Language Therapists，SLT），是评估并治疗患有言语、吞咽、语言或沟通障碍的各年龄段患者，并帮助他们最大限度地达到交流和沟通目的的专业人士。ST 的工作范畴也包括对存在喂养及吞咽障碍的患者进行评估和治疗。ST 的服务对象包括从婴儿到老年人的各个年龄段的人群。

- 喂养障碍的婴幼儿（如早产儿、脑瘫儿）
- 各种言语语言障碍的儿童
- 自闭症儿童及其他学习障碍的儿童
- 听力障碍儿童
- 由于以下原因导致言语、语言和（或）吞咽障碍的成人：
  - △ 脑卒中或脑外伤
  - △ 脑肿瘤
  - △ 退行性神经疾病（如帕金森病、运动神经元疾病、痴呆等）
  - △ 头颈部肿瘤[1]

2.What：ST 的工作内容是什么？

《第二版医疗专业人员法案 2011》（Second Schedule of the Allied Health Professions Act 2011）对言语治疗工作范畴的描述是：言语治疗包括沟通及吞咽障碍的评估、诊断、治疗和管理。沟通包括口语和语言的符号表征（如书面语、图像、手势）、听力、听觉加工、理解力、表达性语言、发音、语言流畅性、共鸣、嗓音、韵律、非言语交际和社交技能。吞咽障碍包括在口腔期、咽期、食管期各阶段的吞咽障碍。

言语治疗内容包括（但不限于）以下活动。

（1）对听力、听觉加工、口语、书面语和符号语言（接受性和表达性）、发音、流利度、共鸣、嗓音、韵律、非言语交际和社交技能（下文称之为"沟通障碍"）进行评估、诊断和管理。

（2）对喂养以及口腔期、咽期、食管期的吞咽障碍（下文称之为"吞咽障碍"）进行评估、诊断和管理。

（3）标准化、非正式评估及客观性评估的实施与解读（如频闪观测法、内视镜检查、造影检查、肌电图、测压法和沟通技术），以及对沟通和吞咽障碍进行辅助诊断和管理。

（4）通过教育和咨询等途径帮助患者及其照看者，并使用以下（但不限于）综合治疗方法来改善其沟通和吞咽能力。

· 认知康复

· 行为改善

· 口部运动（及口部肌肉定位）治疗

（5）为沟通和吞咽障碍患者提供辅助沟通系统（training in augmentative and alternative communication，AAC）及假体方面的专家建议、选择和训练（如针对气管造口术或者喉切除术的患者）。

（6）针对沟通及吞咽问题，对患者生活质量和社会参与度的影响给予建议及解决方案[2]。

3. Where：ST 服务场所有哪些?

ST 可以在公立或私立医院、学校、私人诊所及特殊机构工作[3]。

（汪　竹　王如蜜）

参考资料

[1] https：//www.moh.gov.sg/content/moh_web/healthprofessionalsportal/alliedhealthprofessionals/

career_practice/allied_health_professions/speech_therapists.html

[2] http：//www.healthprofessionals.gov.sg/content/hprof/ahpc/en/topnav/about_the_
professions/speech_language_therapy.html

[3] http：//www.shas.org.sg/cos/o.x?c=/wbn/pagetree&func=view&rid=1083806

四、日本

1.Who：ST 是谁？

ST（直译：言语听觉士）是对言语、听力、发声、发音、认知、吞咽等有障碍的患者提供功能恢复帮助的医疗和福利的专业人士。

2.What：ST 的工作内容是什么？

不少人存在先天或是后天的由疾病、事故、老年化等引起的听、说、表达、吞咽等方面的障碍，ST 的工作则是帮助沟通及吞咽障碍患者恢复正常功能。

沟通障碍表现错综复杂，例如脑卒中后的言语障碍（失语症、构音障碍）、听力障碍、语言发育迟缓等。ST 的工作是分析患者存在的问题的机制，对患者实施检查、评估，根据情况进行训练、指导和帮助。另外，也会按照医生的指示，进行吞咽训练及人工耳蜗的调整等工作。

3.Where：ST 服务场所有哪些？

（1）医疗方向。医院（康复科、耳鼻咽喉科、儿科、整形外科、口腔外科等）。

（2）福利方向。障碍者福利中心、儿童保健中心与幼儿园配套的机构等。

（3）教育方向。小学和中学、年级指导教室、特殊教育学校（听力障碍、智力障碍、肢体障碍）、研究机构、ST 教育机构（大学、短期大学、专科学校）等。

（4）保健方向。老年保健机构、养老院、日间照料中心、家庭护理、家庭康复等 [1]。

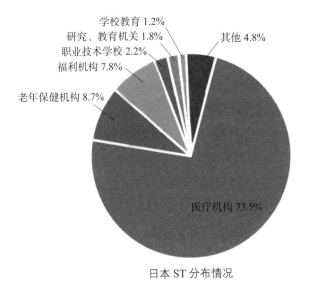

学校教育 1.2%
研究、教育机关 1.8%
职业技术学校 2.2%
福利机构 7.8%
其他 4.8%
老年保健机构 8.7%
医疗机构 73.5%

日本 ST 分布情况

（谈苏欣　唐志明）

参考资料

[1] https：//www.jaslht.or.jp

第二章

各国家、地区 ST 发展现状、教育及认证

一、美国

1. 美国 SLP 现状及发展 Q&A

美国 SLP 人数有多少?

2017 年人数约 191500 人 [1]。

美国开设言语语言病理学专业的学校有哪些?

根据美国言语语言听力协会（ASHA）网站的信息，2017 年全美国有超过 300 个受认可的言语语言病理学的科系，其中有 271 所大学提供本科学位，266 所大学提供临床训练的硕士学位，76 所大学提供学术研究训练的博士学位。另外有 11 所大学提供非临床训练的硕士学位，还有 28 所学校提供言语语言病理学助理（Speech-language pathology assistants）的应用科学学位（Associate of Applied Science）[2, 3]。

美国 SLP 就业前景如何?

美国劳工局（Bureau of Labor Statistics，BLS）指出，到 2024 年止，SLP 在美国的就业率将快速增长，且增长率高于平均就业增长率。2014 到 2024 年间将会新增 28900 名 SLP 的职位空缺（增加 21% 的职位空缺）。

《美国新闻及世界报导》（*U.S. News & World Report*）将 SLP 列为 2017 年最佳职业排名第 28 名 [4]。

美国 SLP 从学校毕业后可以直接上岗工作吗?

在美国，言语语言病理学专业学生需硕士毕业之后才能上岗工作，但不能独立提供治疗服务。硕士毕业生必须完成 1260 小时言语语言病理学专业临床实习，且实习结束后必须经过 SLP 确认实习合格。同时，硕士毕业生也要通过国家言语语言病理学测验，正式取得言语语言病理学执照后，才可以开始独立工作。言语语言病理学专业临床实习为硕士毕业生与独立工作之间的过渡期。

SLP 独立上岗工作的先决条件是取得美国 SLP 执照（the Certificate of Clinical Competence，CCC）。取得执照的条件是：①取得言语语言病理学硕士学位（完成理论课程及 400 小时的实习）；②通过国家言语语言病理学测验（The Praxis Exam）；③毕业后完成 1260 小时言语语言病理学专业临床实习（Clinical Fellowship）。由于本科学程无法满足以上三个条件，因此本科毕业生无法取得 SLP 执照，毕业后也不能以 SLP 的身份工作。然而，本科毕业生有机会成为言语语言病理学助理。

取得言语语言病理学助理执照的人能上岗工作，但必须在 SLP 的督导下工作。换句话说，言语语言病理学助理不能独立提供言语语言病理诊断或治疗服务。

言语语言病理学助理必须完成获得认证的学术课程，完成在具有 ASHA 颁发的执照的 SLP 的监督下的实习，并参加与其相关的职责和行为的在职培训。具体要求包括如下：①言语语言病理学助理项目学位 / 言语语言病理学或沟通障碍本科学位；②成功获得至少 100 个小时的有督导的实习经验或临床实习经验；③展现出一个言语语言病理学助理应该具备的能力。

言语语言病理学临床实习是沟通科学和障碍项目的学生成为一个可以独立提供服务的 SLP 的过渡阶段。临床实习指的是有督导的在职实习经历，是在完成学术课程以及在学校临床实习后进行的。临床实习的目的包括：①学术训练中理论知识的整合及应用；②评估判断临床治疗技巧的好坏；③执业范围内临床技巧的改善和发展；④在持续的督导下发展到可以独立实践。

临床实习的要求如下。

• 36 周的全日制（每周 35 小时）实习经验（或同等的兼职时长），总时长最少为 1260 个小时。但是每周 35 小时以上并不会减少实习周期，仍然是 36 周

• 临床实习需要在具有 ASHA 资格认证的 SLP 的督导下进行。临床实习生如需证实督导老师的 SLP 资格，可以通过在线的 ASHA 资格认证系统完成或者通过拨打 1-800-498-2071 联系 ASHA 法令中心（the ASHA Action Center）

· 使用 SLP 临床实习技能清单表格，在临床实习的最后阶段由督导评价是否获得 3 分或者 3 分以上的核心技能

· 在 ASHA 言语语言病理学实习范围内，80% 的时间必须花在与障碍管理相关的直接临床实践中（包括评估 / 诊断，筛查，治疗，报告撰写，家庭 / 病人会诊与咨询）

· 提交临床实习报告以及评价表

硕士生完成理论课程要求及实习时数后，并且经过系所确认该学生具备成为 SLP 的知识与技能之后，便可以申请资格认证。一旦开始申请言语语言病理学执照，必须要在两年内完成认证，包括通过国家言语语言病理学测验。听力和言语语言病理学临床认证委员会（Council for Clinical Certification in Audiology and Speech-Language Pathology，CFCC）要求所有的申请者必须通过相应的临床能力测验 [5-7]。

美国 SLP 收入如何？

领取年薪的 SLP 工资因服务机构而不同，在私人门诊或医疗机构上班的话，平均薪资为每年 68000 美金；而在一般综合性医院则为每年 90000 美金，康复型医院是 79000 美金，儿科医院是 74000 美金，提供 24 小时服务的专业医疗机构（政府认证）为 90000 美金，居家医疗机构是 75000 美金，私人医疗机构为 68000 美金（数据取自 2015 年）[8]。

美国 SLP 是否分等级 / 层次，如何区分？

有，硕士生毕业并完成相关要求之后为 SLP，而本科生毕业并完成相关要求之后为 SLP 助理。

对于需要特别专攻某类障碍的 SLP，ASHA 提供特殊专业临床执照（Clinical Specialty Certification，CSC），自愿报考，但即便没有此执照也可为该类障碍人群服务。

CSC 能够帮助同行、雇佣者、转诊来源、付款人以及公共机构如专家认证董事会（Specialty Certification Board，SCB）识别出某些特定临床实践领域的专家，他们除了具有临床执照（CCC）之外，还在特殊领域具备先进的知识、能力以及经验。这个项目完全是自愿的。持有某一特定领域的专业临床实习认

证不是在这一领域工作的必要条件。这一项目向所有持有 ASHA 资格（CCC-A 以及 CCC-SLP）并且有志于追求这一目标并且认可其价值的人员开放。

CSC 项目受特定领域认证委员会（Committee on Clinical Specialty Certification, CCSC）及其所属的听力和言语语言病理学临床认证委员会（CFCC）监督。CFCC 为特定领域实践及认证制定最低标准。CCSC 监督专家认证董事会是否遵循 CFCC 标准并且批准新的特定领域的申请。目前批准的特定领域如下。

- 儿童语言及语言障碍（美国儿童语言及语言障碍董事会）
- 语言流畅及流畅障碍（美国语言流畅及流畅障碍董事会）
- 吞咽及吞咽障碍（美国吞咽及吞咽障碍董事会）
- 术中监护（美国听力术中监护董事会）[9]

美国 SLP 在公立服务机构与私家服务机构就职的区别有哪些？

公立服务机构与私家服务机构对于 SLP 的资格要求并无不同（都须具备 ASHA 所认证的执照与州立执照）。如果想成立一个私家服务机构，申请者要先跟当地政府机关申请营业执照之后才能营业。

如果你想要开设私人诊所，可能需要获得你所在的城市或国家的执业执照，需咨询当地政府。

最后，作为一个听力师，如果你想要卖助听器，你需要咨询州执照委员会看看你所在的州是否要求你必须获得助听器零售商执照。

全美近 19% 的 SLP 在私人机构做全职或兼职工作。在私人机构工作可以让 SLP 创业，自己制定诊断及治疗的方案，控制工作量以及选择工作对象。其中一些人单独工作，另外一些则雇佣大量工作人员包括 SLP。当然这些私人机构营业者自己管理机构运营的各个方面，包括财务、市场以及合同等。

私人机构的 SLP 基于理论知识与实践提供广泛的服务。这些服务包括干预语言、语音输出、嗓音、流畅障碍、口音调整以及读写能力等。私人机构的 SLP 并不受公立机构的相关政策的束缚，他们可以治疗那些不在学校服务范围内的障碍人群。

在公立学校工作的 SLP 必须遵循联邦的规定"残疾人教育法令"（Individuals with Disabilities Education Act，IDEA）。实行此法令的目的为确保所有的学生接收到免费及适当的教育。

决定儿童或者学生是否具有接受学校服务的资格的过程有很多步骤，包括筛查、评估、老师的观察、父母提供信息及抽样查看学生的作业等。学校的个人教育计划团队考虑以上所有因素并回答下列问题。

· 是否存在障碍

· 如果是，这一障碍是否对学习情况产生负面影响

· 如果是，特定的指导或相关的服务及支持是否会帮助这个学生在通识教育中获得进步

某些情况下，父母可能想要他们的孩子接受学校以外更多的言语治疗服务。父母可能会自费寻求私人机构的言语语言病理诊断与治疗 [10,11]。

美国言语治疗收费标准如何？

以小时费为每小时收费为 38 ~ 50 元美金，居家医疗机构服务收费较高，私人机构服务收费相对较低。

以拜访次数计费则每次收费为 60 ~ 76 元美金，美国东北部地区（非城市集中区）收费较低，美国西部地区（城市集中区）收费最高 [12,13]。

在美国，哪些言语治疗收费项目可以实现报销？

美国的医疗费用的支付方式有以下几种：绝大部分为美国政府提供的健康保险或私人保险公司支付，如保险没有支付，款项需由自己承担。美国政府的健康保险有两种：第一种是提供给低收入户的保险补助（Medicaid），第二种是提供给 65 岁以上的老年人的医疗保险（Medicare）。没有享受到美国政府健康保险的人，则可能拥有不同私人公司所提供的健康保险。

私人公司提供的健康保险有严格限制。如果患者在非学校系统诊断出的障碍原因是教育性质（如语言考试分数落后）或发展性质（如语言发展较迟缓），而不是病理性的（如脑损伤所产生的语言迟缓），私人保险公司不会报销。由学校或政府系统提供的言语治疗的服务通常是免费的，其所有费用由学校或政府支出。

言语语言病理诊断及治疗费用因地区及服务场所而有所不同。ASHA 不规定哪些服务内容"通常"是收费的，因为这样会让人误以为是此服务的"定价"而违反了反垄断法。有一些私人保险公司和医疗保险（Medicare）会制定服务

价目表，以便将每项诊断或治疗服务编号及报销其服务费用。SLP 必须意识到这些定价收费并且决定其服务对象获得费用报销的比例。

对于在私家机构的全职 SLP 来说，他们要确保服务收费能包含 SLP 的直接服务费用和机构开支，包括机构每个月的设备、诊疗室、税、保险、补给品、继续教育及执照延续费用等。

费用标准的制定需要考虑直接或间接治疗的不同时长或者用于特定治疗程序的特殊设备。比如评估通常需要花费更长时间，并且需要额外的时间用来计分/分析、给予家庭/病人咨询、打电话及写报告等，这些可能并没有直接收费。

美国 SLP 毕业后通过哪些途径接受继续教育？

SLP 可以团体学习，与同行和导师互动。学习形式包含工作坊、讨论会、研讨会、论坛、电话语音讨论会、视频会议、技术或海报会议、圆桌会议及传统的课堂上课方式等。

SLP 可以自行学习，不与其他人互动。独立学习的内容包含期刊文章、新闻简报及影音资料。

线上/远程学习时，修课者可自行调整学习速度。这些课可能包括线上课程、影音资料、期刊文章以及阅读其它文献。这种学习方式可以是团体的、个人的或者两者兼有的方式进行。

SLP 有时需要在指定时间到指定地点现场学习。学习形式包括课程、研讨会、活动等[13-17]。

值得一提的是，美国言语语言听力协会的继续教育课程不是唯一可以取得继续教育学分的地方，也可以使用一些非美国言语语言听力协会注册的继续教育课程，例如①雇主提供的公司内的训练课程；②其他专业团体的继续教育活动；③受地方认可的机构提供的大学课程；④受认可的国际组织提供的继续教育课程[18]。

美国 SLP 从哪里获得学习资源？

绝大部分的资源都可从美国言语语言听力协会官方网站（www.asha.org）获得[19]。

美国 SLP 参加临床、教学、科研的情况如何?

硕士毕业的 SLP 只能参加临床的治疗,如要教学或进行科研,则需要博士学位。

美国言语语言听力协会介绍

美国言语语言听力协会于 1925 年在纽约市一场非正式会议(National Association of Teachers of Speech,NATS)中成立。NATS 一开始是为修辞、辩论与戏剧专业人士所组成的团体机构,团体中有些人渐渐对语音矫正感兴趣,并想要提倡以科学及系统的方式进行语音矫正。于 1925 年 12 月,美国语音矫正学院(The American Academy of Speech Correction)正式成立。

此学会在历史上有过四次更名。

1927 年更名为美国语言障碍协会(American Society for the Study of Disorders of Speech)。

1934 年更名为美国语音矫正协会(American Speech Correction Association)。

1947 年更名为美国言语听力协会(American Speech and Hearing Association)。

1978 年更名为美国言语语言听力协会(American Speech-Language-Hearing Association,ASHA)。

ASHA 于 1958 年 1 月 1 号在华盛顿成立了第一个国家办公室。其办公地点更换了 4 次,最近一次于 2017 年将其国家办公室移至马里兰州的罗克韦尔市。其办公大楼获得能源与环境设计先锋奖认可(马里兰州获此荣誉的第一个非盈利组织的建筑)。

ASHA 除了推动语言、听力障碍的科普和专业认证外,还致力于培养和支持 SLP、听力师以及言语语言听力师。

ASHA 从最初的 25 名会员成长至 2017 年已有 191500 会员。以 Arlene A. Pietranton(PhD,C.A.E)为首的董事会为领导,至今已有 284 名员工以及国际办公室。自 1925 年起,ASHA 已在此专业领域引领发展了 92 年,推动着全美国言语语言听力科学专业服务标准及职业认证的发展。协会的愿景是使人们有效行使基本沟通权利。

2. 美国言语治疗相关专业课程设置

华盛顿大学（University of Washington）

言语语言病理学领域中首屈一指的华盛顿大学言语听力科学系（Speech & Hearing Sciences，SPHSC）致力于沟通科学领域的发展与探索，本科系隶属于自然科学部门的艺术与科学学院，提供四种学位，分别为：本科（四年）、学士后（五个学期）、硕士（两年，其中又分为核心组及医学组，各组又细分为小儿或成人组）以及博士。

（1）本科主修及基础课程。

课程名称	学分
声音的特质（The Nature of Sound）	4
语音学（Phonetics）	3
语言科学（Language Science）	3
沟通发展学（Dev. Aspects of Communication）	5
言语相关的解剖与生理（Anatomy and Physiology of Speech）	5
听力障碍（Hearing Disorders）	3
听力科学（Introduction to Hearing Science）	5
言语语言障碍 （Speech and Language Disorders）	5
沟通的社会文化层面（Social-Cultural Aspects of Communication）	3
言语语言障碍诊断（Diagnosis of Speech and Language Disorders）	3
言语语言障碍治疗（Treatment of Speech and Language Disorders）	4
言语、语言与大脑（Speech，Language and the Brain）	4
听力发展（Hearing Development）	3
基本听力测定法（Basic Audiometry）	4
听觉损伤的处理（Management of Hearing Loss）	4
独立研究（Independent Study）	6（不超过）

（2）学士后课程。已取得非言语语言病理学本科或更高学位的学生不能直接申请言语语言病理学硕士学位，必须先修读学士后课程。华盛顿大学言语听力科学系的学士后学位课程正是为此类学生所设计。

在五个学期中，要求学生完成重要的基础课程如正常听力、言语发展、声学、生理学与感知、听力、语言、儿童 / 成人言语听力障碍及临床预防与治疗。

学生完成了密集的学士后课程之后即可申请名列前茅的言语语言病理学硕士学位（包含华盛顿大学的硕士学位）。

本科生申请此科系时没有课程要求，但华盛顿大学本科学位毕业规定所有修读学士后学位的学生必须在本科期间完成通识课程"知识领域（Areas of Knowledge）"的学习。通常本科生在第一年就会完成这些课程（通识领域的课程包含了视觉、文学及表演艺术（Visual，Literary，and Performing Arts）、个人与社会（Individuals and Societies）和自然世界（Natural World）。

此外，必修的外系课程（所有攻读学士后学位学生都要完成以下四类的课程）。

· 统计（至少 3 学分）

· 生物类（至少 3 学分）

· 社会 / 行为科学（至少 3 学分）

· 物理科学（至少 3 学分）

（3）言语语言病理学硕士课程。硕士学习又分为核心组及医学组，核心组的学生大多在学校实习，而医学组大多在医院实习。以下主要介绍在学校实习的核心组课程（括号内数字为学分），因为一半以上的 SLP 在学校工作。

第一年			
秋（9—12 月）	冬（1—3 月）	春（4—6 月）	夏（6—8 月）
临床记录方法（Clinical Methods for Documenting Change）（4）	四岁前幼儿沟通障碍的评估与治疗（Assessment & Treatment of Birth-to-4 & Communication Disorders）（4）	学龄儿童沟通障碍的评估与治疗（Assessment & Treatment of School-Age Communication Disorders）（4）	辅助沟通系统 - 基础（Augmentative & Alternative Communication - Foundations）（4）
言语听力相关的神经学基础（Neural Bases of Speech，Language & Hearing）（4）	嗓音障碍评估与治疗（Assessment & Treatment of Voice Disorders）（4）	吞咽障碍评估与治疗（Assessment & Treatment of Dysphagia）（4）	医学言语语言病理学（Medical Speech-Language Pathology）（3）

（续表）

第一年			
秋（9—12月）	冬（1—3月）	春（4—6月）	夏（6—8月）
儿童语音障碍评估与治疗（Assessment & Treatment of Childhood Speech & Phonological Disorders）（4）	神经性语言障碍评估与治疗（Assessment & Treatment of Neurogenic Language Disorders）（3）	神经运动性言语障碍评估与治疗（Assessment & Treatment of Neurogenic Motor Speech Disorders）（4）	专业讨论：咨询（Professional Seminar：Counseling Take yr 1 or 2）（2）
专业讨论（Professional Seminar）（1）	言语语言病理学的研究方法（Research Methods in Speech-Language Pathology）（3）		读写障碍评估与治疗 / 小儿科方向必修（Assessment & Treatment of Literacy Disorders Take yr 1 or 2 /Pediatric Track Requirement）（3）
言语病理学进阶实习（Advanced Practicum in Speech Pathology / UWSHC）（2）	言语病理学进阶实习（Advanced Practicum in Speech Pathology / UWSHC）（2）	言语病理学进阶实习（Advanced Practicum in Speech Pathology / UWSHC）	言语病理学进阶实习（Advanced Practicum in Speech Pathology / UWSHC）
共13学分 /2实习学分	共14学分 /2实习学分	共12学分 / 多元实习学分	共9学分 / 多元实习学分
第二年			
秋（9—12月）	冬（1—3月）	春（4—6月）	夏（6—8月）
语畅障碍评估与治疗（Assessment & Treatment of Fluency Disorders）（4）	专业讨论（Professional Seminar）（1）	辅助沟通系统 - 医院环境 / 成人方向必修（Augmentative & Alternative Communication - Medical Settings / Adult Track Option）（2）	专业讨论：咨询（Professional Seminar：CounselingTake yr 1 or 2）（2）

（续表）

第二年			
秋（9—12 月）	冬（1—3 月）	春（4—6 月）	夏（6—8 月）
认知沟通障碍评估与治疗（Assessment & Treatment of Cognitive-Comm. Disorders）	婴幼儿吞咽障碍评估与治疗 / 小儿科方向必修（Assessment & Treatment of Pediatric Dysphagia/Pediatric Track Requirement）（2）	颅脑外伤讨论 / 成人方向必修（Traumatic Brain Injury Seminar /Adult Track Option）（2）	读写障碍：评估与治疗 / 小儿科方向必修（Assessment & Treatment of Literacy Disorders Take yr 1 or 2 /Pediatric Track Requirement）（3）
嗓音障碍评估与治疗 - 医院环境 / 成人方向必修（Assessment & Treatment of Voice Disorders in Medical Settings/ Adult Track Option）（2）	公立学校言语及听力治疗 / 小儿科方向必修（Public School Speech-Language Pathology & Audiology（3）Pediatric Track Requirement）		
专业讨论（Professional Seminar）（1）	高级神经语言障碍 / 成人方向选修（Advanced Neurological Language Disorders/ Adult Track Option）（2）		
言语病理学进阶实习（Advanced Practicum in Speech Pathology / UWSHC）	言语病理学进阶实习（Advanced Practicum in Speech Pathology / UWSHC）	言语病理学进阶实习（Advanced Practicum in Speech Pathology / UWSHC）	言语病理学进阶实习（Advanced Practicum in Speech Pathology / UWSHC）
	实习（PreInternship）（2）	实习（PreInternship）（2）	实习（PreInternship）（10）
		实习（PreInternship）（10）	
共 8 学分 / 多元实习学分	共 1 学分 / 多元实习学分	多元学分 / 多元实习学分	多元学分 / 多元实习学分

注：括号内数字代表该课程的学分数。

　　硕士学位课程是为了达到学校及 ASHA 要求所设计，确保选择言语语言病理学的学生符合 ASHA 关于 SLP 认证考核标准及程序的规定。这些课程是围绕着临床实习课程所编制。

　　言语语言病理学学生也需要另外修读 3 ~ 4 个专注于小儿或成人方向的课程，是必修之外的课程。

　　临床课程的设计是为了符合 ASHA 关于 SLP 认证考核标准及程序所规定的 400 个小时的实习要求。学生要完成至少 375 个小时的督导临床实习加上 25 小时的观察，总共至少 400 小时才能毕业。

　　除了以上课程，学生可以在教授同意及指导下选择完成硕士论文或独立研究。有兴趣选择完成硕士论文的学生可以跟本系或外系教授讨论在就读硕士期间完成硕士论文的问题。每个春季学期教授们会开始与学生访谈并开放研究室让有兴趣的学生来完成硕士论文，论文题目需要在师生双方均同意的前提下成立 [20]。

孟菲斯大学（The University of Memphis）

　　孟菲斯大学沟通科学与障碍学院提供硕士及博士学位课程，包括听力学和言语语言病理学专业，博士学位课程包含听力科学障碍和言语语言科学障碍两个领域，暂未提供本科课程及线上课程。

　　（1）硕士学位课程。言语语言病理学硕士课程学制为两年（包含一个暑假），学生至少要修满 60 学分。此外，学生的理论课程及临床实习需要符合 ASHA 关于言语语言病理学执照的规定。校方十分鼓励本科为非言语语言病理学专业的学生申请此硕士学位课程，申请者不需要完成先修课，而且只会比本科为言语语言病理学的学生延后一个暑假毕业。

　　• 基本沟通方面的课程（至少 15 学分）：①言语科学；②沟通科学讨论；③言语相关的解剖与生理；④语言与言语发展；⑤沟通互动；⑥语音声学与语音感知；⑦神经性沟通基础学；⑧心理语言学；⑨社会文化相关的基础沟通学

　　• 言语障碍课程（至少 6 学分）：①腭裂与颅面障碍；②儿童运动言语障碍；③嗓音障碍；④音韵及构音障碍；⑤语畅障碍；⑥运动性言语障碍；⑦吞咽及其相关障碍；⑧言语病理讨论；⑨自闭症及其相关障碍；⑩头 / 喉部异常言语康复

·语言障碍课程（至少 6 学分）：①儿童语言障碍；②成人语言障碍一；③成人语言障碍二；④语言障碍讨论；⑤语言学习障碍

·临床实习（6 学分）：①言语语言病理学临床入门；②言语语言病理学临床实践

·其他必修课程（6 学分）：①沟通障碍评估研究；②语音转写；③研究经验；④临床研究讨论

·外系必修学分：硕士学位为申请 ASHA 资质及州立执照的必要条件。此硕士项目要求学生毕业前选修完美国言语语言听力协会所要求的基本学科：生物、物理、社会 / 行为科学

（2）本科为非言语语言病理学学生的课程设置。

第一年		
秋季学期	春季学期	夏季学期
言语语言病理学临床概要（Introduction to Clinical Practice in Speech-Language Pathology）（2）	言语语言病理学临床实践（Clinical Experience in Speech-Language Pathology）（3）	言语语言病理学临床实践（Clinical Experience in Speech-Language Pathology）（3）
语言与言语发展（Language and Speech Development）（3）	沟通相关的神经学基础（Neurological Bases of Communication）（3）	嗓音障碍（Voice Disorders）（3）
言语相关的解剖与生理（Anatomy and Physiology of the Speech Mechanism）（3）	言语科学（Speech Science）（3）	成人语言障碍（Language Disorders in Adults）（4）
临床研究讨论（Clinical Research Colloquium）（1）	儿童语言障碍（Language Disorders in Children）（3）	沟通障碍评估研究（Evaluating Research in Communication Disorders）（1）
听力学概要（Introduction to Audiology）（3）	语音转写（Phonetic Transcription）（1）	
语音转写概要（Introduction to Phonetic Transcription）（1）	临床研究讨论*（Clinical Research）（1）	

（续表）

第二年		
秋季学期	春季学期	夏季学期
言语语言病理学临床实践（Clinical Experience in Speech-Language Pathology）（3）	言语语言病理学的临床实践（Clinical Experience in Speech-Language Pathology）（3）	言语语言病理学临床实践（Clinical Experience in Speech-Language Pathology）（3）
吞咽及其相关障碍（Dysphagia and Related Disorders）（3）	沟通障碍评估研究（Evaluating Research in Communication Disorders）（1）	听觉康复（Rehabilitative Audiology）（3）
音韵及构音障碍（Disorders of Phonology and Articulation）（3）	运动性言语障碍（Neuromotor Speech Disorders in Adults）（3）	临床仪器*（Clinical Instrument）（3）
语畅障碍*（Fluency Disorders）（3）	辅助沟通系统*（Augmentative and Alternative Communication）（3）	
自闭症及其相关障碍*（Autism Spectrum Disorders and Related Disabilities）（3）	沟通互动*（Communicative Interaction）（3）	
	头/喉部异常言语康复*（Speech Rehabilitation for Head/Neck Pathologies）（2）	
	临床研究讨论*（Clinical Research Colloquium）（1）	

注：*代表选修课；括号内数字代表该课程的学分数。

（3）本科为言语语言病理学学生的课程设置。

第一年		
秋季学期	春季学期	夏季学期
言语语言病理学临床入门（2）	言语语言病理学临床实践（3）	言语语言病理学临床实践（3）
语言与言语发展（3）	沟通相关的神经学基础（3）	嗓音障碍（3）
言语相关的解剖与生理（3）	言语科学（3）	成人语言障碍（4）

（续表）

第一年		
秋季学期	**春季学期**	**夏季学期**
临床研究讨论（1）	儿童语言障碍（3）	
自闭症及其相关障碍（3）*	语音转写（1）	
语畅障碍（3）*	临床研究讨论（1）*	沟通障碍评估研究（1）
第二年		
秋季学期	**春季学期**	**夏季学期**
言语语言病理学临床实践（3）	言语语言病理学临床实践（3）	
吞咽及其相关障碍（3）	沟通障碍评估研究（3）	
语畅障碍（3）*	运动性言语障碍（3）	
自闭症及相关障碍（3）*	沟通互动（3）	
音韵及构音障碍（3）*	辅助沟通系统（3）*	
	临床研究讨论（1）*	

注：*代表选修课；括号内数字代表该课程的学分数。

（4）博士学位课程。沟通科学与障碍学院的博士学位课程是为计划从事言语语言听力科学学术研究的学生所设计。博士学位课程包含听力科学与障碍和言语语言科学与障碍两个研究方向。校方根据学生的需求、背景及研究兴趣，为每位学生提供个性化的博士学程。校方会在每位学生入学时组成课程规划委员会，针对学生的教育及未来长期目标来设计个性化教育计划。导师指导是博士学程中非常重要的一部分。博士生的毕业要求可能会有所不同，这是依据学生入学时拥有的学位来决定的。这些要求都列在研究所目录中。

选择一个好的指导老师是优化博士学程很重要的一步。除了在课堂中学习，博士研究生的主要学习机会是在研究室和指导老师的互动中获得的。当学生与老师的个性及志趣相投时，这种一对一互动的学习是最有益的。如果想找一个指导老师，需要先阅读学院老师网页上的资料来看自己与哪位老师兴趣最为相近，然后阅读他们的文章。找到一位合适的老师后，学生即可打电话与这位老师讨论攻读博士学位的计划。最后，学生可以亲自来参观沟通科学与障碍学院，更多地了解导师与其他老师、学院设施及环境。如果学生还没有确切的研究兴趣（很多新生在入学时都没有确定），可以多和几位老师讨论，在老师的协助下找到兴趣点和具体研究方向。学生所选择的导师非常重要，因为他 / 她会指导学生完成课程申请流程。

核心理论课程（必须完成）包括：①语音声学与语音感知；②科学家的专业准备；③言语语言听力相关的神经学基础；④听觉相关的解剖与生理；⑤其它课程可包含仪器、研究计划准备和电脑技术。

博士研究生至少需要在辅修领域选修 9 个学分的课程，辅修领域为几门相关领域的课程集结而成，这些课程由其他学院提供。如果学生在入学前取得听力学或言语语言病理学相关专业硕士学位，可以不需要完成此项要求。

每位博士生都要在成为博士候选人前完成一个以数据分析为基础的研究计划。学生需要把研究计划书写成报告提交给学术指导老师，并且在学院的讨论会上口头报告此研究计划。

其他要求包括：所有的博士生在校期间都需要积极与老师合作开展研究计划；如果学生有意愿完成临床执照所需的课程及实习要求，则必须先通过课程规划委员会的同意之后才能开始。

每位学生入学的时候，研究生主任会指派一位老师作为该生的指导老师。这位指导老师会成为这个学生课程规划委员会的主席。指导老师必须是孟菲斯大学的全职的博士生导师。

课程规划委员会成立的目的是评估学生的学术需求，帮助学生规划博士学位课程。博士项目会依据学生的学术兴趣、背景及专业目标来制订。学生需要在听力科学与障碍或言语语言科学与障碍专业研究领域内，再选出更精专的研究方向。这个课程委员至少要有三位博士生导师，至少两位必须是学生所选择的专业领域内的博导。博士生会与课程规划委员们设计一个课程计划书，在委员会全体成员及学生本人签名后，存放在院长的办公室。这份计划书最晚必须在入学后的第二个学期中期完成。学生或者课程规划委员可以提出课程规划修改的要求，但任何修改必须经过指导老师及学生的书面同意。

博士资格考试包含了笔试及口试。资格考试通常为 10 天内完成 24 小时的笔试，但其中的 6 小时可以是其他的形式（如实验研究技能或学术文章）。举办资格考试的目的是要确保学生具备充足的研究领域（听力学方向或言语语言病理学方向）、研究工具、辅修领域及专业方向的知识。教授们会检视学生是否可以整合及评判各种信息及想法。虽然资格考试与博士论文通常会相关，但考试内容并不局限于课程内容。口头答辩在综合考试后三周内进行，不论学生在综合考试中表现如何，口头答辩都会如期举行。口头答辩是综合考试的补充，目的是进一步确定学生已经达到博士资格考试的要求。学院学术委员会的全体成员以及至少一名其他学院的教授必须出席口头答辩。

博士资格考试可以在博士生修课结束后或者修课的最后一个学期期间完成。考试时间可以安排在学期的任何时间，确切的考试时间由资格考试的委员们来安排。委员们要在学生口试后决定学生的考试成绩。要想通过考试，最多只能有一位委员提出反对意见。委员们有权利针对资格考试中所体现出的薄弱环节对学生提出更多的要求，包含重新进行笔试及口试、增加课程以及准备一篇或多篇学术文章。资格考试委员会的主席必须要在学生口试后两周内书写关于此学生资格考试的结果，并将结果存放在院长办公室内。

博士生完成了所有修课要求及资格考试之后，就可以申请成为博士候选人了。

学生与论文指导教授讨论之后需要邀请至少四位教授担任论文委员会的成员。至少一半的成员必须是本学院的教授，且必须至少一位成员是其他学院的教授。论文委员会的主席必须是本学院的全职博士生导师。

博士研究生需要与论文委员会主席一起制定博士论文计划。论文计划经由论文委员们审查通过之后得以实行。需要注意的是，每个学生在开始写计划之前要先熟悉"论文准备规定"。学生在完成博士论文后需要进行口头答辩。口头答辩开放给全校师生自由参加，但只有论文委员会成员可以投票表决。所有的论文委员会成员都要到场参加学生答辩，之后由委员会给出统一意见决定学生是否通过。学生答辩成功完成后，必须在学位证书授予之前完成任何修改、重写的工作，并且将论文重新上交给论文委员会主席[21]。

3. 美国 SLP 认证考核标准及程序

规定 1：学位

申请者必须要有 ASHA 认可的硕士、博士或其他经过认可的学士后的学位（注：每个学系的学位设计会有些许差异）。

规定 2：教育

所有必修课程和临床实习必须在 ASHA 所认可的学校中完成。

规定 3：学程

申请者一定要完成项目要求的课程。这些课程及督导临床实习经验必须有足够的深度及广度，以便于达到准则 4-A 到 4-G 及准则 5-A 到 5-C 的规定。

规定 4：专业知识

规定 4-A：申请者必须掌握生物科学、物理科学、统计及社会 / 行为科学理论知识。

规定 4-B：申请者需要掌握人类沟通和吞咽相关的生理、神经、声学、心理、发展、语言及文化方面的基本知识。申请者一定要具备可以整合人类正常或非正常发展知识的能力。

规定 4-C：申请者需要熟悉沟通和吞咽障碍的知识及分辨各种障碍之间的差异，包含其可能的病因、症状、解剖 / 生理、声学、心理、发展、语言及文化之间的相关性。

规定 4-D：申请者必须要熟悉最新的预防、评估、治疗沟通及吞咽障碍的知识，包含可能的病因、症状、解剖 / 生理、声学、心理、发展、语言及其与文化的相关性。

规定 4-E：申请者必须熟悉专业相关的道德伦理规范。

规定 4-F：申请者需要将研究方法及循证研究（Evidence-Based Research）原则运用于临床服务中。

规定 4-G：申请者必须掌握最新的专业知识。

规定 4-H：申请者必须掌握初级及高级执照、许可、其他相关专业证书和本地、各州及国家证书中所规定的专业实践能力。

规定 5：能力

规定 5-A：申请者的口语及写作或其他沟通能力必须足以提供专业服务。

规定 5-B：申请者的研修经验必须要有足够的深度及宽度，申请者应具备以下能力：①评估；②治疗；③互动交流及个人特质。

规定 5-C：言语语言病理学执照的申请者必须要完成规定的至少 400 个小时的言语语言病理学的督导实习时数。400 小时实习时数包含 25 小时的观察时数及 375 个小时的临床实习时数。

规定 5-D：ASHA 所规定的 400 个小时的实习时数中，至少 325 小时必须在 ASHA 认可的机构完成。

规定 5-E：督导必须是持有美国言语语言病理学执照的 SLP。督导时间多寡必须针对学生目前的知识程度及范围因人而异，督导与患者接触的时间不得少于学生与患者接触的时间的 25%，而且督导需要在学生进行实习过程中进行。督导必须给予学生足够的指导以便确保患者接受足够的言语治疗。

规定 5-F：学生的督导实习对象必须包含各个年龄层及不同文化背景的患者，必须包含各类沟通障碍且严重程度不一的患者。

规定 6：评估

申请者必须通过国家言语语言病理学考核后才能取得言语语言病理学执照。

规定 7：言语语言病理学专业临床实习

申请者必须成功完成言语语言病理学专业临床实习。

规定 7-A：硕士毕业后的专业临床实习必须使申请者持续学习及整合临床言语语言病理的知识、技能及任务。这些活动要与最新的 ASHA 的言语语言病理服务范围的内容相符。实习生必须要有至少 36 周全职或等同时间兼职的专业经验。

规定 7-B：临床实习生必须接受督导的持续监督及正式评估。

规定 7-C：临床实习生必须能够独立完成评估与治疗。

规定 8：维持执照效期

执照的持有者必须继续进修以延续其执照有效期[22]。

（注：只节选大标题翻译，详细内容请参考原文网页）

（王如蜜　郝建萍　李佳铮）

参考资料

[1] http：//www.asha.org/about/history/

[2] http：//www.asha.org/edfind/

[3] http：//www.asha.org/associates/SLPA-Technical-Training-Programs/

[4] http：//www.asha.org/uploadedFiles/Supply-Demand-SLP.pdf

[5] http：//www.asha.org/certification/Clinical-Fellowship/，

[6] http：//www.asha.org/Certification/praxis/About-the-Speech-Language-Pathology-Praxis-Exam/

[7] http：//www.asha.org/policy/SP2013-00337/

[8] http：//www.asha.org/uploadedFiles/2015-SLP-Health-Care-Survey-Annual-Salaries.pdf

[9] http：//www.asha.org/certification/specialty/

[10] http：//www.asha.org/practice/faq_business_practices_both/

[11] http：//www.asha.org/SLP/schools/School-Services-Frequently-Asked-Questions/#caseload1

[12] http：//www.asha.org/practice/faq_business_practices_both/

[13] http：//www.asha.org/SLP/schools/School-Services-Frequently-Asked-Questions/#caseload1

[14] http：//www.asha.org/uploadedFiles/practice/reimbursement/private-plans/EducationalvsRestorativeServices.pdf

[15] http：//www.asha.org/uploadedFiles/practice/reimbursement/private-plans/AppealingClaims2006.pdf

[16] http：//www.asha.org/public/coverage/

[17] http：//www.asha.org/uploadedFiles/2015-SLP-Health-Care-Survey-Private-Practice.pdf

[18] http：//www.asha.org/Certification/Certification-Maintenance-Frequently-Asked-Questions-Earning-Professional-Development-Hours/

[19] http：//www.asha.org/CEUFind/Understanding-Continuing-Education-Terminology/

[20] https：//depts.washington.edu/sphsc/

[21] http：//www.memphis.edu/

[22] http：//www.asha.org/Certification/2014-Speech-Language-Pathology-Certification-Standards/.

二、加拿大

1. 加拿大 SLP 现状及发展 Q&A

加拿大 SLP 人数多少？

加拿大言语语言听力协会（Speech-Language and Audiology Canada，SAC）是一个会员制组织，该组织为会员提供多种支持以提升其职业水平。它是加拿大全国范围内唯一支持并代表 SLP、听力师和从事沟通障碍康复人员的组织，在全国范围内拥有六千多名会员[1]。

加拿大开设言语语言病理学专业的学校有哪些？

·戴尔豪斯大学

·魁北克大学三河城分校（法语）

·拉瓦尔大学（法语）

·蒙特利尔大学（法语）

·麦吉尔大学

·麦克马斯特大学

·渥太华大学（法语）

·多伦多大学

·西安大略大学

·劳伦森大学（法语）

·阿尔伯塔大学

·英属哥伦比亚大学[2]

加拿大 SLP 就业前景如何？

（1）就业前景。SLP 和听力师的就业前景十分理想。过去的几年中，听力师和 SLP 的数量增长迅猛。增长的原因一方面在于有大量新鲜血液注入到该领域中，另一方面老人和儿童人群对 SLP 的需求也与日俱增。高校项目也扩大了规模，相较以往扩大了招生数量。同时，移民政策也对这个专业的发展有着重要的影响。在未来几年内，从事该职业的人员会继续保持大幅增长。

（2）就业岗位。工作机会的增加源于就业岗位的增长，以及新入职人员对退休人员职位的取代。这个行业内鲜有转行。有些听力师和 SLP 会重返高校任教或转到管理岗位工作。总体来说，SLP 在硕士研究生毕业后可以很快找到工作并被长期雇佣，少有失业情况出现。

（3）言语语言病理学行业状况。市场对 SLP 需求的增长主要来自儿童和老人这两个群体。就儿童而言，人们越来越意识到沟通能力对于学业能力、社会融入、个人发展与生活、满足就业市场需要的重要性。这种需求来自于人们对健康和教育的关注。在健康方面，SLP 的短缺导致患者需要等待很长时间才能够接受到言语评估和治疗。学校中的 SLP 资源也十分短缺，尽管相关政府部门宣布已雇佣更多 SLP 来促进预防与早期干预等工作的开展，但是目前的资源仍不能满足需求。同样，社区服务中心在过去的几年中努力提高言语治疗服务的力度，但是 SLP 的短缺仍然使得许多儿童、尤其是学龄前儿童不能及时得到预防和干预治疗。这类问题在郊区更加严重。在老年人方面，人口老龄化问题使得市场对 SLP 的需求大幅增长。寿命的增长也对言语治疗提出了更高的要求，如帮助失语症患者康复、提高其沟通能力等等。与儿童群体类似，在老年人的言语治疗服务方面，郊区的缺口较大。

加拿大 SLP 收入如何？

根据英属哥伦比亚大学的数据，因为公众对 SLP 有很大需求，SLP 的待遇也相当优厚，他们的平均年薪可达 72000 加币（约合人民币 365897 元）。

加拿大 SLP 是否分等级/层次，如何区分？

不分等级。

加拿大 SLP 的服务场所有哪些?

（1）医疗机构。包括：①医院；②长期护理机构；③康复中心。

（2）教育机构。包括：①学龄前教育机构、幼儿园、早教机构；②学校；③高校。

（3）社区。包括：①公共卫生机构；②家庭护理、上门服务；③私营机构或公司。

加拿大 SLP 在公立服务机构与私营服务机构就职的区别有哪些?

在公立机构中的服务开销与私立机构相类似，但患者个人不需要支付治疗费用。为了确保私立机构中 SLP 可以获得与公立机构中 SLP 相似的年薪，他们的收费需要能够支付经营成本和获取应有的薪酬。私立机构的 SLP 必须自己购买评估材料，购买或租赁诊所场地，而且他们没有带薪病假、带薪教育假、假期工资和由雇主支付的公积金，当患者取消预约或没来治疗时他们也不能得到工资收入。

加拿大言语治疗收费标准如何?

在加拿大，5 岁以下儿童在社区中心进行免费言语治疗，5 岁至高中毕业期间由学校提供免费言语治疗服务，家长若选择私人机构服务，需要由个人保险付费或者自费。成年人进行言语治疗基本需要自费，拥有个人医疗保险的住院人员可能享受部分费用报销。

由于每项言语治疗服务每小时的收费标准不同，在预约之前应先与 SLP 核对收费标准和程序。

明确核实收费的服务项目是非常重要的，有些 SLP 可能每小时收费较低，但服务项目费用较高；有些 SLP 可能每小时收费较高，但费用多少取决于与患者见面的时间长短，整体而言，评估费用较高，因为评估过程包括评估、书写报告及报告解释说明，耗时较长。以不列颠哥伦比亚省为例，言语治疗收费大致为 120 ～ 150 加币 / 小时（约人民币 634 ～ 793 元 / 小时）。建议治疗前花时间了解具体开销，可避免开始服务后不必要的纠纷 [3]。

在加拿大，哪些言语治疗收费项目可以实现报销？

言语治疗服务的具体费用根据提供服务的地点和客户所拥有的保险权益而各有不同。

加拿大 SLP 毕业后通过哪些途径接受继续教育？

- 相关教育活动（无上限）
- 大学课程（无上限）
- 报告 / 讲座（三年内最多修 24 分）
- 学术论文（三年内最多修 24 分）
- 临床指导学生（三年内最多修 24 分）
- 担任导师（三年内最多修 12 分）
- 兴趣小组（三年内最多修 15 分）
- 自学（三年内最多修 15 分）
- 治疗设备的生产厂家开办的讲座或报告（三年内最多修 15 分）[4]

2. 加拿大言语治疗相关专业课程设置

不列颠哥伦比亚大学（The Universitity of British Columbia，UBC）言语语言病理学本科课程

言语语言病理学本科为四年制文学学士学位，开设在温哥华校区，隶属于文学院语言学系。该专业是为毕业后准备在言语语言病理学或听力学领域工作的学生所设计，是一个结合语言学、心理学、听力学和言语科学课程的跨学科专业。在这个专业中，学生将会学习研究方法、语言结构、儿童发展及语言习得、解剖及生理学、实验心理学以及语音分析。课程重点在正常语言，而语言障碍的主题通常会在研究生阶段才开始。值得一提的是，听力及言语科学学院有七个研究实验室，包含儿童语言研究室和成人语言分析及障碍研究室[5]。

课程设置见下表。

第一年	第二年	第三年	第四年
生理及认知心理学概论（Introduction to Biological and Cognitive Psychology）	语言学理论及分析Ⅰ（Linguistic Theory and Analysis Ⅰ）	语法学（Studies in Grammar）	语言学主题（Topics in Linguistics）
发展、社会、人格及临床心理学概论（Introduction to Developmental, Social, Personality, and Clinical Psychology）	语言学理论及分析Ⅱ（Linguistic Theory and Analysis Ⅱ）	语言学的研究方法（Research Methods for Linguistics）	语音习得（Acquisition of Phonology）
人体生物学（Human Biology）	言语语言及听力科学临床主题（Clinical Topics in Speech, Language, and Hearing Sciences）	音韵学（Studies in Phonology）	句法习得（Acquisition of Syntax）
物理学概论（Introductory Physics）	语言习得（Language Acquisition）	语言语音学及言语科学概论（Introduction to Linguistic Phonetics and Speech Science）	听力及言语语言病理学神经解剖学（Neuroanatomy for Audiology and Speech-Language Pathology）
语言及语言学概论（Introduction to Language and Linguistics）	统计方法（Statistical Methods）	言语分析（Instrumental Phonetics）	

麦吉尔大学（McGill University）言语语言病理学硕士课程

本课程设置着重于基础理论、当前及未来的临床应用以及有关评估和干预的专项技术教学。在专业预科课程的基础上，学生在第一年开始基础学科课程的学习（语言发展、语言处理、解剖学和言语听力生理学等）。深入学习这些课程会为言语、语言和吞咽障碍的专项课题和实习提供理论基础。在学习过程中，鼓励学生积极参与临床实践，在场导师也会对学生的实习能力、基础理论和应用研究的能力进行评估。评估方式包括课程考核、研究性论文和演讲等。

（1）第一年。①基础课程；②学生在不同类型的实习地点进行临床技能训练（每周一天）；③学生在第一个学年结束时完成 4 周的临床实习（一般为儿科实习场所）。

（2）第二年。①专业课程；② 3 学分的研讨型必修课程；③学生在不同类型的实习机构继续进行临床技能训练（每周一天）；④学生在第二个学年结束时完成为期 12 周的临床实习（在一个或多个实习机构）；⑤学生须在两年间修满 81 个学分 [6]。

课程设置见下表。

基础课程	
课程名称	学分
听力学（Audiology）	3
解剖与生理：言语与听力（Anatomy & Physiology：Speech & Hear）	3
语言发展 1（Phonological Development）	3
语言加工（Language Processes）	3
语言发展 2（Language Development）	3
实习与研讨 1（Practicum & Seminar 1）	1
言语科学（Speech Science）	3
儿童语音障碍（Phonological Disorders：Childrn）	3
发展性语言障碍 1（Devlpmntl Lang Disorders 1）	3
神经语言学（Neurolinguistics）	3
实习与研讨 2（Practicum & Seminar 2）	1
临床实习导论（Intro. Clinical Practicum）	4
颜面缺陷干预（Mgmt Cranio-Facial Disorders）	1
专业课程	
课程名称	学分
研究与测量方法（Res & Measure Methodologies）	3
流畅障碍（Fluency Disorders）	3
嗓音障碍（Voice Disorders）	3
发展性语言障碍 2（Developmental Language Disorders 2）	3

（续表）

专业课程	
课程名称	学分
应用神经语言学（Applied Neurolinguistics）	3
实习与研讨 3（Practicum & Seminar 3）	1
神经运动障碍（Neuromotor Disorders）	3
听力康复（Aural Rehabilitation）	3
吞咽与吞咽障碍（Deglutition and Dysphagia）	3
自闭症谱系障碍及神经发展性障碍（ASD & Neurodevelop.Disorders）	3
实习与研讨 4（Practicum & Seminar 4）	1
进阶临床实习（Advanced Clinical Practicum）	12
研讨型课程	
课程名称	学分
沟通科学与障碍 1（Comm Sci & Disorders 1）	3
沟通科学与障碍 2（Comm Sci & Disorders 2）	3
沟通科学与障碍 3（Comm Sci & Disorders 3）	3
沟通科学与障碍 4（Comm Sci & Disorders 4）	3

3. 加拿大 SLP 认证考核标准及程序

在加拿大，必须获得言语语言病理学硕士学位（本科不要求必须是言语语言病理学专业），顺利通过有督导的临床实习，且加入 SAC 并缴纳会员费，方有资格申请 SLP 临床资格认证考核。

临床资格认证的获得须完成以下三步。

第一步：申请 SAC 的临床资格考试。

第二步：通过 SAC 的临床资格考试。

第三步：递交下列材料给 SAC：①成绩单（作为学位证明的材料）；②临床实习时间汇总表格，包括督导签字；③提交材料的截止日期为申请人通过考试的同年最后一天。

SLP 须做到以下两点来使临床认证资格长期有效。

（1）每年按时缴纳会员费。

（2）达到继续教育学分的要求。SLP 应从拿到认证次年一月开始累计继续教育学分。持有临床认证资格的 SLP 须在三年中修得 45 学分。接受继续教育的途径包括相关专业组织的活动，以及分类的继续教育项目。关于继续教育学分要求请参考"加拿大 SLP 毕业后通过哪些途径接受继续教育？"中的回答。

此外，加拿大 SLP 还需要加入所在省的言语语言听力协会及政府相关管理机构，并每年缴纳相关会费，方能正常执业及享受相关职业发展福利[7]。

（朱盼秋　熊明月　姚利群）

参考资料

[1] http：//www.sac-oac.ca/about-sac/about-sac

[2] http：//www.sac-oac.ca/students/academic-programs

[3] http：//acslpa.ab.ca/speech-language-pathology/what-is-a-speech-language-pathologist/
paying-for-slp-services/

[4] http：//www.sac-oac.ca/membership-certification/continuing-education-activities

[5] https：//www.grad.ubc.ca/prospective-students/graduate-degree-programs/master-of-
science-audiology-speech-sciences

[6] https：//www.mcgill.ca/scsd/programs/slp

[7] http：//www.sac-oac.ca/sac-clinical-certification

三、英国

1. 英国 ST 现状及发展 Q&A

英国 ST 人数有多少?

根据英国皇家言语语言治疗师学院（Royal College of Speech and Language Therapists，RCLST）在 2015 年末的统计数据，该学院共有会员 16194 名，其中在英国作为 ST 的会员有 12926 名，在英国但没有从事 ST 工作的会员有 871 名，退休会员 437 名，海外会员 431 名，学生会员 1316 名，助理级会员 213 名。

英国开设言语治疗专业的院校有哪些?

在英国，共有 18 个院校开设经认证的 ST 培训课程，见下表。

大学	项目级别	年制	授予学位
伯明翰城市大学	本科	3 年制	理学学士
卡迪夫城市大学	本科	4 年制	理学学士
玛格丽特皇后大学	本科	4 年制	理学学士
	研究生非学历	2 年制	无
	硕士	2.5 年制	理学硕士
斯特莱格大学	本科	4 年制	理学学士
利兹贝克特大学	本科	3 年制	理学学士
德蒙特福德大学	本科	3.5 年制	理学学士
伦敦城市大学	本科	4 年制	理学学士
伦敦大学学院	硕士	2 年制	理学硕士
曼彻斯特城市大学	本科	3.5 年制	理学学士
	硕士	2 年制	理学硕士

（续表）

大学	项目级别	年制	授予学位
曼彻斯特大学	本科	4 年制	理学学士
纽卡斯尔大学	本科	4 年制	理学学士
	硕士	2 年制	理学硕士
东安格里亚大学	本科	3 年制	理学学士
圣马可圣约翰大学	本科	3.5 年制	理学学士
谢菲尔德大学	本科	4 年制	医学学士
	硕士	2 年制	医学硕士
阿尔斯特大学	本科	3 年制	理学学士
埃塞克斯大学	硕士	2 年制	理学硕士
坎特伯雷基督教会大学及格林威治大学	研究生非学历	2 年制	无
雷丁大学	本科	4 年制	理学学士
	硕士	2 年制	理学硕士

英国 ST 收入如何？

ST 通常在隶属于英国国家医疗服务体系（National Health Service，NHS）的机构中工作。新毕业的 ST 通常从第四级别（Band 4）开始工作，级别最高可达第八级（Band 8）。Band 4 的年薪通常为 19217 ~ 22458 英镑（约合人民币 170355 ~ 199086 元），而 Band 8 年薪通常为 40028 ~ 48034 英镑（约合人民币 354840 ~ 425812 元）。ST 需要依靠经验、资历、工作职责等方面的提升来提高在 NHS 中的等级。

英国 ST 是否分等级/层次，如何区分？

除了上文提到的 NHS 系统中的等级外，ST 按照资质在皇家 ST 学院中还分为新准入级治疗师（newly qualified practitioners）以及拥有 RCSLT 认证会员的治疗师（Certified RCSLT membership）。

新准入级治疗师也是正式在英国卫生专业委员会注册的执业 ST，同时得到 RCSLT 的认可，但需要接受督导。新准入级治疗师大约需要 1 年左右的受督导期，并在诊所环境下工作。督导期结束后，皇家 ST 学院会将其转为可以完全独立执业的ST, 受督导期的时限可能根据具体情况而变化, 通常为期1~2年。

英国ST的服务场所有哪些?

英国ST为沟通或吞咽有障碍的人士提供评估以及设计个体化治疗项目。ST通常在以下场所和地点工作。

- 社区健康中心
- 医院住院部以及急症护理中心
- 门诊部
- 儿童中心、主流学校、特殊学校
- 评估机构、护理中心、养老机构
- 患者家中
- 法院、监狱、青少年犯罪人员机构

目前, 英国约有12926名在岗的ST, 其中大多数都在NHS机构工作。不过, 有越来越多的ST全职或兼职在教育系统或慈善系统中工作, 另有一部分独立执业。

英国ST在公立服务机构与私家服务机构就职的区别有哪些?

英国的独立执业ST隶属"独立执业ST联盟"（The Association of Speech and Language Therapists in Independent Practice, 下简称联盟）。联盟为公众提供独立执业ST的联络信息以及和私人服务相关的信息, 同时也为在英国独立执业的治疗师提供一系列的信息和支持。

所有该联盟成员都必须是RCSLT的注册会员, 并且在英国卫生专业委员会进行注册, 所有成员也都需要在联盟完成注册, 从而进入到联盟为大众提供的联络系统中并致力于达到良好的职业标准。

独立执业的ST通常先进行一次初始咨询服务, 服务一般包括正式评估和非正式评估, 以及说明评估结果的一份报告。初始咨询服务是为了确认服务对象是否需要进行言语治疗以及收集治疗所需要的基础信息。

如果服务对象的确需要言语治疗, 治疗师将提供多次的言语治疗。治疗是非常个体化的, 会尽可能满足不同服务对象的具体需求。

英国言语治疗收费标准如何？

NHS 中的言语治疗服务是免费的，但如果雇佣独立执业的 ST 则需要付费，具体付费金额没有官方资料可以参考。独立执业治疗师联盟关于收费情况的说明如下。

联盟不允许为治疗师的收费情况提供任何具体规定，因为制定价格规定违反国家的《竞争法案》。不过，该联盟建议治疗师在设定服务价格的时候，应当尽量让价格反映出以下因素：治疗师为治疗所付出的准备、完成书面材料的时间、为进行治疗所花费的交通时间及开销、提供治疗器材时所收取的必要盈余等。

总之，具体收费由每一名独立执业 ST 自行决定，但应反映出所提供的服务价值。另外，每次治疗和评估的收费可能差异较大，因为存在以下影响因素：每个案例的类型和复杂程度、治疗师的经验和专业程度、服务发生的场所（患者家中、学校、养老机构等）。

建议寻求服务的人士联系几位居住在自己附近的 ST，询问和比较他们的价格及服务。

在英国，哪些言语治疗收费项目可以实现报销？

如上所述，所有 NHS 服务都免费。私人雇佣的独立执业治疗师的费用通常需要来访者自己承担，但也有些保险公司可以报销部分或全部费用。

有些独立执业的 ST 在保险公司进行过登记，这些公司可以为其患者报销治疗费用。当然，患者通常需要先支付治疗师费用，然后再到保险公司进行报销。建议患者在治疗前先询问自己的保险公司是否能够报销治疗费用、是否承认转诊给 ST 的医师的执业资质、保险公司需要多久来处理这类费用等。

英国 ST 毕业后通过哪些途径接受继续教育？

英国 ST 接受继续教育的途径主要有以下几种。

（1）各单位内部的员工培训及专业 / 跨专业培训。

（2）外部培训。RCSLT 在月刊快报上面会列出近期全国各地的研讨会、专业培训课程、工作坊等。

（3）优秀临床网络。该网络帮助不同领域的 ST 在自己的专长方向认识更多的同行。

（4）RCSLT 提供主题广泛的网络学习资源，包括：循证医学、反思性写作、沟通质量在线信息、最新期刊交流。

（5）协会在各地的小站（RCSLT Hub）以及期刊俱乐部会提供各种最新科研成果以及职业发展的信息。

英国皇家言语语言治疗师学院（RCLST）介绍

RCSLT 创建于 1945 年 1 月 6 日，宗旨为促进言语治疗事业的发展，以及提高对沟通、吞咽障碍人士的关怀。

RCSLT 是英国 ST 的专业组织。该组织制定专业标准、引领专业发展，同时推动言语治疗方向的研究、支持 ST 的教育及培训、为公众及协会会员提供言语治疗方面的信息。

1990 年，ST 将其职业称谓改为言语语言治疗师（Speech and Language Therapist，SLT），习惯上仍称为 ST；1995 年，ST 学院（College of Speech and Language Therapists，CSLT）更名为皇家言语语言治疗师学院。

在英国，ST 往往称这些有沟通障碍的人士为客户（client），因为要把他们看成仅仅是在沟通方面需要专业人士帮助提高的人。

2. 英国言语治疗相关专业课程设置

谢菲尔德大学言语治疗本科课程

谢菲尔德大学（The University of Sheffield）言语治疗本科课程修读完毕将获得医学学士（荣誉）学位，获得者有资格成为具有执业资质的 ST。该学位登记于医学院，实际上包括很多跨专业课程，有些由大学的其他学院授课如生物医学等，还有一些课程由其他健康专业人士讲授（如神经学家、听力学家等等）。该学位项目开设于 1978 年，由特伦特国家健康服务工作者联盟授权，获得 RCSLT 认证，并通过了英国卫生专业委员会对于 ST 的准入标准。

课程围绕六大主题展开：生理医学、沟通、社会及参与、研究方法、重要临床技能和临床实习。该课程采取螺旋式课程设计，在教授某些知识后学生会在后面的课程中重温这些知识，并继续进行更加深入的学习。

该学位课程探究人类沟通的理论、言语语言的发展以及言语、语言、沟通障碍的成因。在六大主题下，课程分为四个等级。在沟通主题下，学生学习语言学、心理学，以及这两门学科与言语语言病理学的关系；在社会及参与主题下，学生了解社会学以及社会健康心理学对言语治疗的影响；在研究主题下，学生培养重要的研究技能，为提供循证医学的健康关怀奠定基础；在生理医学主题下，学生深入学习解剖学、生理学、听力学以及神经学，同时了解这些医学知识与言语病理学之间的关系；重要临床主题及实习模块培养学生的临床技能和专业能力，以便与各种沟通障碍的患者开展工作。总体上来说，该学位课程倡导互动式教学体验，提供学生积极参与的机会，涵盖案例式教学以及小组教学，重点在于将理论知识与临床实践相结合。

具体课程见下表。

第一阶段		
课程主题	课程名称	学分
沟通（Communication）	沟通简介（Introduction to Communication）	20
	生命、沟通与认知发展（Lifespan, Communication and Cognitive Development）	20
参与及社会（Participation & Society）	人际沟通技能（Interpersonal & Communication Skills）	10
	参与及社会（Participation & Society）	20
研究方法（Research Methods）	研究方法 1（Research Methods 1）	10
临床实习（Clinical Placements）	临床实习 1（Clinical Placements 1）	20
生理医学（Biomedical Science）	生理医学（Biomedical Sciences）	20

第二阶段		
课程主题	课程名称	学分
沟通 （Communication）	言语加工 1（Speech Processing 1）	20
	语言加工（Language Processing）	20
	言语加工 2（Speech Processing 2）	20
	复杂沟通障碍（Complex Communication Impairment）	20
参与及社会（Participation & Society）	研究方法 2（Research Methods 2）	10
研究方法（Research Methods）	临床实习 2.1（Clinical Placements 2.1）	10
	临床实习 2.2（Clinical Placements 2.2）	10
临床实习（Clinical Placements）	临床方法及干预（Introduction to Clinical Methods and Intervention）	5
生理医学（Biomedical Science）	听力学（Audiology）	5

第三阶段		
课程主题	课程名称	学分
沟通（Communication）	认知与沟通（Cognition and Communication）	20
	读写：发展与障碍（Literacy：Development and Disorders）	10
社会及参与（Participation & Society）	言语语言治疗背景下的心理咨询（Counselling in the SLT Context）	5
	心理健康及学习困难（Mental Health and Learning Difficulties）	10
研究方法（Research Methods）	研究方法 3（Research Methods 3）	10
临床实习（Clinical Placements）	临床实习 3（Clinical Placements 3）	25
重要临床主题（Key Clinical Topics）	嗓音（Voice）	10
	运动言语障碍（Motor Speech Disorders）	10
	吞咽障碍（Dysphagia）	10
生理学（Biomedical Science）	儿童神经学（Pediatric Neurology）	10
	成人神经学（Adult Neurology）	10

第四阶段		
课程主题	课程名称	学分
社会及参与（Participation & Society）	社会情境中的个体（The Individual in the Social Context）	10
研究方法（Research Methods）	研究方法（毕业论文）（Research Methods（Dissertation））	30
临床实习（Clinical Placements）	临床实习 4（Clinical Placements 4）	60
重要临床主题（Key Clinical Topics）	流畅性障碍（Fluency Impairment）	10
	独立执业的过渡（Transition to Professional Autonomy）	10

谢菲尔德大学言语语言治疗硕士课程

这是临床交流研究方向的医学硕士学位课程，该全日制课程安排紧凑，需要两年完成，且经 RCSLT 以及英国卫生专业委员会认证。该课程提供言语治疗的职业资质培训，学生将学习如何评估及处理各种沟通及吞咽障碍。此外，学生所学技能可以在两年中的一系列临床实习中得到实践和提高。该课程由享誉国际的学者及治疗师授课，包括 ST、听力师、生理学家、神经学家、儿科医生以及教育心理学家等。教学形式包括讲座、研讨会、个别指导、案例学习、大学在线学习系统的互动式教学等，有些实践教学在大学的人类病理学实验室内进行。学业评估方式包括考试、作业、临床工作考核以及二年级需要完成的某一临床课题的系统性研究综述等。

具体课程设置如下。

第一学年	
课程主题	课程名称
沟通（Communication）	人类不同年龄阶段的沟通与认知发展（Lifespan Communicative and Cognitive Development）
	语言与失语症（Language and Aphasia）
	言语加工 1（Speech Processing 1）
	言语加工 2（Speech Processing 2）

（续表）

第一学年	
课程主题	课程名称
沟通（Communication）	发展性沟通障碍（Developmental Communication Disorders）
社会及参与（Participation & Society）	社会及参与（Participation & Society）
研究方法（Research Methods）	研究方法 1（Research Methods 1） 研究方法 2（Research Methods 2）
临床实习（Clinical Placements）	人际交流及专业技能（Interpersonal and Professional Skills）
	临床方法及干预简介（Introduction to Clinical Methods and Intervention）
重要临床主题（Key Clinical Topics）	临床实习 1（Clinical Placements 1） 临床实习 2（Clinical Placements 2）
生理学（Biomedical Science）	生理学（Biomedical Sciences）

第二学年	
课程主题	课程单元
沟通（Communication）	沟通与认知（Cognition and Communication）
	读写能力：发展与障碍（Literacy：Development & Disorders）
社会及参与（Participation & Society）	心理健康与学习困难（Mental Health and Learning Difficulties）
研究方法（Research Methods）	研究方法 3（Research Methods 3）
	研究方法 4（毕业论文）（Research Methods 4）
临床实习（Clinical Placements）	流畅障碍（Fluency Impairment）
	嗓音障碍（Voice Disorders）
	吞咽障碍（Dysphagia）
	运动言语障碍（Motor Speech Disorder）
	言语治疗中的心理咨询（Counselling in the Speech and Language Therapy Context）
	独立执业的过渡（Transition to Professional Autonomy）

（续表）

第二学年	
课程主题	课程名称
重要临床主题（Key Clinical Topics）	临床实习 3（Clinical Placements 3）
	临床实习 4（Clinical Placements 4）
	临床实习 5（Clinical Placements 5）
	临床实习 6（Clinical Placements 6）
生理学（Biomedical Science）	神经学（Neurology）
	听力学（Audiology）

3. 英国 ST 认证考核标准及程序

在英国，所有 ST 必须完成 RCSLT 认证课程，并且在英国卫生专业委员会（Health and Care Professions Council）进行注册。这些课程既有理论课程也有实习内容。对于申请这些课程的高中毕业生来说，要在英国高中水平考试（A-level）中至少有三门获得等级 A 的成绩，或在苏格兰高中水平考试中至少 5 门课程是高等级分数。部分学校还要求学生在英国普通中等教育考试（GCSE）以及英国高中水平考试中必须参加某些科目（如英语、生物）的考试才可以申请。具体的入学申请要求可以在各大学的网站上查询。

很多课程欢迎符合条件的成年人申请，需要申请者提供最近学习的相关证明。如果申请者已经获取了本科学位，则有可能申请进入 2 年制的研究生课程。通常学校会优先录取相关学科背景的申请者，比如心理学、社会学、语言学等等，具体情况还需要咨询各大学招生老师。

对于非英语为母语的国际学生，必须要在雅思考试中获得平均分 8.0 分及以上，且听力、写作、阅读、口语四个单项中每个单项均在 7.5 分及以上，才可以申请英国的 ST 培训课程。

所有课程中的实习部分都非常重要，实习可能在学校、NHS 医院、社区健康诊所等场所进行，可以帮助实习者发展评估和治疗沟通障碍人士方面的技能 [1]。

（孙斯扬　王如蜜）

参考资料

[1] http：//www.sheffield.ac.uk/postgraduate/taught/courses/medicine/communication/
clinical-communication-studies-mmedsci

四、新加坡

1. 新加坡 ST 现状及发展 Q&A

新加坡开设言语语言病理学专业的学校有哪些?

新加坡暂未开设言语语言病理学本科学位,仅新加坡国立大学(National University of Singapore,NUS)设置言语语言病理学硕士学位。

新加坡 ST 从学校毕业后可以直接上岗工作吗?

不能,ST 在新加坡需要通过资格考试后获得由联合健康职业委员会的注册资格方可上岗工作。

新加坡 ST 工资待遇如何?

	起点(月薪)	平均值(月薪)
主任治疗师	5650 美元	7050 美元
高级治疗师	4530 美元	5670 美元
治疗师(硕士学位)	3240 美元	4690 美元
治疗师(本科学位)	2710 美元	3690 美元

新加坡 ST 的服务场所有哪些?

根据新加坡言语语言治疗协会(Speech And Language Therapy Singapore,SALTS)编录的官网统计,新加坡共有 15 家重组医院(hospitals-restructrued)、7 家社区医院及 6 家私立医院提供言语治疗服务,有 21 所国际学校、33 所特殊学校设置言语治疗服务,私人机构按区域划分,分别为北区 5 家、东区 3 家、西区 5 家、中心区域 20 家，其他区域有 4 家 [1]。

新加坡言语治疗收费标准如何？

根据场所、机构及地域等因素，私立机构 ST、物理治疗师及作业治疗师的收费为每小时 120 美元到 200 美元不等。医院通常一节课为 45 分钟（或者半小时，取决于地区），费用在 60 ~ 100 美元。医院提供的治疗频率没有私立机构频繁，通常一个月一次甚至更少，而私立机构则可以一周内提供多次治疗 [2]。

新加坡 ST 毕业后通过哪些途径接受继续教育？

专业继续教育（continuing professional education，CPE）在于维持和加强执业资格人员的专业理论和实践能力。

所有注册联合健康职业委员会的人员会参加继续教育以使其保持高水准的临床实践能力并在其专业领域与时俱进，提供高质量及现代化的健康服务对保护公众利益是至关重要的。

当前参与专业继续教育活动是自愿性质的，但未来专业继续教育将作为执业执照更新的必要条件之一 [3]。

新加坡 ST 从哪里获得学习资源？

SALTS 有焦点小组（focus groups），提供了在新加坡境内交流思想及实践讨论协作的最佳平台。焦点小组提供跨职业同仁汇集交流专业知识和技能的最佳机会，焦点小组研讨会仅对 SALTS 会员开放。

目前有两个焦点小组：多语 / 双语小组（multilingualism/bilingualism group）和主流学校小组（mainstream school group），如果希望加入，写申请邮件至 pd@shas.org.sg。

SALTS 提供各种专业发展机会，并不断寻求与外部培训机构的合作以便提供具有吸引力的专业继续教育活动。作为会员，可以第一时间获悉新加坡及亚洲其他地区的任何会议及与工作相关学术信息并享受大量折扣。

SALTS

SALTS 于 2015 年 11 月 7 日由会员投票后同意更名，其原名为新加坡言语语言听力协会，是新加坡关于言语治疗的一个专业协会，于 1994 年 9 月正式注册。

SALTS 会员类型

类型及描述	会员费（每年）
在职：是指拥有联合健康职业委员会注册资格的 ST，并正在新加坡执业	100 新元
学生：正在学习言语治疗课程的学生	40 新元
海外人员：海外工作的 ST	80 新元
相关：正在等候联合健康职业委员会注册资格证书的 ST，或者其他对言语治疗感兴趣的相关从业人员	50 新元
荣誉会员（由协会指定）	—

注：在职、海外人员及相关类型首次入会的会员需缴交一次性工本费 20 新元 [4]。

2. 新加坡言语治疗相关专业课程设置

新加坡国立大学言语语言病理学硕士学位课程由三部分组成：学术课程、临床课程和研究课程。

学术课程

学术课程涵盖儿童和成人群体，包括五个方面：言语、语言、嗓音、流畅、吞咽。有 11 个课程模块，覆盖了以上五个方面的正常发展、分解讨论和治疗干预。

新加坡国立大学言语语言病理学硕士项目的学术模块是根据大约 40 个基于问题学习（problem-based learning，PBL）的临床个案而设立，这些临床个案涵盖了成人及儿童吞咽、语言、言语、嗓音及流畅性问题。这 40 个个案中的一些个案是由新加坡国立大学教学人员制订并描述在新加坡的患者、当地文化及康复方法。基于问题的学习方法能够使学生在利用理论基础结合临床问题时发挥临床推理及问题解决能力。这样的课程设计能够将学术与临床相对紧密结合，因为学生会在临床实习中评估和治疗真正的患者。更重要的是，通过基于问题的学习，学生也能获得终生学习能力，其中包括寻找并使用优秀的学习资源。

临床课程

临床课程由 4 个模块组成，每个学期一个模块。学生将在当地医院、学校及诊所观察学习并与有经验的 ST 一起工作。学生的表现将使用言语语言病理学能力评估表 COMPASS（澳大利亚言语病理学协会，2006）进行评估。

研究课程

学生在第一学年第一学期会通过一个研究设计与统计模块接触到研究项目。第二学年，学生们有机会实施并撰写一个与临床评估或干预相关的独立研究项目，包括对于某一类患者群体的应用研究、深度个案研究或者其他关于当地实践的研究，如工具筛选和常模建立等。该课程范围广泛多样，能够让学生选择既感兴趣又对新加坡现有临床需求产生重大影响的研究领域。

课程模块

学生在四个学期内完成18个必修课程,其中的4个课程包含督导临床实习。督导临床实习通常为 6 周，需不断接受评估，在笔试过后开始（四月 / 五月、十月 / 十一月）[5]。

学年	学期	学分	课程名称
第一学年	1	6	正常功能 1- 生物科学基础（Normal Functioning 1 -Biosciences Foundation））
		6	正常功能 2- 语言学基础（Normal Functioning 2 -Linguistics Foundation））
		4	专业实习 1（Professional Practice 1）
		4	研究设计与统计（Research Design and Statistics）

（续表）

学年	学期	学分	课程名称
第一学年	2	4	功能障碍 - 儿童 1 （Impaired Functioning - Children 1）
		4	功能障碍 - 成人 1（Impaired Functioning - Adults 1）
		4	功能障碍 - 儿童 2 （Impaired Functioning - Children 2）
		4	功能障碍 - 成人 2 （Impaired Functioning - Adults 2）
		6	专业实习 2（Professional Practice 2）
第二学年	3	4	干预与管理 - 儿童 1（Intervention & Management - Children 1）
		4	干预与管理 - 成人 1 （Intervention & Management - Adults 1）
		6	研究项目 1（Research Project 1）
		6	专业实习 3（Professional Practice 3）
		4	干预与管理 - 儿童 2（Intervention & Management - Children 2）
	4	4	干预与管理 - 成人 2（Intervention & Management - Adults 1）
		8	研究项目 2（Research Project 2）
		4	专业实习议题（Professional Practice Issues）
		6	专业实习 4（Professional Practice 4）

3. 新加坡 ST 认证考核标准及程序

资格考试

若 ST 的执照未出现在联合健康职业委员会（以下简称委员会）的资格认可名单中，申请者要通过相关资格考试（qualifying examination，QE）才有资格注册。治疗师必须首先向委员会提交一个注册申请，委员会随后会对申请者是否能参加资格考试给出建议。在通过资格考试及完成委员会的注册之前，申请者不能在新加坡作为 ST 执业。

（1）资格考试的准入标准。

· 持有言语治疗相关专业的学位证书

· 专业课程要求是优秀（A 级）

· 具有在新加坡符合《监督执业指南》（2014）规定的组织所提供的一份雇佣信

对于言语治疗资格考试，候选者在参加资格考试前必须先满足英语水平的要求。候选者最多只有两次报名资格考试的机会。

（2）英语水平要求。自从 2014 年 6 月 5 日起，如果申请者不是从新加坡、澳大利亚、加拿大（魁北克除外）、新西兰、爱尔兰、南非、英国及美国获得基本执业资格的话，需要证明其英语水平。下表为各种国际英语考试体系的最低分数要求。

雅思（学术）	总分 8 分，单项不少于 7.5（听说读写）
托福	网络测试 110 分

（3）资格考试的申请。包括已在新加坡执业的和无实践经验的联合健康职业委员会注册人员。

· 已在新加坡执业的联合健康从业人员：已完成注册、想要参加资格考试的联合健康职业委员会注册人员可以直接向新加坡资格考试相关工作人员提出申请。在资格考试报名截止日期前需要递交完整的资格考试申请表格，缴纳相应的费用，以及一份经过公证的注册证书

· 在新加坡无实践经验的联合健康职业委员会注册人员：想要参加资格考试的此类联合健康从业人员，须首先向委员会申请注册。经过初步审查，考试者将被告知是否有资格参加资格考试。得到委员会的确认函后，可直接向相应的资格考试地点的工作人员提出申请。在资格考试报名截止日期前需要由雇主直接递交资格考试申请表格、费用及委员会的确认函。拿到资格考试成绩后，考试者必须告知委员会并提交其考试结果的副本。委员会将继续审查其注册申请（备注：只有当 ST 完成工作的时候才被认为是拥有执业经验。对于所有这样的申请，委员会将保留向申请者发出资格考试建议信的日期开始算起至少 1 年的注册申请，以便申请者达到资格考试的要求。如果委员会在建议信中规定的截止日期前未收到申请者的结果，申请者将需要重新提交注册申请，并重新支付申请费用）。鉴于一年一度的考试频率，言语治疗的申请者可在两年时间内完成资格考试

（4）考试频率。言语治疗资格考试于每年三到四月间举行，笔试及口试共计 3 天半的时间，至少要有 2 名申请者报名才会举行言语治疗资格考试。

（5）考试结果。资格考试的结果大约在笔试及口试结束 2 周后公布，考试地点工作人员会将通过或失败的结果发布给候选者及委员会。第一次考试失败的候选者将允许参加第二次（最后一次）考试。考试结果是不可更改的，复议不予受理。值得注意的是，资格考试的通过并不能保证委员会的注册申请成功完成，申请者提交至委员会或者考试工作人员的任何虚假声明及文件将会导致资格考试结果无效。

执业证书

所有希望在新加坡执业的注册联合健康从业人员需要申请一个执业证书并支付相关规定的费用，规定的费用包括 20 新元的申请费用及每年 140 新元的执业费用。执业证书需要每年更新，一般情况下更新申请费用 20 新元，而申请者应该在证书过期前 30 天提出申请，逾期申请费用则为 100 新元 [6]。

（汪　竹　谢晴晴）

参考资料

[1] http：//www.shas.org.sg/cos/o.x?c=/wbn/pagetree&func=view&rid=1083781

[2] http：//forum.singaporeexpats.com/viewtopic.php?t=71456

[3] http：//www.healthprofessionals.gov.sg/content/hprof/ahpc/en/leftnav/continuing_professionaleducation.html

[4] http：//www.shas.org.sg

[5] http：//medicine.nus.edu.sg/dgms/SLP/Modules.html

[6] http：//www.healthprofessionals.gov.sg

五、日本

1. 日本 ST 现状及发展 Q&A

日本 ST（直译：言语听觉士）人数多少？

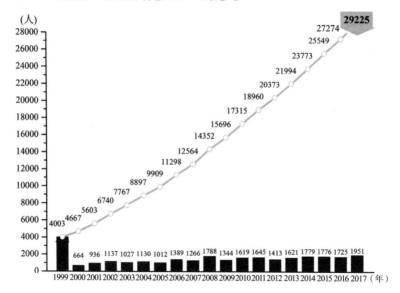

日本 ST 自 1999 年日本启动认证以来，从最初的 4003 人逐年增长，截至 2017 年统计，日本 ST 总数为 29225 人[1]。

日本开设言语治疗专业的学校有哪些？

（1）四年制大学（24 所）。国际医疗福祉大学（大田原校区、成田校区、大川校区）、北海道医疗大学、目白大学、帝京平成大学、弘前医疗福祉大学、东北文化学园大学、北里大学、新潟医疗福祉大学、新潟康复大学、圣隶克里斯托弗大学、爱知淑德大学、京都光华女子大学、京都学园大学、大阪人间科学大学、大阪河崎康复大学、大和大学、关西福祉科学大学、姬路独协大学、川崎医疗福祉大学、县立广岛大学、广岛国际大学、熊本保健科学大学、九州保健福祉大学、福井医疗大学。

（2）四年制专修学校（7 所）。长野医疗卫生专科学校、神户医疗福祉专科学校三田校、岛根康复专科学校、山口医疗学院、高知康复学院、青照馆医疗专科学校、鹿儿岛医疗技术专科学校。

（3）三年制短期大学（1 所）。福井医疗短期大学。

（4）三年制专修学校（18 所）。札幌医学技术福祉牙科专科学校、国际医疗护理福祉专科学校、水户医疗专科学校、东京医药专科学校、西武学园医疗技术专科学校、Sunvillage 国际医疗福祉专科学校、日本听能言语福祉学院、大阪医疗技术学园专科学校、大阪医专、关西综合康复专科学校、出云医疗看护专科学校、四国中央医疗福祉综合学院、柳川康复学院、麻生康复大学校、长崎康复学院、大分康复专科学校、鹿儿岛第一医疗康复专科学校、冲绳康复福祉学院。

（5）两年制大学（2 所，大学毕业后有资格报考）。大阪保健医疗大学、首都医校。

（6）研究生院（1 所）。武藏野大学研究生院。

（7）专修学校（24 所）。仙台医疗福祉专科学校、前桥医疗福祉专科学校、国立障碍者康复中心学院、多摩康复学院、东京医药专科学校、日本福祉教育专科学校、临床福祉专科学校、首都医校、茅浦崎康复专科学校、日本听能言语福祉学院、日本福祉大学中央福祉专科学校、名古屋医专、东海医疗科学专科学校、京都医健专科学校、大阪医疗技术学园专科学校、大阪医专、大阪医疗福祉专科学校、神户综合医疗专科学校、平成康复专科学校、关西学研医疗福祉学院、鸟取市医疗看护专科学校、松江综合医疗专科学校、朝日医疗专科学校冈山分校、福冈国际医疗福祉学院[2]。

日本 ST 就业前景如何？

日本 ST 广泛活跃在医疗系统、保健系统、福利系统及教育机构等场所。具体而言，在综合医院、大学医院、康复专科医院、康复中心等工作的居多，其次是养老设施、福利设施、培养学校、教育学校等。

日本目前约有近 3 万人从事 ST 这一项工作，然而与患者的需求数量相比，

ST 人数仍然相差甚远。另外，随着老龄化社会的到来，医疗保险正在逐渐向看护保险转变，因此以居家康复为目标的康复需求也在不断高涨。今后，ST 在介入护理保险领域（上门康复、访问康复）的活动也一定会扩大。

另外，日本 ST 这一行业女性居多，是因为女性治疗师们可以通过灵活运用产前、假期和育儿假期来工作，加之日本许多工作场所有共同设立的托儿所，使得女性治疗师们产后也能够继续工作。因此，这是一个复职率很高的职业种类[3]。

日本 ST 从学校毕业后可以直接上岗工作吗？

不能，要通过国家资格考试后方可上岗工作。

日本 ST 收入如何？

平均年收入：400 万 ~ 650 万日元（约合人民币 26 万 ~ 42 万元）[4]。

日本言语治疗收费标准如何？

（1）综合康复计划评估费。3000 日元（约合人民币 197 元）。

（2）综合康复计划提供费（评估患者在外院、本院的所有康复计划的费用）。1000 日元（约合人民币 66 元）。

（3）管理科（目标设定等）。初次 2500 日元（约合人民币 164 元），第二次及以后 1000 日元（约合人民币 66 元）。

（4）摄食吞咽功能治疗。1850 日元 / 天（约合人民币 121 元 / 天）。

（5）功能障碍康复科。①6 岁以下：2250 日元（约合人民币 147 元）；②6 ~ 18 岁：950 日元（约合人民币 62 元）；③18 岁及以上：1550 日元（约合人民币 102 元）。

（6）集体（小组）沟通治疗科。500 日元 / 20 分钟（约合人民币 33 元 / 20 分钟）[5]。

日本政府有哪些针对 ST 的法律法规？

目前实施有《言语听觉士法》，通称"ST 法"，法令编号为平成 9 年法律第 132 号，全面规定了日本 ST 的职务、资格等内容，于 1997 年 9 月 1 日开始实施。

日本 ST 毕业后通过哪些途径接受继续教育？

日本言语听觉士协会于 2004 年面向正式会员开展"ST 终生学习计划"，此途径是以促进 ST 资质的提高和继续教育为目的。该计划主要由"基础组"和"专业组"构成，分别通过参与其讲座、研究活动、职能活动等获得学分，从而取得学习证书。另外，还有认可 ST 讲习会以及会员与非会员皆可参与的全国研修会。会员可以同时参与"基础组"和"专业组"的活动，且修完"专业组"学习计划和拥有 6 年以上临床经验者可以参加"认可 ST 讲习会"。

日本 ST 从哪里获得学习资源？

· ST 培训学校
· 日本言语听觉士协会的终生学习计划（各种研修会及活动）
· 相关杂志
· 相关网络 [6]

日本 ST 参加临床、教学、科研的比例如何？

截至 2015 年 3 月末，日本 ST 国家资格持有者总计 25549 名。其中医疗系统工作者占 73.5%，老年保健机构工作者占 8.7%，福利机构工作者占 7.8%，职业技术学校工作者占 2.2%，学校教育工作者占 1.8%，研究、教育机关工作者占 1.2%，其他占 4.8%。详见下图。

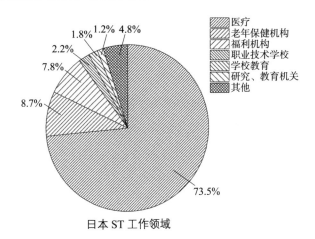

日本 ST 工作领域

日本 ST 如何维护行业地位?

（1）法律手段。《言语听觉士法》。

（2）不断进修，终身学习。获取前沿信息、提高专业技能。

（3）举办社会活动、学术活动。日本言语听觉士协会定期举办日本言语听觉年会、全国研修会、认可 ST 讲习会、访问康复管理者研修会、日本发育障碍网站年会等各种各样的活动，促进 ST 自身专业水平的维持与提高，加强 ST 与患者之间的联系，扩大 ST 的影响力。

（4）成立"言语听觉日"。面向广大民众，普及相关知识，扩大社会影响力。

日本言语听觉士协会介绍

（1）关于协会。日本言语听觉士协会成立于 2000 年 1 月 16 日，是有国家执业认证资格的 ST 团体。2016 年，协会正式会员超过 1.5 万人。协会的主要目的是为有沟通问题的患者提供优质专业的服务，帮助他们提高生活质量、参与社会活动。协会的工作包括组织各类学术会议、培训班和演讲会，为治疗师提供学术交流和继续教育的平台，同时实施相关的调查研究，使得 ST 之间能够信息互通，治疗师与患者之间能够更好配合。

（2）部门。①委员会部；②事务部；③宣传职能部；④学术研修终生学习部。

（3）协会工作。

1）日本言语听觉年会、定时召开理事工作会议。年会每年举办，逐年扩大规模、充实内容。另外，年会中定时召开理事会，讨论协会活动相关的重要事宜。

2）全国培训班。每年在中心城市举办 2 次全国性的培训班，通过基础讲座、专业讲座提供最新信息以及学习具体的训练、诊断方法。并有精彩的问答环节。

3）创办和运营学术杂志《言语听觉研究》。作为连接协会与会员的媒介，每年发行 4 期杂志 *ST AND UP*。杂志中会对与 ST 有关的主题、协会活动等进行详细的介绍。

4）社会活动、学术活动等。

5）9 月 1 日——言语听觉日。日本言语听觉士协会将每年 9 月 1 日定为

"言语听觉日"，继 1997 年 9 月 1 日《言语听觉士法》施行后举行各种各样的宣传活动，旨在广泛普及言语听觉、进食、吞咽障碍的相关知识，扩大 ST 的影响力。

（4）会员动向。

1）资格考试合格者数及合格率。

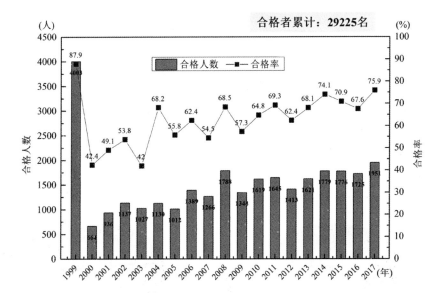

2）会员总数及变化。

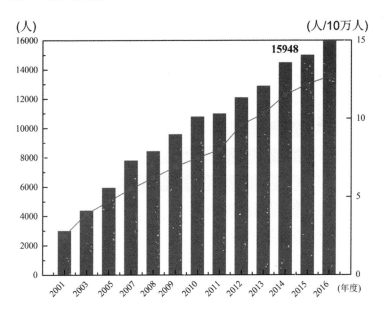

3）ST 年龄构成。

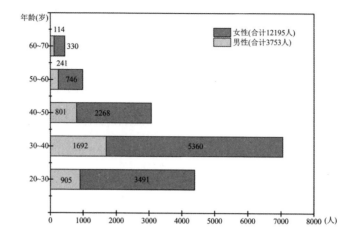

4）就业情况及工作领域。

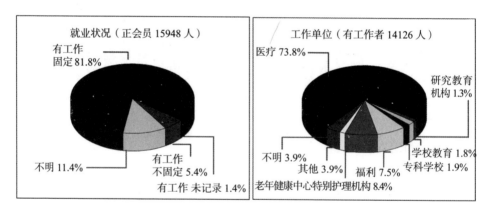

5）障碍康复情况[2]。

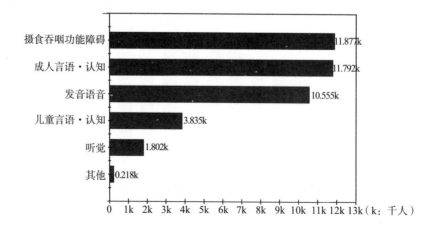

2. 日本言语治疗相关专业课程设置

国际医疗福祉大学

（1）本科（保健医疗学院言语听力系）

1）主要授课内容。①失语症学、重度脑功能障碍学：学习成人常见的失语症、沟通障碍，以及各种重度脑功能障碍的出现原因、发生机制、评价、诊断、治疗、康复训练的理论和方法。②语言发育障碍学：学习语言发育迟缓、精神发育迟滞、自闭症、学习障碍、脑性麻痹等各种障碍儿童的语言和沟通障碍的症状、评价和诊断、训练和指导方法，以及有关幼儿获得性失语症等知识。③发声发音障碍学：学习构音障碍、发音障碍、口吃、摄食吞咽功能障碍等疾病的发生机制、评价和诊断方法、治疗及康复训练的理论和方法。④听觉障碍学：学习准确评价和诊断各种程度的幼儿及成人的听觉障碍，以及助听器、人工耳蜗、唇语、手语等改善听力的方法，听力障碍儿童的发育指导和康复训练的理论与方法。⑤临床实习：临床实习是该系的教学核心，包括校内实习和校外实习。校内实习是在言语视听中心进行，重点是学习最先进的临床技术。校外实习是在社会福利机构进行，重点为学习临床技术。同时通过相关岗位的实践性实习，学习与其他医疗专业人员协作的知识和技术 [7,8]。

2）具体授课计划。

科目名	一年级	二年级	三年级	四年级
解剖学	必修			
生理学	必修			
病理学	必修			
医学概论	必修			
内科学			必修	
精神医学			必修	
康复医学		必修		
小儿科学			必修	
耳鼻咽喉学			必修	
临床神经学		必修		

（续表）

科目名	一年级	二年级	三年级	四年级
整形外科学			必修	
临床牙科医学		必修		
口腔外科学			必修	
嗓音言语医学		必修		
中枢神经机能学		必修		
听觉医学		必修		
儿童精神医学	选修	选修	选修	选修
老年学	选修	选修	选修	选修
遗传学	选修	选修	选修	选修
脑神经外科学	选修	选修	选修	选修
临床心理学		必修		
儿童发育心理学	必修			
终生发育心理学	必修			
学习心理学		必修		
神经心理学	必修			
认知心理学		必修		
心理测定法		必修		
心理测定法演习		选修		
言语学	必修			
言语心理学		必修		
言语发育学		必修		
基础嗓音学	必修			
嗓音学		必修		
听觉心理学			必修	
言语听觉障碍学概论	必修			
成人交流障碍入门	必修			
儿童交流障碍入门	必修			
交流技能演习	必修			
言语听觉障碍诊断学		必修		
成人言语障碍学总论		必修		

（续表）

科目名	一年级	二年级	三年级	四年级
成人言语障碍学各论		必修		
失语症学 I（评估・诊断）			必修	
失语症学 II（治疗）			必修	
失语症学见习			必修	
重症脑功能障碍学			必修	
言语发育障碍学总论		必修		
言语发育障碍学总论		必修		
言语发育障碍学各论			必修	
言语发育障碍学 I 见习			必修	
言语发育障碍学 II（治疗）			必修	
言语发育障碍学 II 见习			必修	
听觉障碍学总论		必修		
听觉功能评估学		必修		
助听器・人工耳蜗			必修	
儿童听觉障碍学			必修	
儿童听觉障碍学见习			必修	
成人听觉障碍学			必修	
发声发语障碍学总论		必修		
构音障碍学 I（评估・诊断）		必修		
构音障碍学 II（治疗）			必修	
构音障碍学见习			必修	
流畅性障碍学			必修	
嗓音障碍学			必修	
进食・吞咽障碍学 I（评估・诊断）			必修	
进食・吞咽障碍学 II（治疗）			必修	
言语听觉障碍学研究法			必修	
言语听觉障碍综合见习（临床基础）		必修		
言语听觉疗法的进展				必修
言语听觉疗法特论				必修
毕业研究				选修 / 必修

（续表）

科目名	一年级	二年级	三年级	四年级
临床实习Ⅰ（评估实习）			必修	
临床实习Ⅱ（综合实习）				必修

（2）硕士（医疗福祉学研究科保健医疗学专业）。

1）言语听觉障碍学领域授课计划。

专业科目	标准拟修年级			
	一年级		二年级	
	前期	后期	前期	后期
言语听觉障碍学［硕士］Ⅰ（基础）	☐			
言语听觉障碍学［硕士］Ⅱ（临床）		☐		
言语听觉障碍学见习［硕士］Ⅰ（基础）		☐		
言语听觉障碍学见习［硕士］Ⅱ（展开）			☐	
言语听觉障碍学研究指导［硕士］Ⅰ（研究计划）	☐			
言语听觉障碍学研究指导［硕士］Ⅱ（数据收集）		☐		
言语听觉障碍学研究指导［硕士］Ⅲ（数据分析）			☐	
言语听觉障碍学研究指导［硕士］Ⅳ（研究报告）				☐

2）言语·吞咽障碍学领域授课计划。

专业科目	标准拟修年级			
	一年级		二年级	
	前期	后期	前期	后期
言语·吞咽障碍学［硕士］Ⅰ（基础）	☐			
言语·吞咽障碍学［硕士］Ⅱ（临床）		☐		
言语·吞咽障碍学见习［硕士］Ⅰ（基础）		☐		
言语·吞咽障碍学见习［硕士］Ⅱ（展开）			☐	
言语·吞咽障碍学研究指导［硕士］Ⅰ（研究计划）	☐			
言语·吞咽障碍学研究指导［硕士］Ⅱ（数据收集）		☐		
言语·吞咽障碍学研究指导［硕士］Ⅲ（数据分析）			☐	
言语·吞咽障碍学研究指导［硕士］Ⅳ（研究报告）				☐

帝京平成大学

（1）本科（健康医疗学院言语听力系）。

1）专业基础课。儿科学、耳鼻咽喉科学、康复医学、骨科、临床口腔科学、嗓音医学、听觉医学、言语医学、临床心理学入门、认知心理学、发育心理学、心理学、统计基础、言语学、嗓音学、声响学、言语发育学、康复概论、精神保健学、精神医学、关系法规、娱乐疗法论。

2）专业课。言语听觉障碍概论、失语症、重度脑功能障碍、失语症实习、重度脑功能障碍实习、摄食吞咽障碍演示、言语发育障碍、言语发育障碍演示、言语发育障碍实习、听觉障碍、听觉障碍实习、流畅性障碍、临床实习、毕业研究。

（2）硕士（健康科学研究科言语听力学专攻）。授课科目包括：言语听觉学理论与实践、言语听觉障碍学概论、言语听觉障碍学概论见习、言语听觉治疗学概论、言语听觉疗法学概论见习[9,10]。

3. 日本 ST 认证考核标准及程序

程序

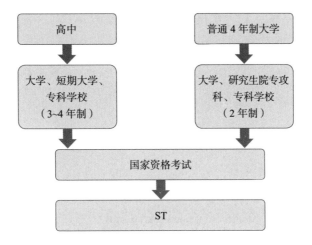

认证资格条件

（1）拥有大学入学资格者，并在指定培训学校或指定机构学习3年以上，获得相关技能、知识者。

（2）在大学、短期大学（1年）、专科学校（4年以上）参与学习，并在指定机构修完4年以上的教科课程。

（3）大学毕业后在指定机构学习2年以上，并修完指定科目者。

（4）在大学修完指定科目的毕业生。

（5）在外国的教育机构毕业或已获得外国ST认证者等。

考试时间

每年2月中旬左右。

考试内容

共12项：基础医学、临床医学、临床牙科医学、嗓音·言语·听觉医学、心理学、嗓音·言语学、社会福利·教育学、言语听觉障碍学总论、失语·重症脑功能障碍学、言语发育障碍学、发声·发语·吞咽障碍学、听觉障碍学。

考试费

35700日元（约合人民币1685元）[4]。

（谈苏欣　唐志明）

参考资料

[1] https：//www.jaslht.or.jp/becomest.html

[2] https：//www.jaslht.or.jp

[3] https：//www.jaslht.or.jp/work.htm

[4] http：//www.4kac.com/sikaku/gengotyoukaku.html

[5] http：//www.pt-ot-st.net/contents2/

[6] https：//www.pt-ot-st.net/index.php/seminar

[7] http：//www.iuhw.ac.jp/gakubu/gengo/about_study.html

[8] http：//www.tsukuba.ac.jp/education/g-courses/g-tsukuba_tokyo.html

[9] http：//www.iuhw.ac.jp/index.html

[10] https：//www.thu.ac.jp

六、中国台湾

1. 台湾地区语言治疗师现状及发展 Q&A

台湾地区语言治疗师人数是多少?

考选部公告资料显示,截至 2016 年 4 月,取得语言治疗师执业证书总人数为 917 人。

台湾地区开设语言治疗专业的学校有哪些?

- 中山医学大学语言治疗与听力学系(本科)
- 马偕医学院听力暨语言治疗学系(本科)
- 弘光科技大学语言治疗与听力学系(本科)
- 亚洲大学听力暨语言治疗学系(本科)
- 台北市立大学教育学院语言治疗硕士学位学程(硕士)
- 中山医学大学语言治疗与听力学系语言治疗组、听力组(硕士)
- 高雄师范大学听力学与语言治疗研究所(硕士)
- 台北护理健康大学语言治疗与听力学系(硕士)

台湾地区语言治疗师就业前景如何?

(1)在一般综合医院从事听力师及语言治疗师等临床服务。
(2)在公私立康复医院从事听力及语言康复等临床服务。
(3)在民间助听器公司从事助听器选配工作。
(4)在民间听力语言基金会(如雅文听障基金会、妇联会听障基金

注:ST 台湾地区称为语言治疗师。

会）从事听力及语言重建康复工作。

（5）私立听障康复个人工作室（即可以自行开业）。

（6）协助、参与政府教育康复（特教单位）工作及社会（残障福利）单位规划听障、语障的相关业务。

（7）参与劳工安全单位（劳委会）工业噪音防护工作。

（8）从事听力及语言基础研究工作，如助听器研发公司或国内科技辅具公司。

（9）大陆目前只有少数听力及语言相关专业人才培养教育制度，同为中文语境，台湾地区培养的听语人才亦可前往大陆发展。

（10）新加坡土地及人口幅员较小，其本身不培养听语人才，故欢迎国外听语人才，亦有中文语境。

台湾地区语言治疗师从学校毕业后可以直接上岗工作吗？

语言治疗毕业生需取得"语言治疗师专门职业及技术人员高等考试执照"，取得执照即能执业。

台湾地区近期开始实施 PGY（post-graduate training）计划，即两年期语言治疗师训练课程计划，培训由所在单位提供，若单位没有培训资质，则由其他具备资质的机构进行培训，也就是说毕业后拿到证书的语言治疗师需经过为期两年的训练才可正式执业。

台湾地区语言治疗师收入如何？

目前,台湾地区语言治疗师月薪4～6万台币(约合8000～12000元人民币)起，具体情况不一。

台湾地区语言治疗师是否分等级 / 层次，如何分？

目前台湾地区听力语言学会没有对语言治疗师进行分级，但有些医院有自行分级，分级标准没有统一。

台湾地区语言治疗师的服务场所有哪些？

（1）本科毕业后的主要服务场所。①医疗院所；②康复中心；③安养中心；

④长期照护机构；⑤学校专业团队；⑥特殊学校；⑦早疗机构；⑧特殊教育机构；⑨听觉辅具中心；⑩听语辅具研发机构；⑪自行开业。

（2）研究生毕业后的主要服务场所。①医疗院所；②康复中心；③安养中心；④长期照护机构；⑤学校专业团队；⑥特殊学校；⑦早疗机构；⑧特殊教育机构；⑨听觉辅具中心；⑩听语辅具研发机构；⑪自行开业；⑫语言治疗师临床教师、业师（即业界专家或师资）；⑬听力师临床教师、业师；⑭助听辅具选配师；⑮听语辅具研发；⑯进修博士班 [1]。

台湾地区语言治疗师在公立服务机构与私立服务机构就职的区别有哪些？

取得台湾地区语言治疗师专门职业及技术人员高等考试执照，并且在医疗机构从事语言治疗或听力相关业务两年以上者，可向主管机关申请核准设立语言治疗所或听力所，从事法定语言治疗师或听力师许可的医疗行为，因此民众多了一个不同于大医院的医疗选择。

私立语言治疗所的优点包括等待排诊时间变短、可治疗或咨询时间变长、没有实习生实习的状况产生等；私立语言治疗所的缺点包括收费较为昂贵、设备无法齐备以及服务对象无法广纳 [2]。

台湾地区语言治疗收费标准如何？

私立语言治疗所：800 ~ 1600 台币 / 小时（合人民币 169 ~ 338 元 / 小时）。
以某私立听语治疗所为例，每小时价格如下。

	语言治疗师 1	语言治疗师 2	语言治疗师 3	其他专业治疗师协助	
				音乐治疗师	舞蹈动作治疗师
晚上六点前	1500	1400	1200	1400	1400
晚上六点后及周末	1700	1600	1400	1600	1600

注：表格中的价格为台币。

在台湾地区哪些语言治疗收费项目可以实现报销?

全民健康保险医疗服务支付项目及支付标准依据《部分诊疗项目修正草案总说明》:①门诊康复治疗依病情需要核实申报,且每疗程以不超过 6 次为原则;至于同一疗程之认定,如有疑议则由审查医药专家专业认定。②物理治疗、职业治疗、语言治疗等各类康复治疗,应视病情轻重施行,每日各限申报 1 次,申报时应附医师康复处方、实际治疗日期、明确诊断、相关病历摘要复印本及治疗记录。(虽已排定时间而病患未接受治疗,不得申报费用)

可供报销的语言治疗项目如下。

- 听能理解训练(Auditory comprehension training)
- 口语训练(Verbal production)
- 辅助沟通法(Augmentative communication system)
- 阅读训练(Reading training)
- 书写训练(Writing training)
- 视知觉训练(Visual perception)
- 高级认知训练(High levelcognitive function training)
- 触觉肌动法(注:触觉刺激;Tactile stimulation)
- 口腔活动训练(Oral Tx.)
- 发音定位法(Phonetic placement)
- 听辨训练(Auditory discrimination)
- 节律训练(Rhythm training)
- 视听反馈法(Audiovisual feedback monitoring)
- 语言分析(Acoustu analysis)
- 其他经保险人核可者 [3]

台湾地区有哪些针对语言治疗的规定?

台湾地区自 2008 年始先后编立了《语言治疗师法》《语言治疗师法实行细则》《语言治疗师执业登记及继续教育办法》。

台湾地区语言治疗师毕业后通过哪些途径接受继续教育？

台湾地区听力语言学会继续教育学分认定标准依《医事人员执业登记及继续教育办法》规定，台湾地区语言治疗师可由以下途径接受继续教育。

（1）专科以上学校、医学会、学会、公会、协会、财团法人、教学医院、主管机关或政府机关举办的专业相关继续教育课程。

（2）公开要求论文及审查机制的本专业学术研讨会。

（3）相关医学会、学会、公会或协会举办之学术研讨会（注：例如台湾地区听力语言学会研讨会发表的主题均经过审核之后才能发表，以确保发表内容质量，因此参加此研讨会可纳入继续教育学分。换句话说，参加无审查机制的研讨会的记录无法纳入继续教育学分）。

（4）经医院评鉴合格的医院或主管机关跨专业之团队临床讨论或专题演讲之教学活动。

（5）参加网络继续教育课程。

（6）参加各相关杂志通讯课程。

（7）在具审查机制相关杂志发表有关该原著论文。

（8）在大学进修专业相关课程。

（9）讲授卫生教育推广课程。

（10）在国外执业或开业者。

（11）各类相关专业研究机构进修。

台湾地区听力语言学会介绍

（1）成立宗旨。台湾地区听力语言学会成立于 1986 年，宗旨为以团体组织力量联络会员，提高台湾地区听力语言障碍诊断及治疗的服务素质，以及与相关专业人员进行学术交流。

（2）目前有效会员。870 人（截至 2016 年 4 月）。

（3）未来发展及展望。

1）提升从事听力、语言病理专业研究与调查。

2）提升听力、语言病理专业人员素质并提高服务质量。

3）促进听力、语言病理专业人员在临床与学术研究上交流，并鼓励听力、语言病理研究结果发表于国际学术舞台。

4）介绍及出版听力、语言病理专业书籍或期刊。

5）研究设计与制作有关听力、语言病理诊断工具及治疗教材。

2. 台湾地区语言治疗相关专业课程设置

中山医学大学语言治疗与听力学系本科班

（1）简介。1994 年，中山医学院康复医学系开设听语治疗组，招生名额 25 人。2000 年中山医学大学语言治疗与听力学系正式成立，招生名额增至 50 人，2011 年招生正式分为语言治疗组 30 名，听力学组 20 名。

（2）学系特色。

1）师资均具听语障碍科学硕士或博士学位及听语障碍临床背景、专业学会证照或为听语研究的专业人士。

2）课程兼顾听语基础科学、听语障碍、实务、临床教学等范畴。

3）历届毕业生九成以上从事听语相关领域工作。

4）举办国际学术研讨会，提供学生专业新知识并拓展国际观。

（3）课程设计。各年级学生的课程规划与设计重点如下。

1）大一入学就读时即分组（语言组与听力组）上课，且无法转组。

2）一、二年级课程以一般学科、通识科目与听语基础学科为主，并安排语言治疗和听力学领域的见习 / 实习，让学生对此学科有初步的观察与了解。

3）三年级课程以语言治疗和听力学领域专业课程为主，课程内容以各领域中各类听语障碍学评估、诊断、检查与处理的训练为要点。

4）四年级课程上学期安排校外机构实习，包含听语障碍评估、治疗与临床听觉系统评估临床实习训练，学生必须至少接受临床实习七个月以上，并完成实习时数 275 小时以上；下学期课程安排着重专题讨论，加强学生听语障碍相关研究能力。

（4）课程分类。

1）一般性基础学科。国语领域、外语领域、统计学、心理学相关课程、手语课程、报告写作基础。

2）听语科学的基础课程。语言学概论、沟通障碍学导论、听语科学导论、听力学导论、言语科学、听语仪器原理与操作、听力科学、语音学、听语解剖及神经生理。

3）听语障碍专业学科。早期疗育与沟通障碍、吞咽障碍学、儿童语言发展学、唇腭裂与相关障碍、运动言语障碍学、成人语言障碍学、嗓音障碍学、沟通辅助原理与设计、构音异常与矫正、沟通障碍评估方法、语畅障碍学、学校沟通障碍服务、学童语言障碍、听能康复学。

4）听觉辅具原理运用幼儿听力学、内耳前庭功能评量、临床听力学、听力障碍学、听觉电生理。

5）临床实习。语言治疗组临床实习、听力组临床实习、听语障碍个案研究。

台北护理健康大学语言治疗与听力学系硕士班

（1）特色。

1）台湾地区第一所听语研究所，并为公立大学技职校院中唯一培养听语人才研究所。

2）提供语言治疗师及听力师专技考试课程。

3）开设硕士班及硕士专班，提供多元入学通道，培养跨领域听语人才。

4）开设多元化听语课程，培养听语特色人才。

5）推动产学合作，研发听语产品，培养听语业界人才。

6）设立听语中心，提供实务教学及临床研究。

7）设置多元化的听语研究室，提供教师教学、学生实务操作及学术研究。

8）推动国际学术交流，提升听语产学国际视野。

9）结合课程与社区资源，提供听语社区服务。

（2）修业年限与学位。本所课程规划为两年，硕士班及硕士专班修业期限以一至四年为限。硕士学位要求如下。

1）在规定年限内，修满规定科目学分。

2）通过本校硕士学位考试细则规定各项考试。

3）操行成绩各学期均及格。

4）符合院、系（所）规定其他毕业条件。

（3）研究方向。研究方向包括语言病理学及听力学两大领域。

1）语言病理学领域包含成人语言障碍、儿童语言障碍、成人语言 / 吞咽障碍及儿童语言 / 吞咽障碍。

2）听力学领域包含听力评估、听能保健、助听器与听能辅具及听能创建与康复。

（4）发展重点。

1）开设多元化听语特色课程，启发学生创新及创业能力，培养实务特色人才。

2）推展听语实务能力鉴定，建置实务检测标准流程。

3）强化产学合作，共同培训实务人才及研发产品。

4）设立大学部听语系，培养基础语言治疗师及听力师。

5）招收其他国家地区学生，建立国际听语产学合作基础 [4]。

3. 台湾地区语言治疗师认证考核标准及程序

资格考试

（1）应考资格。

1）经公立或立案私立大学、独立学院或符合台湾地区教育部采认的大学、独立学院语言治疗学系、组、研究所、学位学程，或语言治疗与听力学系、康复医学系听语治疗组、特殊教育学系硕士班沟通障碍组、听力学与语言治疗研究所、听语障碍科学研究所、沟通障碍教育研究所及沟通障碍硕士学程等相关语言治疗学系、组、研究所、学位学程主修语言治疗，并经至少 6 个月或至少375 小时实习，成绩及格且领有毕业证书者可参与语言治疗师考试。

2）证明前项各相关语言治疗学系、组、研究所、学位学程主修语言治疗，应缴验学校出具的主修语言治疗证明及实习证明。

3）第 1 项所称主修语言治疗，系指修习言语障碍领域至少 3 学科和 10 学分、语言障碍领域至少 4 学分、语言或言语障碍相关领域至少 2 学科和 8 学分、听力障碍领域至少 4 学分、听语基础学科领域至少 2 学科和 8 学分，且均成绩及格。

4）第 1 项所称实习系指在合格医疗院所、学校、立案听语相关机构或其他经主管机关认定听语相关团体等场所实习至少 6 个月或至少 375 小时，其中应包括语言、言语、吞咽及听力障碍等实习项目，成绩及格者。

（2）应试科目。

1）基础言语科学（包括解剖、生理、语音声学与语音知觉）。

2）神经性沟通障碍学。

3）儿童语言障碍学。

4）嗓音与吞咽障碍学。

5）构音与语畅障碍学。

6）沟通障碍总论（包括专业伦理）。

考试大纲见相关网站[5,6]。

（3）及格条件。

1）应试科目平均分满 60 分。

2）本考试应试科目有一科成绩为零分者，不予及格。缺考科目，以零分计算。

（李佳铮　张毓蓉）

参考资料

[1] http：//slp.csmu.edu.tw/files/15-1054-20986，c78-1.php?Lang=zh-tw

[2] http：//threeharmony641.pixnet.net/blog/post/53653489

[3] https：//www.cgmh.org.tw/dept/13900.htm

[4] http：//cham.ntunhs.edu.tw/files/13-1012-21210.php?Lang=zh-tw

[5] http：//wwwc.moex.gov.tw/main/ExamLaws/wfrmExamLaws.aspx?kind=3&menu_id=320&laws_id=131

[6] http：//wwwc.moex.gov.tw/main/content/wHandMenuFile.ashx?menu_id=1608&strType

七、中国香港

1. 香港地区 ST 现状及发展 Q&A

香港地区 ST 人数多少？

截至 2017 年，香港地区 ST 协会（Hong Kong Association of Speech Therapists，HKAST）注册会员 609 人，包括正式会员 460 人、学生会员 98 人、附属会员 43 人和海外会员 8 人。加上没有注册的 ST，香港地区 ST 总数约为 900 人。

香港地区 ST 就业前景如何？

目前由于有多所院校培养言语治疗人才，香港地区 ST 供需严重失衡的状况逐渐得到改善，但是需要治疗服务的人数仍然众多，等候时间仍较长，言语治疗服务的需求仍然非常高。

香港地区 ST 从学校毕业后可以直接上岗工作吗？

一般言语及听觉科学专业本科毕业生在完成专业课程后便可以上岗工作。

香港地区 ST 收入如何？

根据非政府机构一般职位薪级表，ST 的薪金为第 16 ~ 33 点。根据 2017 年非政府机构一般职位薪级点，ST 月薪为 29455 ~ 65150 港币，相当于人民币 24852 ~ 54971 元。

香港地区 ST 的服务场所有哪些？

香港地区 ST 的主要服务场所包括医院、特殊学校、学前教育中心（幼儿园）、小学、卫生署的儿童体能智力测验服务中心及私人诊所。

香港地区 ST 在公立服务机构与私立服务机构就职的区别有哪些?

最主要的差别在于收费方面，一般的公立服务机构因为有政府的资助，收费较低。相对来说，私立服务机构的服务会贵很多，甚至比公立的高出 10 倍。由于收费不同，对治疗师的要求也有所不同。

香港地区言语治疗收费标准如何?

香港地区的言语治疗服务目前并没有建立统一收费标准。以一般私立诊所来说，每节治疗收费由数百至 2000 多港币不等，按每节时间及治疗师经验而定。

香港地区哪些言语治疗收费项目可以报销?

目前，香港地区没有强制医疗保险，言语治疗服务的收费并没有被纳入一般个人医疗保单作为报销项目，不过个人保险情况不一，有部分个人商业保单已有涵盖。

香港地区 ST 参加临床、教学、科研的比例如何?

绝大多数的 ST 致力于临床服务，只有少部分从事教学和科研方面的工作。

HKAST

HKAST 于 1981 年成立，初期由 20 多位经受海外训练的 ST 组成，目的在于加强业界联系，并成为分享信息平台。1989 年，香港大学开设了言语及听觉科学课程，在本地培养 ST。自此，协会会员数目日渐增加。

现在，HKAST 致力于加强本地 ST 的专业发展，经常举办专业讲座及工作坊以促进相互交流，并积极推动落实 ST 专业注册制度，以保障服务对象的权益。此外，HKAST 积极参与、举办不同的公益活动、家长讲座，以增加大众对言语治疗的了解。

HKAST 的宗旨如下。

（1）促进及保障会员利益。

（2）确保香港地区言语治疗的专业水平。

（3）在社区内推广言语治疗。

（4）与香港地区其他言语治疗同行交流及保持沟通。

（5）对香港地区 ST 的信息进行记录。

（6）与其他 ST 协会保持沟通和合作。

（7）支持专业发展。

2. 香港地区言语治疗相关专业课程设置

香港大学言语及听觉科学本科课程

（1）课程概况。此全日制课程帮助学生奠定坚实的理论基础，包括正常沟通、沟通障碍及其相关学科，如医学、心理学、英语和粤语语言学和听力科学。

本学位课程毕业生可在香港地区做 ST，可申请成为 HKAST 的成员。在澳大利亚和北美地区的类似课程中，同学位的学习内容是等同的。毕业生也可以选择攻读本学科或相关学科研究生学位。

（2）课程特色。

1）课程主张以学生为中心，采用"演绎性学习"的学习方法。

2）英语授课，强调积极参与，以解决问题的方式进行小组讨论和演示。

3）特殊技能实验室可提高学生的专业评估和干预能力。

4）在最后一年，学生需要根据个人兴趣选择一个研究方向，完成一份研究论文。

5）期间，学生需要完成超过 400 小时的督导临床实习。临床计划主要以粤语进行，因此，这个专业课程为学生提供了独特的双语教育和培训。

6）强调学生理论和临床实践结合的能力，同时发展必要的人际沟通能力和基本研究能力。

（3）课程设置。

第一学年			
第一学期	学分	第二学期	学分
人类言语及听觉发展	6	沟通障碍导论	6
临床语言学（一）：句法和语义学	6	解剖生理学（言听范畴）	6
通识基础课程	12	临床语言学（二）：语音和音韵学	6
大学基础英语	6	通识基础课程	12
第二学年			
第一学期	学分	第二学期	学分
神经学及神经科学（言听范畴）	6	言听专业循证临床实践	6
研究方法学与统计学	6	言语科学	6
临床实践导论（一）*	6	认知与语言处理	6
通识基础课程	6	临床实践导论（二）**	6
言听专业学术英语	6	通识基础课程	
第三学年			
第一学期	学分	第二学期	学分
言语发展与言语构音障碍	6	疑难病症——儿科	12
语言发展与学前儿童语言障碍	6	嗓音障碍	6
学龄儿童语言与读写障碍	6	临床实习（二）：儿童个案	12
听力学与听力康复	6		
临床实习（一）：儿童个案	6		
第四学年			
第一学期	学分	第二学期	学分
吞咽障碍	6	疑难病症——成人	12
失语症	6	临床实习（二）：成人个案	12
运动性言语障碍	6	言听专业实用中文	6
口吃、喉头切除以及颅面异常相关之沟通障碍	6		
临床实习（一）：成人个案	6		

（续表）

第五学年	
沟通障碍学位论文	30
高级临床实习 ***	30

注：* 包含模拟临床实践。

　　** 包含检测、咨询辅导、模拟临床实践。

　　*** 包含职业道德、HKAST 临床实践准则、认识香港地区 ST 工作与服务。

（4）申请要求及程序。根据国家教育部最新规定，内地 2018 年高考生均可申请报读香港大学。香港大学的内地招生计划不同于内地高校统一招生机制，有其独立的报名程序。在录取过程中，香港大学会优先考虑以下因素：①申请人的高考总成绩；②申请人的高考英语成绩；③申请人在面试中的综合表现（如获面试资格）。申请人须在香港大学内地招生官网（www.hku.hk/mainland）完成申请程序，登入申请网页并依照网页指示进行网上申请手续[1]。

其他大学言语治疗相关课程查询网址

（1）香港理工大学语言科学（Language and Speech Science）本科课程设置。http：//www.cbs.polyu.edu.hk/BALSS-cur2.HTML。

（2）香港理工大学言语治疗（Speech Therapy）硕士课程设置。http://www.cbs.polyu.edu.hk/mst-cur.html。

（3）香港教育大学教育言语及语言病理学暨学习障碍（Master of Science in Educational Speech-Language Pathology and Learning Disabilities）硕士课程设置。https：//www.eduhk.hk/fehd/tc/programmes.php?s=programme_detail%20pg&id=231。

（4）香港中文大学沟通障碍与科学（Communication Disorders and Sciences）深造文凭课程设置。http：//www.ent.cuhk.edu.hk/cods/。

（5）香港中文大学言语语言病理学（Speech-Language Pathology）硕士课程设置。http：//www.ent.cuhk.edu.hk/msc-slp/。

3. 香港地区 ST 认证考核标准及程序

目前，香港地区还没有统一的 ST 认证考核，HKAST 也正在致力于推动此项工作的发展。

（1）香港地区 ST 工作岗位要求（符合其中之一即可）。

1）具其他地区或国家认可的言语治疗学位。

2）具其他地区或国家认可的专业资格。

3）持其他地区或国家认可的言语及听觉科学学士学位或同等学力。

4）持香港地区大学言语听觉科学学位或同等学力，及持有效执业证书（Certificate of Competence）。

（2）成为 HKAST 会员的条件。

1）在香港地区接受培训的人员必须符合以下条件。①申请人获得认可学校的言语治疗本科学士学位；②申请人需达到《基于能力的职业标准》2011年版中所规定的标准（Competency-based Occupational Standards for Speech Pathologists 2011，CBOS），详情可参照 HKAST 官网附件。

2）在其他国家或地区接受培训的人员必须符合以下条件。①申请人已获得认可学校的言语治疗学位。②申请人具备在当地执业的能力：在英国受训者必须持有由英国皇家言语语言治疗师学院（RCLST）认可的学术机构所发出的言语治疗学位或文凭；在美国受训者必须持有由美国言语语言听力协会（ASHA）颁发的言语语言病理学临床能力证书（CCC-SLP），即他们必须持有硕士程度或同等学力，已通过国家考试，并已成功地完成了他们的临床实习（Clinical Fellowship Year）；在澳大利亚受训者必须在澳洲言语病理学协会（Speech Pathology Association of Australia）批准的教育机构完成了培训计划；在上述以外其他国家受训者则由 HKAST 委员会在诸多案例基础上决定。③申请人为当地言语治疗协会会员。④符合 CBOS 2011 年版中规定的标准。⑤协会还会综合考虑语言流利程度来考核申请人是否能够成为会员[2]。

（王如蜜　李月裳　吴民华　简思乐　黎敬乐）

参考资料

[1] http：//web.edu.hku.hk/programme/bsshs_6157/curriculum

[2] https：//www.speechtherapy.org.hk/

第三章

《国际功能、残疾和健康分类》《国际疾病分类》与言语治疗

一、《国际功能、残疾和健康分类》简介

《国际功能、残疾和健康分类》（International Classification of Functioning, Disability and Heath, ICF）是世界卫生组织（World Health Organization, WHO）于 2001 年创立并发布的分类编码系统，该分类编码系统将儿童及成人的健康及相关疾病的诊断进行分类。ICF 有助于各学科之间的实践合作，并提供以患者为中心的医疗服务。

1. ICF 框架

ICF 包含两个部分：①身体功能状态与残障状况；②背景因素。这两个部分进一步分为如下几个方面。

（1）身体功能状态与残障状况。

1）身体结构及功能。描述人体具体的解剖结构、生理构造和心理构造。

2）日常活动与参与度。描述个体的功能状态，包含沟通能力、行动能力、人际互动能力、自我照顾能力、学习与应用知识的能力等。

（2）背景因素。

1）环境因素。包含不受个体掌控的外在因素，如家庭、工作、政府机构、法律制度与政策、文化信仰。

2）个人因素。包含种族、性别、年龄、受教育水平、应对方式等。由于文化间的巨大差异，ICF 并没有将具体的个人因素进行编码。个人因素之所以包含在 ICF 中，是因为虽然个人因素不被健康状况所支配，但其仍可能影响个体的功能状态。

2.ICF 要点

（1）《国际疾病分类》（International Classification of Diseases，ICD）将疾病进行分类编码，而 ICF 关注的则是功能状态。因此，将 ICD 和 ICF 一起互补使用，可以更加全面地了解个体和群体的健康状况。

（2）ICF 不以病因或"疾病后果"为分类基础，它体现的是健康状况，即功能状态。所以，虽然功能状态可能源于健康状况，但健康状况并不能预测功能状态。

（3）WHO 将"健康"定义为："健康是一种在躯体上、精神上的完全良好状态，以及良好的社会交往能力，而不仅仅是没有疾病和衰弱的状态。"在此定义之下，ICF 系统根据功能状态的分类，体现了健康的关键组成部分。

（4）ICF 使用标准语言来描述健康及其相关范畴。

（5）ICF 目的如下。

1）数据统计。

2）临床研究。

3）临床应用。

4）社会政策的使用。

（6）《言语语言病理学执业范围》（发表于 2001 年）与《听力学执业范围》（发表于 2004 年）均声明 ICF 是这两个学科的概念框架。

（高晓君　王如蜜）

二、ICF 在言语治疗中的运用举例

1. 使用 ICF 制定失语症干预策略

什么是以人为本的功能性目标?

以人为本的功能性目标是由临床医生和患者及家属共同制定、反映患者意愿的康复目标,包含某些活动和承担社会角色等内容。

为什么要制定功能性目标?

(1)制定对个体功能改善具有重大意义的康复目标可以引导治疗方向。

(2)通过参与有意义的活动优化个体潜能。

(3)参考个体在接受照顾和实现目标等方面的建议和反馈,加强患者及家属与临床医生的合作关系。

(4)证明提供技术和服务的价值。

什么是 ICF ? 它的作用是什么?

ICF 是由 WHO 发布的,描述身体状况及功能与日常活动的参与能力之间关系的框架。见下图。

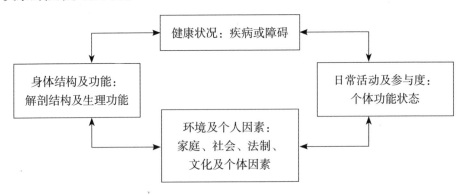

病例学习：L 先生

（1）基本情况。脑卒中引起的 Broca 失语症。

	身体结构及功能	活动与参与 （ALA-2[b]，interview）	环境和个人因素 （CCRSA[c]，interview）
评估 数据	言语语言功能（WAB-R[a]） ·失语症评分：67.8 ·命名：37/60 ·流畅性：5/20（1~2 个单词的短句） ·句子理解：5/10 ·复述：3/10 ·单词提取：50/100 阅读理解（暂无标准评估） ·单词：80% ·句子：60% ·短语：50%	·家庭的户外活动减少（如旅游与运动） ·无法阅读感兴趣的读物（如小说与报纸） ·社会交往减少 ·妻子难以理解他想表达的日常需求	·年龄：60 岁 ·合并慢性疾病：右侧偏瘫、高血压 ·动机强烈 ·强烈希望提高社交独立性 ·在与熟人和陌生人交流中缺乏自信 ·家人及朋友的支持
临床 推理	基于临床评估与个人报告判断哪些症状对当前的治疗和功能恢复的影响最大	哪些活动对于个体目前障碍和计划制订是最重要的	哪些个人、性格、环境方面的因素对当前个人社会活动及参与情况影响最大

注：[a] WAB-R，Western Aphasia Battery - Revised（Kertesz，2006）。
[b] ALA-2，Assessment for Living with Aphasia - 2nd edition（Kagan et al.，2007）。
[c] CCRSA，Communication Confidence Rating Scale for Aphasia（Babbitt，Heinemann，Semik & Cherney，2011）。

（2）L 先生功能目标。

1）长期目标。L 先生可以运用功能性交流技巧完成与熟人或陌生人之间 90% 的沟通，包括打招呼、社交礼仪、短句与简单问题的交流。

2）短期目标。①L 先生在治疗师提供最小程度的帮助下可以正确流利地完成 3 个单词短句的表达，正确率达 75%；②L 先生在治疗师提供最小程度的帮助下可以利用策略应对交流过程中的理解困难，正确率达 80%；③L 先生在最小程度的帮助下可以完成 5 个词句的理解，正确率达 80%；④根据支持性交流技能测量（MSC）的比例，L 太太与 L 先生的支持性沟通能力得到提高。

2. 使用 ICF 制定吞咽障碍干预策略

病例学习：J 先生

（1）基本情况。右侧脑血管意外伴吞咽障碍。

	身体结构及功能	活动与参与	环境和个人因素
评估数据	口腔期吞咽 ・舌、唇、下颌活动度降低 ・嘴巴无法闭合、流涎 ・口腔左侧有食物残渣 咽期吞咽 ・咽收缩能力下降 认知功能 ・缺乏判断安全性的能力 ・冲动	・在喝稀薄的液体时易呛咳 ・无法安全咀嚼和吞咽团状食物 ・无法定位桌子左侧的饮料和食物	・年龄：72 岁 ・合并慢性疾病：高血压、糖尿病 ・家庭在合理调整饮食方面的支持有限 ・康复治疗机会有限 ・之前从未获得治疗技术支持 ・有足够的财力来支付个人护理费用
临床推理	基于临床评估与个人报告判断哪些症状对当前的治疗和功能恢复的影响最大	哪些活动对于个体目前障碍和计划制订是最重要的	哪些个人、性格、环境方面的因素对当前个人社会活动及参与情况影响最大

（2）J 先生功能目标。

1）长期目标。J 先生在社区和家中得到健康的饮食调理，以保证充足的水分和营养需求。

2）短期目标。①J 先生在30分钟的进食过程中，借助中等频率的口头提示可以清除口腔中残留的食物，正确率达到90%；②在治疗师提供最小程度帮助的条件下，J 先生可以在用餐时使用个性化扫描策略定位食物和饮料并完成进食；③J 先生在家中可以采用移动技术提高唇、舌、下颌的力量和活动范围，可以借助吸管喝流食并无口腔溢出，正确率达到90%；④在治疗师提供最小程度帮助的条件下，J 先生可以自主监测流食的食用比例并使用代偿策略来减少呛咳[1]。

（高晓君　熊明月）

参考资料

[1] http：//www.asha.org/slp/icf/

三、《国际疾病分类》与言语治疗

1. 综述

2015 年 10 月 1 日，第 10 版《国际疾病分类》（International Classification of Diseases，Tenth Revision，ICD-10）成为美国官方医疗体系内使用的临床诊疗和临床手术操作编码系统。

ICD-10 包括临床诊疗编码（Clinical Modification，ICD-10-CM）和临床手术操作编码（Procedure Coding System，ICD-10-PCS）两部分内容。这两部分内容分别由不同的中心开发，且使用于不同的医疗环境。ICD-10-CM 由美国疾病预防控制中心开发，用于全美所有的卫生保健治疗场所；ICD-10-PCS 由美国联邦公费医疗保险和医疗补助服务中心开发，仅用于美国的住院医院设施（非门诊类）。本书仅介绍与言语语言病理学相关的 ICD-10-CM。

2. ICD-10-CM 作用

ICD-10-CM 旨在标准化全美的疾病诊断和治疗方法的分类，确保同一类型的疾病和治疗方法在不同地区、不同的医疗设施机构得到统一的分类编码。ICD-10-CM 同时起到协助美国政府收集美国全民健康状况数据的作用。

3. 目的

根据美国《健康保险流通与责任法案》规定，医疗卫生保健治疗机构必须在收费和账单记录中参照并使用 ICD-10-CM 编码。正确使用 ICD-10-CM 编码是推广全美医疗系统中提供准确治疗记录、诊断分类、诊断报告、手术操作以及保险报销的关键。在各个地区统一的医疗记录的重要性不容忽视。

4. 与 SLP 职业操作相关的信息

根据 ICD-10-CM 的要求，在医疗及护理系统（尤其是医院）工作的 SLP 必须根据 ICD-10-CM 来向单位和保险公司汇报所提供的服务类型。

5. ICD-10-CM 官方网站

（1）全国卫生统计中心（National Center for Health Statistics）。www.cdc.gov/nchs/icd/icd10.htm。

（2）联邦公费医疗保险和医疗补助服务中心（Centers for Medicare and Medicaid Services）。www.cms.gov/ICD10/。

（3）ICD-10-CM 编码和报告官方准则（ICD-10-CM Official Guidelines for Coding and Reporting）。www.cdc.gov/nchs/data/icd/icd10cm_guidelines_2015.pdf。

6. 美国言语语言听力协会（ASHA）官网相关资源

（1）供听力师和 ST 使用的 ICD-9 和 ICD-10 编码对照搜索工具。www.asha.org/icdmapping.aspx。

（2）听力学和言语语言病理学相关的 ICD-10-CM 诊断代码。www.asha.org/Practice/reimbursement/coding/ICD-10/ 。

（3）言语语言病理学相关的 ICD-9-CM 诊断代码。www.asha.org/practice/reimbursement/coding/icd9SLP/。

（4）若诊断结果为"正常"，该如何汇报诊断代码。www.asha.org/practice/reimbursement/coding/normalresults/。

（5）如何提供最高准确度的诊断代码。www.asha.org/practice/reimbursement/coding/codespecificity/。

7. SLP 常用诊断编码举例

F80.0　Phonological disorder 语音障碍

F80.1　Expressive language disorder 表达性语言障碍

F80.4　Speech and language development delay due to hearing loss 由听力损失导致的言语语言发育迟缓

F84.0　Autistic disorder 自闭症

F84.5　Asperger's syndrome 阿斯伯格综合征

R13.0　Aphagia 吞咽不能

R47.01　Aphasia 失语症

R47.02　Dysphasia 吞咽障碍

R47.1　Dysarthria and anarthria 构音障碍

R48.0　Dyslexia and alexia 阅读障碍和失读症

R48.1　Agnosia 失认症

R48.2　Apraxia 失用症

R49.1　Aphonia 失音症

R49.21　Hypernasality 鼻音过重

R49.22　Hyponasality 鼻音过轻 [1, 2]

（朱盼秋　高晓君）

参考资料

[1] http：//www.asha.org/uploadedFiles/ICD-10-Codes-SLP.pdf

[2] https：//www.cdc.gov/nchs/data/icd/icd10cm

第四章

言语治疗相关专业书籍推荐

一、美国

关于认证考核方面，ASHA 仅有 *An Advanced Review of Speech Language Pathology Preparation for the Praxis and Comprehensive Examination*（*Fourth Edition*）一书作为推荐备考书籍。以下所列书籍为美国北卡罗来纳中央大学沟通障碍学系郝建萍教授总结推荐的言语语言病理学专业常用参考书[1]。

主题	书名	作者（出版时间）	出版社
音韵学	*Clinical Phonetics*（*Fourth Edition*）（*AND Audio CDs*）	Shriberg, L.D., & Kent, R.D.（2003）	Allyn & Bacon
言语语言发展	*The Development of Language*（*8th Edition*）	Gleason, J. B., & Ratner, N. B.（2012）	Pearson
听力学导论	*Introduction to Audiology*（*12th edition*）	Martin, F.N., & Clark, J.G.（2014）	Enhanced Pearson
言语系统解剖与生理	*Anatomy & Physiology for Speech, Language, and Hearing*（*5th edition*）	Seikel, J.A., Drumright, D.G., & King, D.W.（2016）	
	Speech and Hearing Science：Anatomy and Physiology（*4th edition*）	Zemlin, W.R.（1998）	Allyn & Bacon
	Netter's Anatomy Coloring Book：with Student Consult Access（*2nd edition*）	Hansen, J. T.（2014）	
临床观察	*Clinical observation：A guide for students in speech language, and hearing*	Hambrecht, G., & Rice, T.（2010）	Jones & Bartlett Learning
言语科学基础	*Speech science primer：Physiology, acoustics, and perception of speech*（*6th Edition*）	Raphael, L. J., Borden, G. J., & Harris, K. S.（2011）	Lippincott Williams & Wilkins

（续表）

主题	书名	作者（出版时间）	出版社
言语科学基础	*Introduction to sound：Acoustics for the hearing and speech sciences*（3rd Edition）	Speaks，C. E.（1999）	Singular Publishing Group
	Essentials of anatomy and physiologyforcommunication disorders	Seikel，J. A.，Drumright，D. G.，& Seikel，P.（2013）	Cengage Learning
听力康复	*Introduction to audiologic rehabilitation*（6th edition）	Schow，R.L.，& Nerbonne，M.A.（2013）	Allyn & Bacon
发音障碍	*Articulatory and phonological impairments：A clinical focus*（5th edition.）	Bauman-Waengler，J.（2015）	Pearson，Allyn，& Bacon
	Eliciting Sounds：Techniques and Strategies for Clinicians（2nd edition.）	Secord，W.，Boyce，S.，Donahue，J.，Fox，R.，& Shine，R.（2007）	Cengage Learning
言语语言病理学诊断方法	*Diagnosis and evaluation in speech pathology*（8th Edition）	Haynes，W. O. & Pindzola，R. H.（2012）	Pearson Education，Inc
	Report writing for speech-language pathologists and audiologists（2nd Edition）	Pannbacker，M.，Middleton，G.，Vekovius，G. T.，& Sanders，K. L.（2001）	PRO ED，Inc
	Terminology of communication disorders：speech-language hearing（5th Edition）	Nicolosi，L. Harryman，E. & Kresheck，J.（2003）	Williams & Wilkins
神经解剖学和神经生理学	*Neurology for the Speech-Language Pathologist*	Webb，W. G.，& Adler，R. K.（2008）	Mosby
	A colorful introduction to the anatomy of the human brain：a brain and psychology coloring book	Pinel，J. P. & Edwards，M.（2007）	Allyn & Bacon

（续表）

主题	书名	作者（出版时间）	出版社
吞咽障碍	*Dysphagia：clinical management in adults and children. Elsevier Health Sciences*	Groher，M. E.，& Crary，M. A.（2015）	Elsevier Health Sciences
	Manual of dysphagia assessment in adults	Murray，J.（1999）	Cengage Learning
成人语言障碍	*Aphasia and related neurogenic communication disorders*	Papathanasiou，I.，Coppens，P.，Potagas，C.（2017）	Jones & Bartlett
	Manual of aphasia and aphasia therapy（3rd edition）	Helm-Estabrooks，N.，Albert，M.L. & Nichols，M.（2014）	PROED
学龄期儿童语言障碍	*Language disorders：From infancy through adolescence.*（4th edition）	Paul，R. and Norbury，C.（2012）	St. Louis
	The syntax handbook.	Justice，L. and Ezell，H.（2002）	Thinking Publications
辅助沟通系统	*Augmentative and alternative communication：Supporting children and adult with complex communication needs.*（4th Edition）	Beukelman，D. and Mirenda，P.（2013）	Paul H. Brookes Co
早期干预：婴幼儿与学龄前儿童的教育与评估	*The Early Intervention Guidebook for Families and Professionals：Partnering for Success*	Keilty，B.（2010）	Teachers College，Columbia University
	Communication Intervention：Birth to Three（2nd Edition）	Rossetti，Louis M.（2001）	Singular/Delmar Publishing
	The Early Intervention Dictionary（3rd Edition）	Coleman，J.G.（2006）	Woodbine House
	Early Intervention Practices Around the World	Odom，S.L.，Hanson，M.J.，Blackman，J.A. & Sudha，K.（2003）	Paul H. Brookes Publishing Company

（续表）

主题	书名	作者（出版时间）	出版社
早期干预：婴幼儿与学龄前儿童的教育与评估	*The New Language of Toys*：*Teaching Communication Skills to Children with Special Need*	Schwartz, S.（2004）	Paul H. Brookes Publishing Company
沟通障碍研究设计	*Evaluating research in communication disorders*（7th edition）	Orlikoff, R.E., Schiavetti, N. & Metz, D.E.（2015）	Pearson
	Publication Manual of the American Psychological Association（6th edition）	American Psychological Association（2010）	American Psychological Association
临床实习	*Treatment Resource Manual for Speech-Language Pathology.*（5th Edition）	Roth, Froma P. & Worthington, Colleen K.（2016）	Singular/Delmar Publishing
	Professional Writing in Speech-Language Pathology and Audiology（2nd Edition）	Golfarb, Robert & Serpanos, Yulia C.（2014）	Plural Publishing
	Introduction to Clinical Methods in Communication Disorders（3rd Edition）	Paul, Rhea（2014）	Paul H. Brookes Publishing Company
唇腭裂与颅面畸形	*Cleft palate & craniofacial anomalies*：*Effects on speech and resonance*	Kummer, A.（2014）	Cengage Learning
喂养困难	*Evaluation and Treatment*	VanDahm, K.（2012）	Therapro
	Pediatric Swallowing and Feeding：*Assessment and Management*	Arvedson, JC & Brodsky, L.（2001）	
	Feeding Challenges in Young Children：*Strategies and Specialized Interventions for Success*	Bruns, D.A. & Thompson, S.D.（2012）	
	Diagnosis and Treatment of Feeding Disorders in Infants, Toddlers, and Young Children	Chartoor, I. & M.D.（2009）	National Center for Clinical Infant Programs

（续表）

主题	书名	作者（出版时间）	出版社
喂养困难	*Resource Guide*	Hall，Kelly D.（2001）	Singular & Thomson Learning
嗓音障碍	*The Voice and Voice Therapy*（*9th Edition*）	Daniel R. Boone，Stephen C.McFarlane，Shelley L.Von Berg，& Richard I.Zraick（2013）	Pearson Publishing Group
运动性言语障碍	*Motor speech disorders：Diagnosis and Treatment*（*2nd edition*）（*DVD-Rom included*）	Freed，Donald B.（2012）	Delmar Cengage Learning
	Motor speech disorders：Substrates，differential diagnosis，and management（*3rd edition*）	Duffy，J.R.（2012）	Elsevier-Mosby
	Management of Motor Speech Disorders in Children and Adults（*3rd edition*）	Yorkston，K.，Beukelman，D.，Strand，E. & Hakkel，M.（2010）	PRO-ED，Inc
流畅性障碍	*Stuttering*	J. Kalinowski & T. Saltuklaroglu（2015）	Plural
	Stuttering Intervention	David Shapiro	PRO-ED，Inc

（郝建萍　谢晴晴　熊明月）

参考资料

[1] https：//www.asha.org/eWeb/OLSDynamicPage.aspx?Webcode=olsdetails&title

二、加拿大

此表所列书籍为 SAC 的推荐性阅读书籍，是一般言语语言病理学教科书，其中包含一些列于"言语语言病理学临床基础能力评估与认证考核（2004）"内的基本书籍，但这个书单并不涵盖整个考试题目范围[1]。

书名	作者（出版时间）	出版社
Human Communication Disorders（*7th Edition*）	Anderson，N.B. & Shames，G.H.（2006）	Allyn & Bacon
A Handbook on Stuttering（*6th Edition*）	Bloodstein，O. & Bernstein Ratner，N.（2008）	Delmar Learning
The Development of Language（*7th Edition*）	Berko Gleason，J. & Bernstein Ratner，N.（2009）	Allyn & Bacon
Introduction to Neurogenic Communication Disorders（*7th Edition*）	Brookshire，R. H.（2007）	Mosby
Articulatory and Phonological Impairments：A Clinical Focus	Bauman-Waengler，J.（2012）	Pearson
Articulation and Phonological Disorders：Speech Sound Disorders in Children（*7th Edition*）	Bernthal，J.E.，Bankson，N.W.，& Flipson，P.（2012）	Pearson
Augmentative and Alternative Communication：Supporting Children and Adults with Complex Communicative Needs（*3rd Edition*）	Beukelman，D. & Mirenda，P.（2006）	Paul Brookes
Neuroscience for the Study of Communicative Disorders（*4th Edition*）	Bhatnagar，S.C.（2012）	Lippincott，Williams and Wilkins
The Voice and Voice Therapy（*9th Edition*）	Boone，D.R.，McFarlane，C.，Von Berg，S.L.，& Zraick，R.I.（2013）	Pearson

（续表）

书名	作者（出版时间）	出版社
Language and Reading Disabilities（*2nd Edition*）	Catts，H. & Kamhi，A.（2005）	Allyn & Bacon
Language Intervention Strategies in Aphasia and Related Neurogenic Communication Disorders（*5th Edition*）	Chapey，R.（2008）	Lippincott，Williams & Wilkins
Psychology and Life（*2nd Edition*）	Gerrig，R.J.，Zimbardo，P.G.，Desmarais，S. & Ivanco，T.（2011）	Pearson Education Canada
Dysphagia：Diagnosis and Management（*3rd Edition*）	Groher，M.E.（1997）	Butterworth-Heinemann
Introduction to Communicative Disorders（*3rd Edition*）	Hegde，M.N.（2001）	PRO-ED，Inc
Pediatric Dysphagia Resource Guide	Hall，K.D.（2001）	Delmar
Understanding Voice Problems：A Physiological Perspective for Diagnosis and Treatment（*3rd Edition*）	Colton，R.H.，Casper，J.K. & Leonard，R.（2005）	Lippincott，Williams & Wilkins
Manual of Voice Therapy（*2nd Edition*）	Deem，J.F. & Miller，L.（2000）	PRO-ED，Inc
Motor Speech Disorders：Substrates，Differential Diagnosis，and Management（*2nd Edition*）	Duffy，J.R.（2005）	Mosby
Dual Language Development and Disorders：A Handbook on Bilingualism and Second Language Learning	Genesee，F.，Paradis，J.，& Crago，M.B.（2004）	Brookes Publishing Co.
Manual of Aphasia and Aphasia Therapy（*2nd Edition*）	Helm-Estabrooks，N. & Albert，M.L.（2004）	PRO-ED，Inc
Preclinical Speech Science：Anatomy，Physiology，Acoustics，Perception	Hixon，T.，Weismer，G.，& Hoit，J.（2008）	Plural Publishing
Language Development（*4th Edition*）	Hoff，E.（2009）	Wadsworth Publishing

（续表）

书名	作者（出版时间）	出版社
Medical Speech-Language Pathology：*A Practitioner's Guide*（*2nd Edition*）	Johnson，A.F.，& Jacobson，B.H.（2007）	Thieme
Cleft Palate & Craniofacial Anomalies，Effects on Speech and Resonance（*3rd Edition*）	Kummer，A.W.（2013）	Singular
Evaluation and Treatment of Swallowing Disorders（*2nd Edition*）	Logemann，J.A.（1998）	PRO-ED，Inc
Dysphagia Assessment and Treatment Planning：A Team Approach（*2nd Edition*）	Leonard，R. & Kendall，K.（2007）	Plural Publishing
Counseling Persons with Communication Disorders and Their Families（*5th Edition*）	Luterman，D.M.（2009）	PRO-ED，Inc
Clinical Decision Making in Fluency Disorders（*3rd Edition*）	Manning，W.H.（2010）	Singular
An Introduction to Audiology（*10th Edition*）	Martin，F.H. & Clark，J.G.（2009）	Allyn & Bacon
Neurogenic Disorders of Language：Theory Driven Clinical Practice	Murray，L.L. & Clark，H.M.（2006）	Allyn & Bacon
Hearing in Children（*5th Edition*）	Northern，J.L. & Downs，M.P.（2001）	Lippincott，Williams & Wilkins
Language Development：An Introduction（*7th Edition*）	Owens Jr.，R.E.（2008）	Allyn & Bacon
Language Disorders from Infancy through Adolescence：Listening，Speaking，Reading，& Communicating（*4th Edition*）	Paul，R. & Norbury，C.（2012）	Elsevier
Cleft Palate Speech（*4th Edition*）	Peterson-Falzone，S.J.，Hardin-Jones，M.A. & Karnell，M.P.（2010）	Mosby

（续表）

书名	作者（出版时间）	出版社
Communication and Communication Disorders: A Clinical Introduction（3rd Edition）	Plante，E.M. & Beeson，P.M.（2007）	Allyn & Bacon
Code of Ethics	SAC.（2005）	Speech-Language & Audiology Canada
Evaluating Research in Communicative Disorders（3th Edition）	Schiavetti，N.，Metz，D.E.，& Orlikoff，R.F.（2011）	Allyn & Bacon
Aging and Communication：For Clinicians by Clinicians	Shadden，B.B. & Toner，M.A.（1997）	PRO-ED，Inc
Clinical Phonetics（4rd Edition）	Shriberg，L.D. & Kent，R.D.（2012）	Pearson Education
Early Childhood Stuttering：For Clinicians by Clinicians	Yairi，E. & Ambrose，N.G.（2004）	PRO-ED，Inc
Management of Motor Speech Disorders in Children and Adults（3rd Edition）	Yorkston，K.M.，Beukelman，D.R.，Strand，E.A. & Hakel，M.（2010）	PRO-ED，Inc

（姚利群　熊明月）

参考资料

[1] www.sac-oac.ca/system/files/resources/AssessingandCertifyingClinicalCompetency.pdf

三、中国台湾

此列表为台湾地区语言治疗师资格认证考试的应试科目参考用书，此列表中各应试科目参考用书为考试命题范围示例，实际试题并不完全以此为限。

主题	书名	作者	出版社
基础言语科学（包括解剖、生理、语音声学与语音知觉）	*Speech and Hearing Science：Anatomy & Physiology*	Zemlin，W. R.	Allyn & Bacon
	Preclinical Speech Science：Anatomy Physiology Acoustics Perception	Hixon，T. J.，Weismer，G.，& Hoit，J. D.	Plural Publishing
	Anatomy & Physiology for Speech，Language，and Hearing	Seikel，J. A.，King, D. W.，& Drumright, D. G.	Delmar Cengage Learning
	Acoustic Analysis of Speech	Kent，R. D.，& Read，C.	Singular
	Speech Science Primer：Physiology，Acoustics，& Perception of Speech	Borden，G. J.，Harris，K. S.，& Raphael，L. J.	Lippincott Williams & Wilkins
	Applied Anatomy & Physiology for Speech-Language Pathology & Audiology	Fuller，D. R.，Pimentel，J. T.，& Peregoy，B. M.	Wolters Kluwer Health / Lippincott Williams & Wilkins
	语音声学 - 说话声音的科学	郑静宜	心理出版社

（续表）

主题	书名	作者	出版社
神经性沟通障碍学	*Introduction to Neurogenic Communication Disorders*	Brookshire，R. H.	Mosby
	Language Intervention Strategies in Aphasia and Related Neurogenic Communication Disorders	Chapey，R.	Wolters Kluwer Health/Lippincott Williams & Wilkins
	Aphasiology：Disorders and Clinical Practice	Davis，G. A.	Pearson /Allyn & Bacon
	A Coursebook on Aphasia and Other Neurogenic Language Disorders	Hegde，M. N.	Thomson Delmar Learning
	Aphasia and Related Neurogenic Language Disorders	LaPointe，L. L.	Thieme
	Motor Speech Disorders：Substrates，Differential Diagnosis，and Management	Duffy，J. R.	Elsevier/Mosby
	话在心口难言：运动性言语障碍的理论与实务	郑静宜	心理出版社
儿童语言障碍学	儿童语言障碍 - 理论、评量与教学	锜宝香	心理出版社
	The Development of Language	Berko Gleason，J.，& Ratner，N. B.	心理出版社
	The Development of Language	Berko Gleason，J.，& Ratner，N. B.	Pearson

（续表）

主题	书名	作者	出版社
儿童语言障碍学	*Language Development：An introduction*	Owens，R. E.	Pearson
	Language Disorders：A Functional Approach to Assessment and Intervention	Owens，R. E.	Pearson
	Language Disorders from Infancy through Adolescence：Listening，Speaking，Reading，Writing，and Communicating	Paul，R.，& Norbury，C. F.	Elsevier/Mosby
	An Introduction to Children with Language Disorders	Reed，V. A.	Pearson
	Language Development from Theory to Practice	Pence Turnbull，K.L.，& Justice，L. M.	Pearson
嗓音与吞咽障碍学	*Clinical Voice Pathology：Theory and Managemen*	Stemple，J. C.，Glaze	Singular
	The Voice and Voice Therapy	Boone，D. R.，McFarlane，S. C.，& Von Berg，S. L.	Pearson
	音声医学概论	萧自佑	艺轩图书出版社
	Evaluation and Treatment of Swallowing Disorders	Logemann，J. A.	PRO-ED，Inc
	Manual for the Videofluorographic Study of Swallowing	Logemann，J. A.	PRO-ED，Inc
	Dysphagia：Clinical Management in Adults and Children	Groher，M. E.	Mosby

（续表）

主题	书名	作者	出版社
构音与语畅障碍学	*Articulation and Phonological Disorders：Speech Sound Disorders in Children*	Bernthal，J. E. Bankson，N. W.，& Peter Flipsen	Pearson
	Clinical Management of Articulatory & Phonologic Disorders	Gordon-Brannan，M. E.，& Weiss，C. E.	Lippincott Williams & Wilkins
	国音学	台湾师范大学国音教材编辑委员会编著	正中书局
	Assessment and Treatment of Articulation and Phonological Disorders in Children：A Dual-level Text	Pena-Brooks，A.& Hegde，M. N.	PRO-ED，Inc
	口吃：理论与实务工作	杨淑兰	心理出版社
	Treatment of Stuttering：Established and Emerging Interventions	Guitar，B.& McCauley，R. J.	Lippincott Williams & Wilkins
	Articulatory and Phonological Impairments：A Clinical Focus	Jacqueline Ann Bauman-Waengler	Pearson
	Stuttering：An Integrated Approach to Its Nature and Treatment	Barry Guitar	Lippincott Williams & Wilkins
沟通障碍总论（包括专业伦理）	*Foundations of Aural Rehabilitation：Children，Adults，and their Family Members*	Tye-Murray，N.	Delmar Cengage Learning

（续表）

主题	书名	作者	出版社
沟通障碍总论（包括专业伦理）	*Introduction to Audiologic Rehabilitation*	Schow，R. L.& Nerbonne，M. A.	Pearson
	Introduction to Audiology	Martin，Frederick N.，Clark，John Greer	Pearson
	Augmentative & Alternative Communication：Supporting Children & Adults with Complex Communication Needs	Beukelman，D. R.，Mirenda，P.	Paul H Brookes Publishing Company
	Clinical Methods and Practicum in Speech-Language Pathology	Hegde，M.N. & Davis，D.	Delmar Cengage Learning
	The Handbook for Evidence-Based Practice in Communication Disorders	Dollaghan，C. A.	Paul H. Brookes Pub.
	台湾听力语言学会订定听语专业伦理		
	语言治疗师法及其施行细则		

以下书籍为台湾地区出版社出版的部分言语治疗相关专业书籍。

主题	书名	作者 / 译者
沟通障碍	沟通与沟通障碍 - 理论与实务	杨淑兰著
	促进沟通的视觉策略 - 学校与家庭实务辅导指南	Linda A. Hodgdon 著；陈质采、李碧姿译
	语言可以这样玩 - 儿童语言发展游戏与活动	王派仁、何美雪著
	口吃：理论与实务工作	杨淑兰著
	你的孩子口吃吗？父母指导手册	S. Ainsworth & J. Fraser 著；曾凤菊译

（续表）

主题	书名	作者 / 译者
沟通障碍	儿童语言与沟通障碍	D. K. Bernstein & E. Tiegerman-Farber 著；王大延、陈樱桃校阅；王大延、陈樱桃、王乐成、何宗翰、高识棊、辛怡葳、张洛嘉、林惠鸾、叶倩伶译
	失聪者-心理、教育及社会转变中的观点	J. F. Andrews，I. W. Leigh，M. T. Weiner 著；陈小娟、邢敏华译
听觉障碍	以家庭为中心的听觉障碍早期疗育-听觉口语法理论与实务（附光盘）	林桂如主编；林桂如、洪右真、陈姵桦、马英娟、林淑芬、陈俐静、何文君、邱凤仪等著
	听损儿童听觉技巧训练课程（第二版）	管美玲编著
专业基础	儿童语言与沟通发展	锜宝香著
	脑性麻痹与沟通障碍（第二版）	Merlin J. Mecham 著；曾进兴译
	语言治疗评估指引	M.N. Hegde 著；黄瑞珍、郭于靓审阅
	语言障碍评估资源手册（附光盘）	K.G. Shipley & J.G. McAfee 著；王南梅译
	言语科学-理论与临床应用	C.T. Ferrand 著；杨顺聪校阅；林佩瑜、何恬、李芳宜、林香均、李沛群、蔡昆宪译
	儿童语言发展	R.Cattell 著；曾进兴译
	儿童语言障碍-理论、评量与教学	锜宝香著
	吞咽障碍评估与治疗	J.A. Logemann 著；盛华总校阅；叶丽莉等译
	沟通障碍 - 理论与实务	林宝贵策划主编
	自闭症儿童社会情绪技能训练	杨蕢芬、黄慈爱、王美惠著
	语言病理学基础 - 第三卷	曾进兴主编
	语言病理学基础 - 第二卷	曾进兴主编
	语言病理学基础 - 第一卷	曾进兴主编
	婴幼儿评量、评鉴及课程计划系统Ⅲ -3 岁至 6 岁的 AEPS 测验（表格）	D.Bricker，K.Pretti-Frontczak 编著；第一社会福利基金会译
	婴幼儿评量、评鉴及课程计划系统Ⅲ -3 岁至 6 岁的 AEPS 测验	D.Bricker，K.Pretti-Frontczak 编著；第一社会福利基金会译

（续表）

主题	书名	作者 / 译者
读写障碍	突破阅读困难 - 理念与实务	台湾学障学会策划；王琼珠、陈淑丽主编
	突破阅读困难的另一种模式 - 挪威的阅读困难补救系统	洪俪瑜著
	中文阅读障碍	柯华葳主编；方金雅、王琼珠、李俊仁、柯华葳、洪俪瑜、陈美芳、陈淑丽、曾世杰著
	战胜读写障碍	Sally Shaywitz 著；吕翠华译
注意力	孩子可以比你想得更专心 - 谈注意力训练	孟瑛如、简吟文著
	注意力缺陷过动症 - 临床工作手册	R.A.Barkley、K.R.Murphy 著；黄惠玲、赵家琛译

（张毓蓉　王如蜜）

四、其他

　　以下专业书籍是由多位在海外工作及留学的华人 SLP 推荐，其中大部分是言语语言病理学领域的经典书籍及大学中广泛使用的教科书或参考书，对于临床、科研和教育都有较大的借鉴价值。

主题	书名	作者	出版社
专业基础，专业技能及流程	*Speech and Language Clinical Process and Practice*	Monica Bray	John Wiley & Sons
儿科领域；临床决策	*Speeh and Language Therapy--The Decision-making Processes when working with children*	Myra Kersner, Jannet Wright	Routledge
专业基础书（全科参考书）	*Language Disorders--from infancy through adolescence*（4th Edition）	Rhea Paul and Courtenay F.Norbury	Mosby
儿童语音障碍	*Assessment and Treatment of Speech Sound Disorders in Children-Third Edition*	Adriana Pena-brooks	Pro ed
语音障碍	*Articulation and Phonological Disorders Speech Sound Disorders in Children*	John E. Bernthal; Nicholas W.Bankson; Peter Flipsen	Pearson
神经性沟通障碍	*Neurogenic Communication Disorders*（8th Edition）	Linda Worrall	Thieme Medical Publishers
嗓音障碍	*The Voice and Voice Therapy*	Daniel R. Boone et al.	Pearson
婴幼儿吞咽	*Pre-Feeding Skills*（2nd Edition）	Suzanne Evans Morris and Marsha Dunn Klein	The Psychological Corporation USA

（续表）

主题	书名	作者	出版社
语音学	*Fundamentals of Phonetics：A Practical Guide for Students*（4th Edition）	Larry H.Small	Pearson
运动性言语障碍	*Motor Speech Disorders*	Joseph R. Duffy PhD	Mosby
解剖学	*Speech and Hearing Science--Anatomy and Physiology*（4th Edition）	Willard R. Zemlin	Pearson
失语症及其他神经性沟通障碍	*Aphasia and other Acquired Neurogenic Language Disorders*	Brooke Hallowell	Plural Publishing
口吃	*Stuttering and Related Disorders of Fluency*（3rd Edition）	Edward Conture	Thieme Medical Publishers
言语语言病理学中的评估（专业基础书，全科参考书）	*Assessment in Speech-language pathology*（5th Edition）	Kenneth and Julie	Cengage Learning
专业术语，专业基础书	*Hegde's Pocket Guide to Treatment in Speech-Language Pathology*	M.N.Hedge	Delmar Cengage Learning

（孙斯扬　等）